颅脑疾病
多模态磁共振成像
诊断思路及案例解析

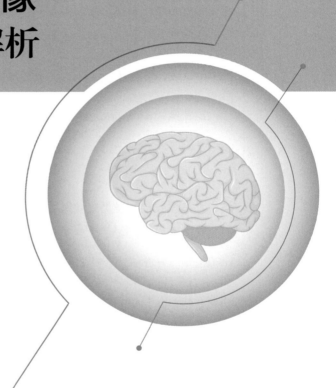

主　编　曹代荣　李　坚　邢　振

副主编　刘　颖　佘德君　陈德华

编　者（按姓氏笔画排序）

邢　振　刘　颖　苏　妍　李　坚

李猛城　杨谢锋　佘德君　陈晓丹

陈德华　周晓芳　赵益晶　郭　伟

曹代荣　康雅清　熊美连

人民卫生出版社

·北　京·

图书在版编目（CIP）数据

颅脑疾病多模态磁共振成像诊断思路及案例解析 /
曹代荣，李坚，邢振主编 . —北京：人民卫生出版社，
2024.7

ISBN 978-7-117-36077-7

Ⅰ. ①颅… Ⅱ. ①曹…②李…③邢… Ⅲ. ①脑病－
核磁共振成像－影像诊断 Ⅳ. ①R742.04

中国国家版本馆 CIP 数据核字（2024）第 050451 号

人卫智网	www.ipmph.com	医学教育、学术、考试、健康， 购书智慧智能综合服务平台
人卫官网	www.pmph.com	人卫官方资讯发布平台

颅脑疾病多模态磁共振成像诊断思路及案例解析
Lunaojibing Duomotai Cigongzhenchengxiang
Zhenduansilu ji Anlijiexi

主　　编：曹代荣　李　坚　邢　振
出版发行：人民卫生出版社（中继线 010-59780011）
地　　址：北京市朝阳区潘家园南里 19 号
邮　　编：100021
E - mail：pmph @ pmph.com
购书热线：010-59787592　010-59787584　010-65264830
印　　刷：北京华联印刷有限公司
经　　销：新华书店
开　　本：787 × 1092　1/16　印张：22
字　　数：563 千字
版　　次：2024 年 7 月第 1 版
印　　次：2024 年 7 月第 1 次印刷
标准书号：ISBN 978-7-117-36077-7
定　　价：118.00 元

打击盗版举报电话：**010-59787491**　**E-mail：WQ @ pmph.com**
质量问题联系电话：**010-59787234**　**E-mail：zhiliang @ pmph.com**
数字融合服务电话：**4001118166**　**E-mail：zengzhi @ pmph.com**

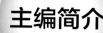
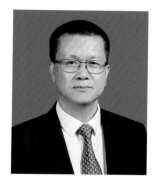

曹代荣

福建医科大学附属第一医院医学影像科主任、教授、博士生导师

福建医科大学附属第一医院放射专业住院医师规范化培训基地主任

福建医科大学医学影像学院医学影像学系主任

中华医学会放射学分会常务委员兼磁共振学组副组长

中华医学会放射学分会基层放射能力提升工作组组长

中国医师协会放射医师分会常务委员

中国医疗保健国际交流促进会影像医学分会副主任委员

中国研究型医院学会医学影像与人工智能专业委员会副主任委员

海峡两岸医药卫生交流协会放射学专业委员会副主任委员

中国医学影像技术研究会第九届理事会常务理事

中国医学影像技术研究会放射学分会第七届委员会常务委员

国家级质量控制中心放射影像专业专家委员会委员

福建省医学会第八届放射学分会主任委员

福建省医师协会放射诊断医师分会副主任委员

福建省口腔医学会口腔颌面放射专业委员会主任委员

荣获福建医科大学"十佳医师""十佳教师"光荣称号

获福建省科学技术进步奖二等奖（第一完成人）

荣获福建省高等教育省级教学成果特等奖（第一完成人）

荣获福建省职业教育省级教学成果特等奖（第一完成人）

主持国家自然科学基金面上项目2项

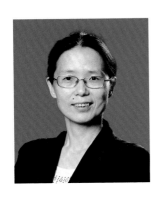

李　坚

福建医科大学附属第一医院医学影像科副主任医师、硕士生导师
中华医学会放射学分会医学影像教育工作组成员
中华医学会影像技术分会第八届委员会教育学组委员
中华口腔医学会口腔颌面放射专业委员会委员
中国医师协会放射医师分会神经影像学组委员
中国女医师协会医学影像学专业委员会委员
福建省医学会放射学分会第八届乳腺学组委员
福建省口腔医学会口腔颌面放射专业委员会副主任委员
福建省医师协会放射诊断医师分会中枢神经学组副组长
福建省抗癌协会神经肿瘤专业委员会委员
福建医科大学医学影像学院医学影像技术学系副主任
福建省级线下一流本科课程负责人

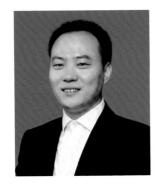

邢　振

福建医科大学附属第一医院医学影像科副主任医师、副教授、硕士生导师
福建医科大学附属第一医院医学影像学教研室副主任
中华医学会放射学分会第十六届委员会青年学组委员
中华医学会放射学分会第十五、十六届委员会磁共振学组青年成员
中国医师协会放射医师分会第四届委员会青年委员
福建省医学会放射学分会第九届委员会委员
福建省医学会放射学分会第四届青年委员会副主任委员
主持省厅级课题 5 项；以第一 / 通信作者发表论文十余篇；以第二完成人获得福建省科学技术进步奖二等奖和医学科技进步奖二等奖各 1 项；以第四完成人获得福建省教学成果奖特等奖 1 项

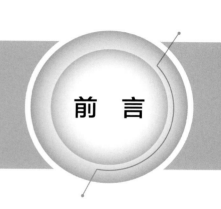

前　言

　　随着新的影像学检查设备和技术的迅速发展，医学影像学在临床医学中的作用越来越重要。近年来，多模态磁共振成像在临床得到了广泛应用，为颅脑疾病的早期诊断和疗效评估提供了客观依据。为了帮助更多的影像科住院医师、基层进修医师及各相关临床科室医师在较短的时间内掌握颅脑常见疾病的 MRI 诊断思路及诊断要点，解决临床工作中所面临的影像诊断问题，编者基于临床经验，以及从漏诊、误诊中总结的教训，对经手术病理证实的各种颅脑疾病的多模态磁共振影像学特征进行了系统总结。

　　本书较全面地涵盖了临床常见的颅脑疾病，同时紧跟医学影像学科的发展，重点突出多模态磁共振成像技术在颅脑疾病诊断中的应用，旨在让读者掌握不同颅脑疾病的多模态磁共振成像表现。

　　本书总论部分介绍了多模态脑功能成像技术及其临床应用。各论分为三篇：基础篇为常见颅脑疾病多模态磁共振成像典型病例分析，以复习为主，从疾病的临床与病理入手，解析影像学特征，提供影像诊断思路，最终给出诊断要点；进阶篇为各部位常见颅脑疾病多模态磁共振成像病例讨论，以考查为主，每章讨论颅脑同一部位的多个病例，附有多模态磁共振图像的征象分析、诊断及诊断要点，最后以思维导图的形式展示对该部位疾病的影像诊断思路；高级篇是多模态磁共振成像在常见颅脑疾病鉴别诊断中的应用，重在对功能成像技术进行横向比较，作出鉴别诊断。在本书的编写过程中得到了福建医科大学附属第一医院医学影像科多位博士研究生的支持与帮助，在此表示衷心感谢。

　　本书可供影像科住院医师、各级医院影像科医师使用，同时还可以作为神经内科、神经外科等相关科室医师的参考书籍。

　　由于编者的水平和经验有限，本书难免有疏漏和不妥之处，敬请各位同道不吝赐教和批评指正。

曹代荣　李　坚　邢　振

2024 年 1 月

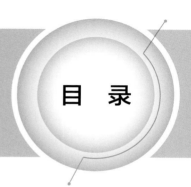

目　录

总论　多模态脑功能成像技术及其临床应用

第一篇　基础篇:常见颅脑疾病多模态磁共振成像典型病例分析

第二篇　进阶篇：各部位常见颅脑疾病多模态磁共振成像病例讨论

第三篇　高级篇：多模态磁共振成像在常见颅脑疾病鉴别诊断中的应用

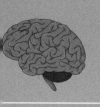

多模态脑功能成像技术及其临床应用

颅脑疾病的多模态磁共振成像技术包括结构成像和功能成像。常规颅脑磁共振结构成像包括平扫的 T_1 加权成像（T_1 weighted imaging，T_1WI）、T_2 加权成像（T_2 weighted imaging，T_2WI）、液体衰减翻转恢复（fluid attenuated inversion recovery，FLAIR）序列和增强的 T_1WI 序列。颅脑磁共振功能成像常用的成像技术主要包括扩散加权成像、磁共振波谱成像、灌注加权成像、磁敏感加权成像。

一、扩散加权成像

扩散加权成像（diffusion weighted imaging，DWI）的物理基础是水分子在媒介中的布朗运动。不同组织的微环境不同，水分子的扩散能力也不同。DWI 可将这种扩散能力的差异转化为图像灰度信号或参数值。如果在体素内水分子能自由移动（扩散），则此处会失相位，信号降低；反之如果水分子的扩散受限制，则很少失相位，信号增高。颅脑 DWI 扫描生成三组图像：DWI（b=0）、DWI（b=1 000s/mm²）、表观扩散系数（apparent diffusion coefficient，ADC）图，以此判断水分子是否扩散受限（图 0-1-1）。当 DWI（b=1 000s/mm²）呈高信号，ADC 图呈低信号，提示水分子扩散受限；如果 DWI（b=1 000s/mm²）呈高信号，ADC 图也呈高信号，则提示穿透效应和水分子自由扩散，无扩散受限；如果 DWI（b=1 000s/mm²）呈低信号，ADC 图也呈低信号，则提示暗化效应。

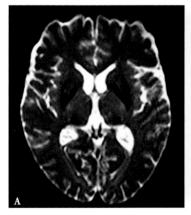
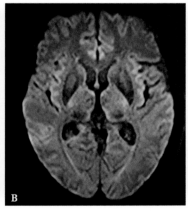
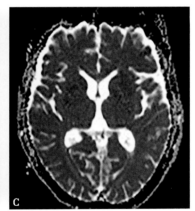

图 0-1-1　扩散加权成像
A. DWI（b=0）；B. DWI（b=1 000s/mm²）；C. ADC 图。

目前，DWI 技术最多用于超急性脑梗死。DWI 不是检测脑缺血本身的血流动力学改变，而是对其继发改变——脑水肿进行成像，DWI 较常规 T_2WI 或 CT 的敏感性高很多。据报道，DWI 最早可在脑缺血后 2.7 分钟发现病灶，几乎与脑组织发生细胞水肿的时间同步，已成为脑缺血、脑梗死超早期诊断的常规序列。除血管性病变外，DWI 亦广泛应用于脑肿瘤与其他非肿瘤性病变。DWI 能评估肿瘤细胞、瘤周水肿、肿瘤缺氧区域、白质纤维束完整性及术后损伤，对脑肿瘤的诊断及疗效评价有重要价值。DWI 可用于检查非肿瘤性病变，如脱髓鞘、感染、中毒、代谢性疾病等。DWI 还可用于创伤性脑损伤患者高压氧治疗后疗效评价及预后评估。

二、磁共振波谱成像

磁共振波谱成像（magnetic resonance spectroscopy，MRS）依赖化学位移和自旋 - 自旋耦合识别、表征和量化某些代谢物的效果，能无创反映活体组织代谢并进行定量分析。MRS 可分为单体素和多体素技术（图 0-2-1）。MRS 常检测的代谢物有以下几种。①胆碱（choline，Cho），是细胞膜的成分，包含磷酸胆碱、磷酸甘油胆碱、磷脂酰胆碱的细胞膜磷脂代谢产物，是反映细胞增殖活性和细胞膜转运功能的标志物，与乙酰胆碱的前体细胞密切相关，其信号在肿瘤中被放大，可提示肿瘤细胞中膜合成增加。波峰位于 3.22ppm（parts per million；10^{-6}）。②N- 乙酰天门冬氨酸（N-acetylaspartate，NAA），是一种神经元标志物，主要来源于神经元线粒体，与神经膜兴奋性有关，NAA 异常主要反映神经元损伤和线粒体功能障碍。波峰位于 2.02ppm。③肌酸（creatine，Cr），是一种能量代谢物，在二磷酸腺苷（adenosine diphosphate，ADP）转化为三磷酸腺苷（adenosine triphosphate，ATP）时参与能量的回收过程。在正常和疾病状态下均为一种稳定的代谢物。波峰位于 3.02ppm 和 3.94ppm，一般作为其他代谢物的参考基线。④乳酸（lactate，Lac），见于低氧糖酵解，是有氧呼吸被抑制时糖酵解过程中的产物，是氧化应激的标志物。波峰位于 1.33pm，呈双峰，在多体素时该波峰倒置。⑤脂质（lipids，Lip），是细胞膜的基本构架，当细胞受到缺氧、低温或炎症损伤时，会导致 Lip 升高，反映坏死。

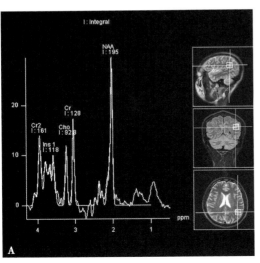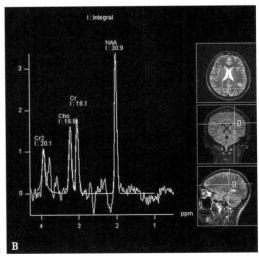

图 0-2-1 磁共振波谱成像
A. 单体素（TE＝30ms）；B. 多体素（TE＝135ms）。

波峰位于 0.8～1.3ppm。⑥谷氨酸（glutamate，Glu）和谷氨酰胺（Glutamine，Gln），Glu 与神经元生长发育、修复、神经传递相关，属于兴奋性神经递质；Gln 与多种神经精神症状相关，属于抑制性神经递质，二者波峰位于 2.1～2.55ppm。⑦肌醇（myo-inositol，mI），是一种神经胶质细胞标记物，波峰位于 3.56ppm 和 4.06ppm。MRS 波峰位置决定代谢物种类；波峰下面积代表代谢物的相对含量。

脑肿瘤为恶性时 Cho 升高，是由于肿瘤生长过程中细胞膜合成增加；NAA 减少，是由于神经元的丢失或减少。因此，Cho/NAA 比值升高提示恶性肿瘤。Lac 反映低氧代谢，而 Lip 反映坏死，两者都是高级别恶性肿瘤的典型特征。mI 反映胶质细胞谱系，而其他代谢物可能在特定的肿瘤亚型中被检测到（如脑膜瘤中的丙氨酸、髓母细胞瘤中的牛磺酸）或化脓性脑脓肿中的发酵副产物（如琥珀酸盐和醋酸盐）。MRS 在非肿瘤性病变中的应用亦具有重要价值，可以用于评价颞叶内侧癫痫，线粒体脑肌病常规 MRI 表现正常脑区可以出现 Lac 峰，具有一定的特异性。

三、灌注加权成像

灌注加权成像（perfusion weighted imaging，PWI）反映血流通过组织血管网的情况，通过测量血流动力学参数，无创评价组织的血流灌注状态。PWI 技术可分为动态磁敏感对比（dynamic susceptibility contrast，DSC）成像、动态对比增强磁共振成像（dynamic contrast-enhanced magnetic resonance imaging，DCE-MRI）和动脉自旋标记法（arterial spin labeling，ASL）。DSC 成像是基于外源性示踪剂钆对比剂的动态磁敏感效应，临床脑肿瘤 PWI 常用此技术；血流动力学参数图包括脑血容量（cerebral blood volume，CBV）、脑血流量（cerebral blood flow，CBF）、平均通过时间（mean transit time，MTT）和达峰时间（time to peak，TTP）（图 0-3-1）。与 DSC 成像不同，DCE-MRI 可对灌注参数进行绝对定量，并对肿瘤血管系统进行多参数表征，表征微血管的血流动力学参数包括容积转运常数（Ktrans）、血管外细胞外间隙体积分数（Ve）和血浆容积（Vp）等。ASL 不使用钆对比剂，以动脉血中的水分子为内源性示踪剂，来获取活体组织微循环的灌注信息。ASL 通过射频脉冲激发血液中的水分子，进行选择性"标记"，使"水分子"成为内源性对比剂，经过一定的时间后，被"标记"的血液进入脑组织，此时采集脑内的"标记血液"就能得到标记像，后处理获得目标组织的 CBF。ASL 能够评价脑组织血流灌注水平，具有无创性、重复性等优点。

PWI 可用于脑肿瘤的诊断与鉴别诊断、胶质瘤的分子分型、疗效评价及预后预测等。不同脑肿瘤的血管增殖状态不同，如脑胶质瘤的血管增殖旺盛，而原发性中枢神经系统淋巴瘤多缺乏新生血管，表现为乏血供，因此，两类肿瘤间的 CBV 和 CBF 存在显著性差异。IDH 野生型胶质母细胞瘤的血管增殖状态显著高于 IDH 突变型星形细胞瘤，同时肿瘤血管壁血脑屏障破坏显著，血管壁通透性增高，表现为 IDH 野生型胶质母细胞瘤的 CBV、CBF 和 Ktrans 均增高。胶质瘤术后复发的血流灌注水平显著高于放射性坏死，因此，PWI 可以用于两者的鉴别诊断。胶质瘤浸润性水肿区的 CBV 增加，该特征可用于更好地靶向活检或指导临床扩大切除。

PWI 不仅在脑肿瘤的诊疗中有重要价值，在非肿瘤性病变中同样很重要，如脑血管病变。PWI 可以准确地评估脑梗死的血流灌注状态，为临床治疗提供重要的影像学信息。

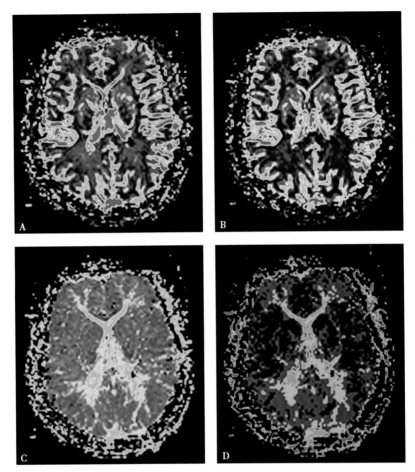

图 0-3-1　灌注加权成像
A. CBV 图；B. CBF 图；C. MTT 图；D. TTP 图。

四、磁敏感加权成像

磁敏感加权成像（susceptibility weighted imaging，SWI）利用不同组织间磁化率的差异产生图像对比。SWI 采用高分辨率、三维梯度回波、三维完全流动补偿的序列进行扫描，可获得幅度图和相位图两组原始图像，经过一系列复杂的图像后处理将幅度图与相位图融合。SWI 由四组图像组成，包括磁矩图、滤波相位图、SWI 图和最小强度投影（minimum intensity projection，MinIP）图（图 0-4-1），其中 MinIP 图是 SWI 对颅内静脉实现可视化成像的主要图像。SWI 利用脱氧血红蛋白磁敏感效应，能够在不使用对比剂的情况下对颅内静脉进行高敏感成像，具有很高的对比度和分辨率。SWI 衍生的定量磁化率成像（quantitative susceptibility mapping，QSM）还能定量分析静脉血氧饱和度，其应用范围较 SWI 更为广泛。在 SWI 序列上脑组织内沉积的铁、含有去氧血红蛋白的静脉血呈明显低信号。

SWI 是描述脑肿瘤血管结构和微出血的有效工具，可利用肿瘤内磁敏感信号（intratumoral susceptibility signal，ITSS）作为量化评估指标，反映肿瘤微出血、钙化和小静脉等顺磁性物质，评估大脑中的铁沉积，实现可视化的磁敏感成像。

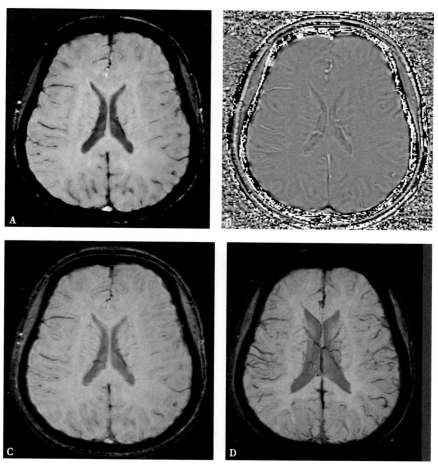

图 0-4-1 磁敏感加权成像
A. 幅度图；B. 相位图；C. SWI 图；D. MinIP 图。

SWI 技术主要用于颅脑创伤、血管畸形、脑血管疾病、脑肿瘤等中枢神经系统疾病。如可用于胶质母细胞瘤与原发性中枢神经系统淋巴瘤的鉴别诊断，胶质母细胞瘤血管增殖旺盛，新生肿瘤血管容易出血，SWI 多表现为点、片状低信号，而原发性中枢神经系统淋巴瘤较少出血，根据 ITSS 评分能够对肿瘤内部细微线状或点状低信号进行分级。SWI 还可用于预测胶质瘤分子分型，如 *IDH* 突变状态及 *MGMT* 启动子甲基化状态。SWI 对颅内静脉具有成像对比度高的优势，有利于为神经外科医师提供患者详细的大脑静脉解剖信息。将 SWI 与功能 MRI 结合可以为临床医师及患者提供更为完善的术前方案及术中指导。此外，借助 SWI 观察静脉的侧支循环体系，也有利于辨别可能引起神经功能障碍的闭塞小静脉。SWI 在判断肿瘤预后和疗效方面亦具有一定价值。弥漫性轴索损伤在 CT 和常规 MRI 上常缺乏特异性，而 SWI 具有高度特异性，表现为白质纤维束区多发低信号微出血灶。脑梗死患者可以利用 SWI 评价梗死区静脉代偿情况。

（邢　振　陈晓丹　曹代荣）

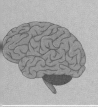

第一篇

基础篇：
常见颅脑疾病多模态磁共振
成像典型病例分析

第一章　颅脑先天性疾病

第一节　胼胝体发育不全

病例　女性，13岁。头晕1年。查体：神经系统体征阴性。MRI表现见图1-1-1。

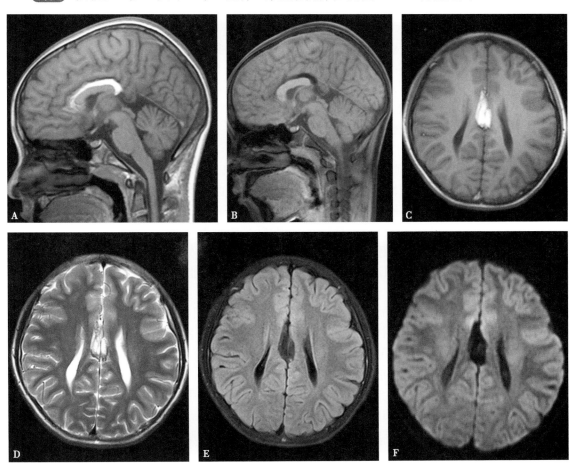

图1-1-1　女性，13岁。MRI表现（A~F）

【诊断思路】

1. 临床特征 儿童；头晕症状。

2. 定位诊断 胼胝体。

3. 征象分析

（1）矢状位示胼胝体形态较小，压部缺如；轴位示双侧侧脑室体部平行分离。

（2）胼胝体膝部前方及体部上方见弧形异常信号灶，T_1WI 及 T_2WI 均呈高信号，脂肪抑制 T_1WI 和脂肪抑制 FLAIR 均呈低信号，扩散加权成像（DWI）呈低信号。

4. 定性诊断 胼胝体发育不全，合并中线脂肪瘤。

【疾病分析】

1. 临床与病理 胼胝体发育不全是胚胎期背部中线结构发育不良；发生于胚胎第 12～14 周。常伴发其他中枢神经系统畸形。轻者可无症状，亦可轻度视觉障碍，或有交叉触觉定位障碍但智力正常；重者可有癫痫及智力发育不全。

2. 影像学特征 矢状位示胼胝体部分或完全缺如，第三脑室上抬，双侧侧脑室分离、平行。可合并胼胝体脂肪瘤，T_1WI 及 T_2WI 均呈高信号，脂肪抑制序列呈低信号。

3. 诊断要点 胼胝体部分或完全缺如；双侧侧脑室分离。

第二节　颅内脂肪瘤

病例 女性，21 岁。间歇性发作性不省人事伴四肢抽搐 1 周余。查体：神经系统体征阴性。MRI 表现见图 1-1-2。

【诊断思路】

1. 临床特征 癫痫症状。

2. 定位诊断 胼胝体、侧脑室。

3. 征象分析

（1）矢状位示胼胝体缺如；轴位示双侧侧脑室体部明显分离，侧脑室稍扩大。

（2）双侧侧脑室前角及体部间见团块状异常信号灶，T_1WI 和 T_2WI 均呈高信号，脂肪抑制 FLAIR 呈低信号，DWI 序列呈低信号。双侧侧脑室体部另各见一处结节状相同信号灶。磁敏感加权成像（susceptibility weighted imaging，SWI）病灶内见不规则迂曲条状血管影，部分与大脑大静脉相连；增强扫描病灶仍呈高信号改变。

4. 定性诊断 胼胝体缺如，伴胼胝体脂肪瘤、双侧侧脑室脂肪瘤。

【疾病分析】

1. 临床与病理 颅内脂肪瘤以胼胝体周围多发，多位于中线部，属神经管闭合畸形。胎儿期神经管闭合过程中，若有中胚层脂肪组织，即可引起颅内中线结构的脂肪瘤，属于先天性畸形。其包膜可钙化，瘤体内可见神经、血管走行，不侵及周围脑组织。临床可无症状，亦可出现其他合并脑部畸形的相关症状。

2. 影像学特征 颅内脂肪瘤在 T_1WI 及 T_2WI 呈高信号；各脂肪抑制序列如脂肪抑制 T_1WI、脂肪抑制 T_2WI、脂肪抑制 FLAIR 均呈低信号；DWI 序列具有脂肪抑制作用，亦呈低信号。

3. 诊断要点 中线部位居多；T_1WI、T_2WI 均呈高信号，脂肪抑制序列呈低信号。

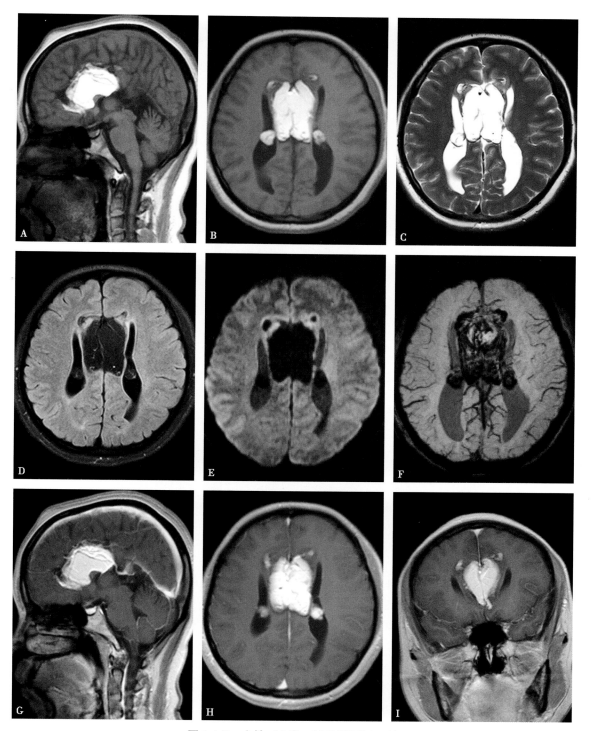

图 1-1-2 女性，21 岁。MRI 表现（A～I）

第三节　Chiari 畸形

病例　男性，42 岁。颈痛伴四肢乏力 1 个月。查体：神志清楚，双侧瞳孔对光反射灵敏；颈软，无抵抗；四肢肌力、肌张力正常；左侧肢体痛觉减退，触觉、深感觉存在，右侧肢体感觉正常；腱反射正常，病理征阴性。MRI 表现见图 1-1-3。

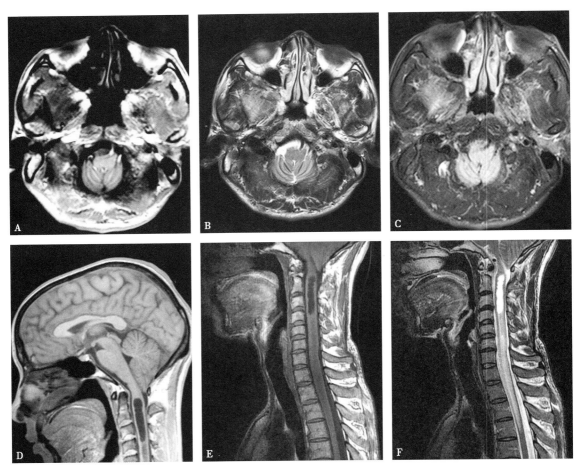

图 1-1-3　男性，42 岁。MRI 表现（A～F）

【诊断思路】

1. 临床特征　颈痛伴四肢乏力症状。

2. 定位诊断　小脑扁桃体、颈段脊髓。

3. 征象分析

（1）轴位示枕骨大孔水平仍见小脑扁桃体，信号未见异常。矢状位示小脑扁桃体下缘尖削，低于枕骨大孔连线约 1.3cm。

（2）颈髓矢状位示 C_1～T_4 水平脊髓中央见纵形异常信号，T_1WI 呈低信号，T_2WI 呈高信号，境界清楚。

4. 鉴别诊断 小脑扁桃体下疝应考虑以下疾病。

（1）后天性小脑扁桃体疝：多继发于颅后窝占位性病变、低颅压综合征等，疝入枕大孔的小脑扁桃体下缘较为圆钝，一般不伴脊髓空洞。本例不符合。

（2）小脑扁桃体下疝畸形：为先天性畸形，不伴幕下占位性病变，小脑扁桃体下缘多尖削下移；常伴脊髓空洞。本例符合。

5. 定性诊断 Chiari 畸形伴脊髓空洞症。

【疾病分析】

1. 临床与病理 Chiari 畸形又称小脑扁桃体下疝畸形，表现为小脑下部及颅后窝内结构通过枕骨大孔向下疝入上颈段椎管内。Chiari 畸形分为四型：Ⅰ型为小脑扁桃体向颈部椎管下移，而延髓无下移；Ⅱ型为小脑蚓部及扁桃体同时下移进入颈段椎管，伴脑桥、延髓、第四脑室下移；Ⅲ型为Ⅱ型伴有低枕部或上颈部脑膜脑膨出；Ⅳ型伴有严重的小脑发育不良。可伴脊髓空洞积水症、脑积水、颅颈交界畸形等。临床可有下肢运动、感觉障碍和小脑症状。

2. 影像学特征 Chiari 畸形表现为矢状位小脑扁桃体下缘尖削，信号正常，其下端低于枕大孔 ＞5mm 为下疝，＜3mm 为正常，3～5mm 临床意义不确定。当轴位较低层面仍见小脑扁桃体时，需注意观察矢状位。该畸形常合并脊髓空洞症，表现为颈段脊髓内液性信号，T_1WI 呈低信号，T_2WI 呈高信号。

3. 诊断要点 小脑扁桃体低于枕骨大孔 ＞5mm；常伴脊髓空洞。

第四节 脑膜膨出

病例 男性，出生后 3 天。发现头顶部肿物 3 天。查体：顶枕部见一个向外隆起肿物，质软，境界清楚；余神经系统体征阴性。MRI 表现见图 1-1-4。

【诊断思路】

1. 临床特征 头部肿物。

2. 定位诊断 顶骨、顶部颅外。

3. 征象分析

（1）顶骨部分骨质缺损。

（2）顶部中线见一处类圆形囊样异常信号灶自骨质缺损处向后膨出，T_1WI 呈低信号，T_2WI 呈高信号，FLAIR 呈低信号。

4. 定性诊断 顶部脑膜膨出。

【疾病分析】

1. 临床与病理 脑膜膨出属于脑部神经管闭合不全，主要为颅骨缺损，伴有颅内容物膨出并形成肿块，包括脑膜膨出和脑膜脑膨出。脑膜膨出多位于颅盖处，可见于顶枕部、枕下、鼻额部；颅底处较少见。

2. 影像学特征 MRI 可清晰显示脑膜膨出，通过颅骨骨质缺损处为疝颈，向外膨出的部分为疝囊，其壁为膨出的脑膜。若内容物为脑组织和脑脊液，则为脑膜脑膨出；若内容物仅为脑脊液，则为脑膜膨出。

3. 诊断要点 颅骨缺损；脑膜或脑膜、脑组织向外膨出。

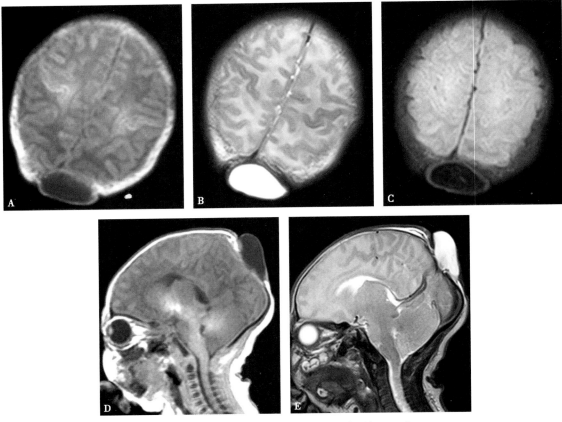

图 1-1-4　男性，出生后 3 天。MRI 表现（A ～ E）

第五节　灰　质　异　位

病例　男性，21 岁。阵发性肢体抽搐伴意识不清 3 年。查体：神经系统体征阴性。MRI 表现见图 1-1-5。

【诊断思路】

1. 临床特征　癫痫症状。

2. 定位诊断　双侧额叶、胼胝体。

3. 征象分析

（1）双侧额叶、侧脑室周围及室管膜下可见多发结节样异常信号，T₁WI、T₂WI、FLAIR、DWI 各序列病灶信号均与灰质信号相当。

（2）双侧侧脑室后角形态不规则。胼胝体较短小，胼胝体嘴及部分膝部缺如。

4. 定性诊断　双侧额叶灰质异位，胼胝体发育不良。

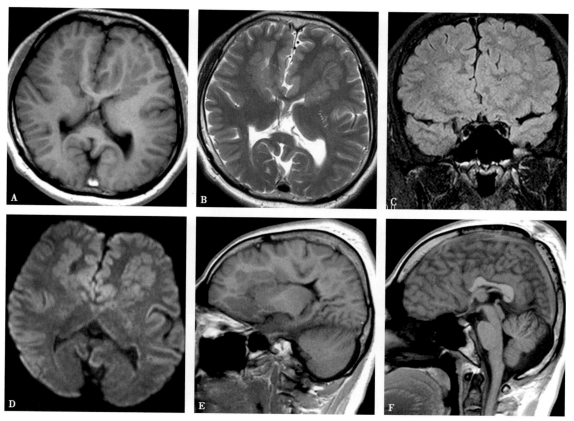

图 1-1-5 男性,21 岁。MRI 表现(A~F)

【疾病分析】

1. 临床与病理 灰质异位属神经元移行异常,胚胎期神经元从侧脑室室壁的生发组织沿胶质纤维向外移行形成大脑皮质的过程受阻滞,而聚集在室管膜与皮质之间。灰质异位可分为室管膜下型、局灶型和弥漫型。室管膜下型呈室管膜下多发灰质结节;局灶型位于皮质下和深部白质;弥漫型又称带状灰质异位,在皮质下白质内形成灰质带,与灰质平行,两侧均被白质与灰质隔开。临床最常见的症状是癫痫,多为顽固性癫痫,其次为智力发育障碍。

2. 影像学特征 灰质异位平扫表现为白质内灰质信号,T_1WI、T_2WI、FLAIR 及 DWI 等各序列病灶信号均与灰质信号相当,增强无明显强化。

3. 诊断要点 白质区见灰质信号。

第六节 脑 裂 畸 形

病例 男性,42 岁。反复头晕、头痛半个月。查体:神经系统体征阴性。MRI 表现见图 1-1-6。

【诊断思路】

1. 临床特征 头痛、头晕症状。

2. 定位诊断 左额部。

3. 征象分析

（1）左侧额叶见一处裂隙状脑脊液信号与左侧侧脑室相通。

（2）裂隙周边可见灰质信号伴随。

（3）双侧侧脑室体部相连。

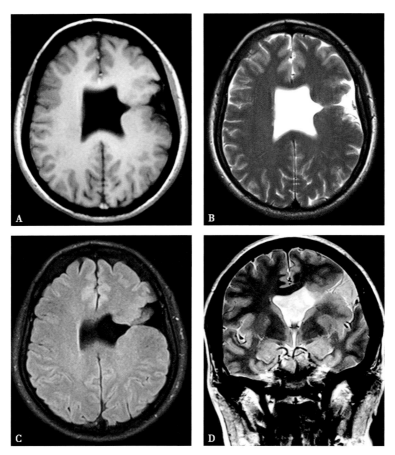

图 1-1-6　男性，42 岁。MRI 表现（A ~ D）

4. 鉴别诊断　与侧脑室相通的囊性病变应考虑以下疾病。

（1）脑穿通畸形：与侧脑室相连的囊样病变周围为白质。本例不符合。

（2）脑裂畸形：与侧脑室相连的囊样病变或裂隙，其围脑组织在各序列均呈灰质信号。本例符合。

5. 定性诊断　左侧额叶脑裂畸形并灰质异位；透明隔缺如。

【疾病分析】

1. 临床与病理　脑裂畸形属神经元移行异常，衬有灰质的裂隙从脑室贯穿到蛛网膜下腔，多见于中央前回与中央后回。可分为闭合型和开放型，可伴灰质异位、巨脑回、多微脑回、透明隔缺如等。临床表现为运动发育迟缓、严重智力障碍、癫痫。

2. 影像学特征　脑裂畸形表现为线样裂隙状脑裂直抵侧脑室，伴灰质异位，可见特征性的脑皮质沿裂隙内褶；也可见脑裂附近的脑回肥厚、多微脑回等畸形。

3. 诊断要点　脑表面至侧脑室间液性裂隙；周围伴随异位灰质。

第七节 巨脑回畸形

病例 男性，1 岁 4 个月。外院 CT 发现脑发育不良。查体：神经系统体征阴性。MRI 表现见图 1-1-7。

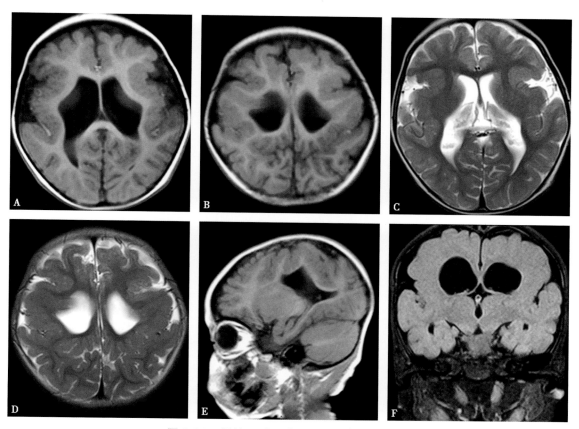

图 1-1-7 男性，1 岁 4 个月。MRI 表现（A~F）

【诊断思路】

1. 临床特征 儿童。

2. 定位诊断 双侧额颞顶岛叶。

3. 征象分析 双侧额颞叶脑皮质形态失常，局部脑回增厚、增大，表面平滑，局部脑沟减少，信号未见明显异常。

4. 定性诊断 双侧额颞顶岛叶巨脑回畸形，双侧额顶叶灰质异位。

【疾病分析】

1. 临床与病理 巨脑回畸形属皮质结构不良，脑回异常肥厚。临床症状多为癫痫。

2. 影像学特征 巨脑回畸形表现为脑回异常增宽，皱褶减少，脑回宽大、增厚，表面平滑；可为局灶性或弥漫性，可为单侧或双侧，一般无胶质增生。

3. 诊断要点 脑回宽大且表面平滑；脑皮质肥厚。

第八节 脑穿通畸形

病例 男性，51岁。反复头痛、头晕3年余。查体：神经系统体征阴性。MRI表现见图1-1-8。

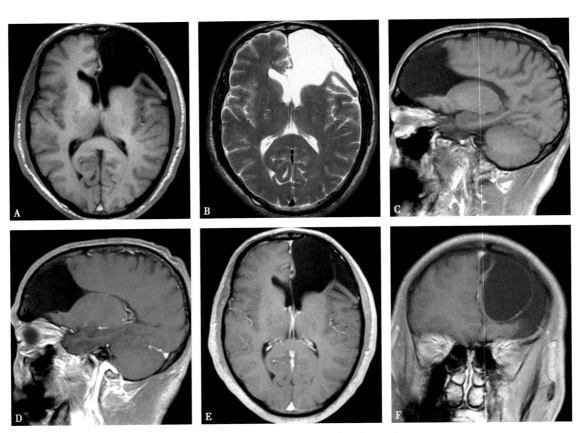

图1-1-8 男性，51岁。MRI表现（A~F）

【诊断思路】

1. 临床特征 头痛、头晕症状。

2. 定位诊断 左侧额部侧脑室旁。

3. 征象分析

（1）平扫示左侧额部不规则脑脊液样异常信号，T_1WI呈低信号，T_2WI呈高信号，与扩大的左侧侧脑室前角相连，境界清楚；其周围为白质信号。

（2）T_1WI增强扫描左侧额部病灶未见强化。

4. 鉴别诊断 与侧脑室相通的囊性病变应考虑以下疾病。

（1）脑裂畸形：脑表面与侧脑室之间见液性裂隙，该裂隙周围见异位灰质信号伴随。本例不符合。

（2）脑穿通畸形：与侧脑室相连的囊样病变周围为白质，未见异位灰质。本例符合。

5. 定性诊断 脑穿通畸形。

【疾病分析】

1. 临床与病理 脑穿通畸形有先天性和获得性之分。先天性是胎儿期由于脑破坏所造成的脑组织局部丧失,大脑半球内部形成异常空洞或囊肿;获得性是由于感染、外伤、缺氧、血管疾病引起正常脑组织坏死液化。临床表现主要依发病部位和范围而定,可有运动障碍、双侧假性延髓性麻痹等。

2. 影像学特征 脑实质内巨大脑脊液样信号,境界清楚,与脑室系统或蛛网膜下腔相通,多位于额后、顶前区;同侧侧脑室一般亦相应扩大,呈负占位效应,增强扫描无强化。液性信号区周围为正常脑组织结构。

3. 诊断要点 液性信号与侧脑室相通;不伴随异位灰质。

第九节 丹迪-沃克综合征

病例 女性,15 岁。四肢无力 10 余天。查体:神志清楚;双侧瞳孔等大等圆,直径 3mm,对光反射灵敏;颈软;四肢肌力 4 级,肌张力正常;腱反射活跃,双侧巴宾斯基征阴性。MRI 表现见图 1-1-9。

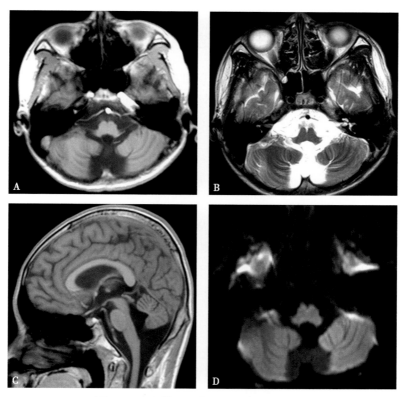

图 1-1-9 女性,15 岁。MRI 表现(A~D)

【诊断思路】

1. 临床特征　癫痫症状。

2. 定位诊断　颅后窝小脑蚓部。

3. 征象分析　第四脑室上部形态相对正常，小脑下蚓部体积变小，小脑溪增宽；颅后窝见囊样信号灶与第四脑室下部相连。

4. 鉴别诊断　枕大池蛛网膜囊肿：颅后窝囊性病变，相邻枕骨受压；小脑蚓部无发育畸形，形态正常，病灶不与第四脑室相通。

5. 定性诊断　丹迪 - 沃克（Dandy-Walker）综合征（变异型）。

【疾病分析】

1. 临床与病理　丹迪 - 沃克综合征又称 Dandy-Walker 畸形或第四脑室中、侧孔先天性闭塞。因小脑蚓部发育不全或不发育，导致第四脑室扩大，与颅后窝巨大囊肿相连，伴脑积水。可分为经典型和变异型。临床症状多为运动发育迟缓，因脑积水及颅内高压出现头痛、呕吐及头围增大；年长儿出现共济失调等小脑症状，伴癫痫发作、智力低下。

2. 影像学特征　经典型表现为小脑蚓部缺如，颅后窝见巨大囊样信号，向前与扩大的第四脑室相通，枕骨变薄，天幕上移；常伴有脑积水。变异型表现为小脑下蚓部发育不良，小脑溪增宽，第四脑室上部形态相对正常，多不伴脑积水。

3. 诊断要点　小脑蚓部形态小或缺如；颅后窝囊样信号，可与第四脑室相通。

第十节　结节性硬化

病例　男性，16 岁。颅脑外伤后，发作性意识不清伴肢体抽搐 6 年。查体：神志清楚，格拉斯哥昏迷评分（GCS）15 分；双侧瞳孔等大等圆，直径 3mm，对光反射灵敏；四肢肌力 5 级，感觉无障碍，肌张力正常；颈软，克尼格征阴性；双侧巴宾斯基征阴性。MRI 表现见图 1-1-10。

【诊断思路】

1. 临床特征　癫痫症状。

2. 定位诊断　侧脑室室管膜下、双额叶及左顶叶脑皮质。

3. 征象分析

（1）双侧侧脑室室管膜下数个小结节，T_1WI、T_2WI 呈低信号，FLAIR 呈稍高信号，SWI 的 MIP 图呈低信号，PHASE 图呈低信号；双侧额叶及左侧顶叶皮质见多发结节状异常信号，T_1WI 呈低信号，T_2WI 及 FLAIR 呈高信号。

（2）增强扫描室管膜下多发结节并见强化，皮质结节未见强化。

4. 定性诊断　结节性硬化。

【疾病分析】

1. 临床与病理　结节性硬化属神经 - 皮肤综合征，可累及脑、骨、肾等部位。脑部受累可出现皮质结节、脑白质异常、室管膜下结节、室管膜下巨细胞型星形细胞瘤。室管膜下结节最常见，向脑室内生长，使室管膜上抬，但与邻近的室管膜相连。脑部出现皮质结节时，脑回增厚，常见于额叶及枕叶，结节由巨细胞构成；脑皮质结节的大小与临床症状的严重程度有关，皮质结节数量的增加可能反映病情加重。脑白质可出现异位簇状巨细胞。临床上出现典型的三联征，即皮脂腺瘤、癫痫、智力低下，但并非同时发生。

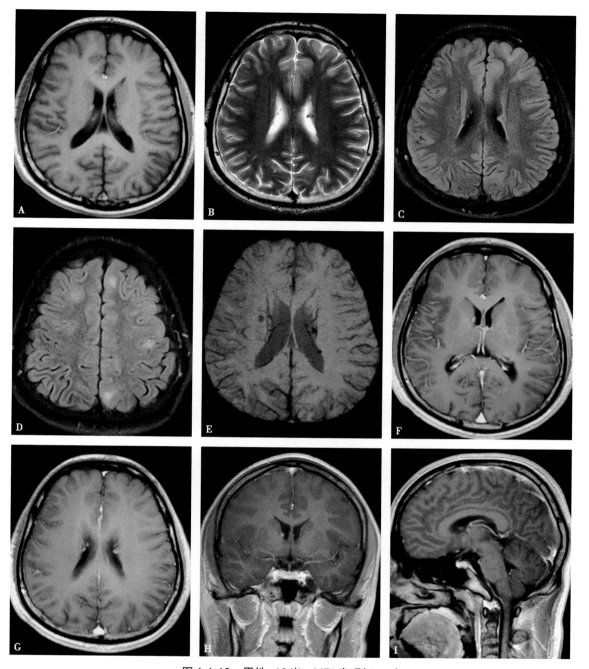

图 1-1-10 男性，16 岁。MRI 表现（A～I）

2. 影像学特征 结节性硬化 CT 平扫见室管膜下结节，部分结节见高密度钙化，结节直径多小于 5mm。MRI 上于孟氏孔层面最易显示室管膜下结节，T_1WI 钙化部分呈低信号，非钙化部分呈等信号；T_2WI 除钙化部分外，都呈略高信号，SWI 钙化结节呈低信号，增强扫描结节可强化。皮质结节表现为脑回增厚，出现 T_1WI 低信号，T_2WI 及 FLAIR 高信号，增强无强化。还可伴脑白质异常、室管膜下巨细胞型星形细胞瘤。

3. 诊断要点 癫痫症状；室管膜下结节；皮质结节。

第十一节 斯德奇-韦伯综合征

病例 男性，9岁。左枕部疼痛1天。查体：神志清楚；右侧视野缺损；双侧上下肢肌力5级，双侧肌张力正常；双侧肢体痛、触觉无减退；颈软，克尼格征阴性；双侧巴宾斯基征阴性。CT与MRI表现见图1-1-11。

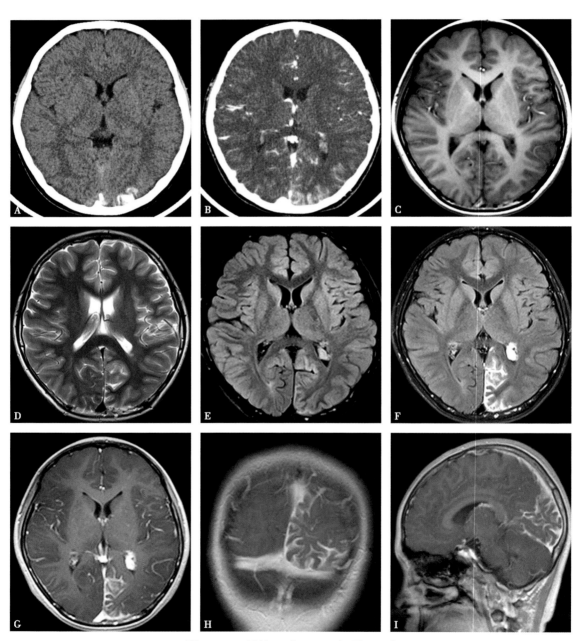

图1-1-11 男性，9岁。MRI表现(A～I)

【诊断思路】

1. 临床特征 癫痫症状。

2. 定位诊断 左枕叶、左枕部软脑膜。

3. 征象分析

（1）CT 平扫示左侧枕叶表面脑回样钙化；增强左侧枕叶软脑膜显著强化。

（2）MRI 平扫示左侧枕叶局限性脑沟增宽，FLAIR 左侧枕叶局限性脑皮质信号增高，左侧侧脑室脉络丛增大。

（3）脂肪抑制 FLAIR 增强、T₁WI 增强扫描显示左侧枕叶软脑膜显著脑回样强化，增大的左侧侧脑室脉络丛明显强化。

4. 定性诊断 斯德奇 - 韦伯（Sturge-Weber）综合征。

【疾病分析】

1. 临床与病理 斯德奇 - 韦伯综合征，又称脑三叉神经血管瘤病，属神经 - 皮肤综合征。由于软脑膜或软脑膜和蛛网膜间有多发聚集成丛的微小血管，而缺乏正常皮质引流静脉，因此深静脉因回流静脉血增加而代偿性扩张，病变侧脉络丛也常增大。受累的脑皮质因淤血和缺氧而逐渐萎缩，可伴胶质增生和脱髓鞘。脑皮质可发生营养不良性钙化。本病好发于枕部或枕顶部。临床表现为三叉神经支配区皮肤葡萄酒色痣，伴癫痫、智力低下和偏瘫等神经系统症状。

2. 影像学特征 斯德奇 - 韦伯综合征 CT 表现为枕部或顶枕部沿脑回走向的平行线状钙化影。MRI 平扫顶枕叶见异常信号，T₁WI 呈低信号，T₂WI 呈低或高信号，局部脑表面见迂曲小血管影。增强扫描顶枕叶病灶脑浅表部位见沿脑沟走行的弯曲线条状强化影，同侧室管膜下静脉、髓静脉、大脑大静脉等深静脉常粗大，脉络丛也常明显增大。

3. 诊断要点 顶枕叶脑回样钙化灶；顶枕部软脑膜强化。

第十二节 局灶性皮层发育不良

病例 男性，2 岁 11 个月。发作性愣神 3 月余。查体：神志清楚；双侧上下肢肌力 5 级，双侧肌张力正常；双侧肢体痛、触觉无减退；颈软，克尼格征阴性；双侧巴宾斯基征阴性。MRI 表现见图 1-1-12。

【诊断思路】

1. 临床特征 癫痫症状。

2. 定位诊断 左颞后叶皮质。

3. 征象分析

（1）平扫左侧颞后叶皮质区见一处不规则片状异常信号灶，T₁WI 呈低信号，T₂WI 呈高信号，FLAIR 呈中心稍低信号、外缘片状高信号，DWI 呈低信号，SWI 未见异常信号。

（2）增强后未见明显强化。

4. 定性诊断 局灶性皮层发育不良。

【疾病分析】

1. 临床与病理 局灶性皮层发育不良（focal cortical dysplasia，FCD）属皮质发育畸形的特殊亚型，是指局部脑皮层结构紊乱，出现异常神经元和胶质细胞，有不同程度的白质内异位神经元、髓鞘化神经纤维数量减少和反应性神经胶质增生，影响大脑皮层的局部发育而出现的一系列病理改变。

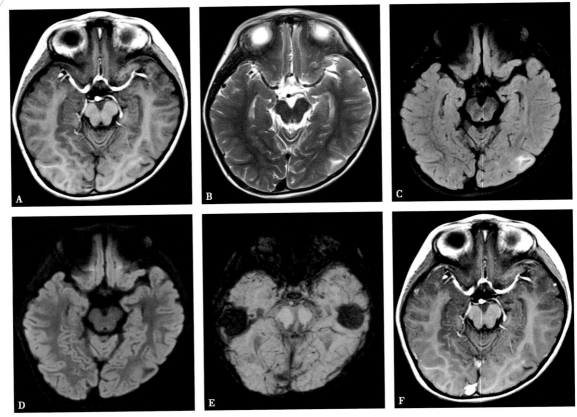

图 1-1-12　男性，2 岁 11 个月。MRI 表现（A～F）

2. 影像学特征　根据影像学特点的差异，FCD 主要分为 3 型：轻微型、放射带型和高信号型。轻微型表现为仅限于脑皮质的 T_2WI 及 FLAIR 高信号，皮质下白质信号未见异常，可伴皮质增厚；放射带型表现为皮质及皮质下白质的 T_2WI 及 FLAIR 高信号，向侧脑室延伸并逐渐变细，呈三角形或漏斗状放射带，即"拖尾征"，是 FCD 的特征性表现；高信号型表现为皮质和皮质下白质内异常信号，无"拖尾征"，可伴皮质增厚。

3. 诊断要点　癫痫症状；皮质增厚；相邻白质放射带。

第十三节　神经纤维瘤病Ⅰ型

（病例）男性，52 岁。反复头晕 1 月余。查体：神经系统体征阴性。MRI 表现见图 1-1-13。

【诊断思路】

1. 临床特征　头晕。

2. 定位诊断　透明隔、第三脑室旁、双侧丘脑、中脑、右侧颞叶、头皮。

3. 征象分析

（1）透明隔、第三脑室旁、双侧丘脑、中脑、右侧颞叶内侧见多发片状异常信号灶，T_1WI 呈低信号，T_2WI 呈高信号，增强呈明显均匀强化。

（2）头皮见多发结节状异常信号，T_1WI 呈低信号，T_2WI 呈高信号，增强呈显著强化，境界清楚。

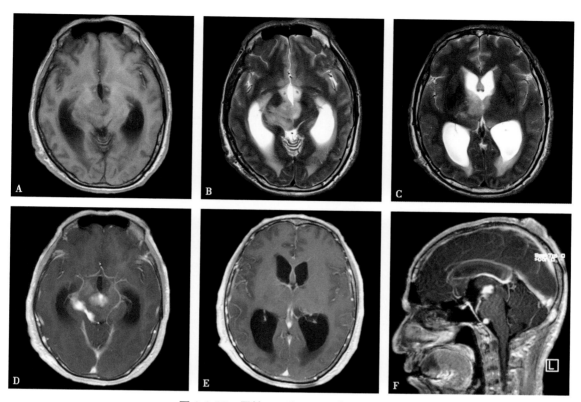

图 1-1-13　男性，52 岁。MRI 表现（A～F）

4. 定性诊断　神经纤维瘤病Ⅰ型。

【疾病分析】

1. 临床与病理　神经纤维瘤病Ⅰ型是最常见的神经皮肤及遗传性肿瘤综合征，为常染色体显性遗传。以咖啡牛奶斑为最早期的临床表现。主要病理特征为：分布在脊神经、皮肤或皮下组织的多发性神经纤维瘤，以及表皮基底细胞内黑色素沉积而致的皮肤色素斑（咖啡牛奶斑）。15%～20% 患者存在低分化胶质瘤，约 80% 出现在视觉通路，15% 出现在脑干，罕见于小脑、皮质及皮质下区域；成人常合并胶质细胞瘤。

2. 影像学特征　70%～90% 患者 T$_2$WI 见局灶性高信号、丛状神经纤维瘤、视通路胶质瘤、脑实质胶质瘤；丛状肿瘤伴发蝶骨翼及枕骨发育不良；白质病灶也可累及小脑白质、苍白球、丘脑、脑干，白质病灶为高信号且边界不清；无占位效应；血管发育不良（狭窄、烟雾病、动脉瘤）。

3. 诊断要点　咖啡牛奶斑；多发神经纤维瘤；脑实质胶质瘤。

第十四节　神经纤维瘤病Ⅱ型

病例　女性，23 岁。听力下降 3 年，伴步态不稳。查体：神经系统体征阴性。MRI 表现见图 1-1-14。

【诊断思路】

1. 临床特征　听力下降。

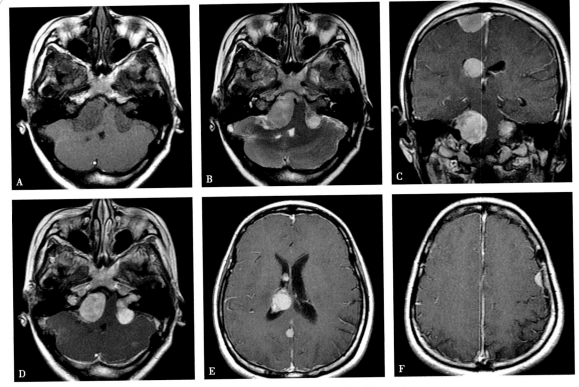

图 1-1-14 女性,23 岁。MRI 表现(A~F)

2. 定位诊断 双侧桥小脑角区、右侧侧脑室、双额部、大脑镰两旁。

3. 征象分析

(1)双侧内听道扩大,双侧桥小脑角区、右侧侧脑室、双侧额部、右侧颞部颅骨内板下、大脑镰两旁及双侧小脑幕下见多发团块状、结节状异常信号,T_1WI 呈低信号,T_2WI 呈高信号。

(2)增强病灶均呈明显均匀强化,境界清楚。

4. 定性诊断 神经纤维瘤病Ⅱ型。

【疾病分析】

1. 临床与病理 神经纤维瘤病Ⅱ型是一种少见的常染色体显性遗传病,特征性表现为双侧听神经鞘瘤,主要表现为脑膜瘤和/或神经鞘瘤,单发或多发。神经鞘瘤可发生在第 3~12 对脑神经,最常发生于听神经,其次是三叉神经。较少出现皮肤症状和眼部表现,50% 的病例有家族聚集性。

2. 影像学特征 MRI 扫描最常见双侧听神经鞘瘤,表现为双侧桥小脑角区境界清楚的软组织影,T_1WI 呈等或低信号,T_2WI 呈稍高信号,与听神经相连,内听道扩大,肿瘤较大可压迫小脑、脑干,增强实性部分明显不均匀强化,中心部分若有囊变、坏死则无强化。脑膜瘤以颅内多发性脑膜瘤居多,少数可发生于脑室内,MRI 表现为与脑硬膜呈宽基底相连的 T_1WI 等或稍低信号、T_2WI 高信号,增强呈明显均匀强化,典型者见"硬膜尾征"。

3. 诊断要点 双侧听神经鞘瘤;多发脑膜瘤。

(康雅清 曹代荣)

推 荐 阅 读

[1] BEN ELHEND S，BELFQUIH H，HAMMOUNE N，et al. Lipoma with agenesis of corpus callosum：2 case reports and literature review. World Neurosurg，2019，125：123-125.

[2] ALFORD E N，ATCHLEY T J，LEON T J，et al. Imaging characteristics associated with surgery in Chiari malformation type Ⅰ. J Neurosurg Pediatr，2021，27（6）：620-628.

[3] KIMURA Y，SIOYA A，SAITO Y，et al. Radiologic and pathologic features of the transmantle sign in focal cortical dysplasia：the T_1 signal is useful for differentiating subtypes. AJNR Am J Neuroradiol，2019，40（6）：1060-1066.

第二章 颅内炎症性疾病

第一节　单纯疱疹病毒性脑膜脑炎

病例　男性，49 岁。反复头痛 50 天，加重 1 天。查体：发热，体温最高达 39.5℃，反应迟钝，伴精神异常，定向力、记忆力和计算力下降；四肢肌力、肌张力正常；腱反射对称活跃，病理征未引出；颈软，双侧克尼格征阴性。MRI 表现见图 1-2-1。

【诊断思路】

1. 临床特征　中年男性；急性病程，发热；边缘系统症状。

2. 定位诊断　边缘系统结构、软脑膜。

3. 征象分析

（1）双侧岛叶、颞叶、右侧海马、海马旁回、额叶非对称性肿胀，见片状异常信号，T_1WI 呈低信号，T_2WI 及 FLAIR 呈高信号，部分病灶 DWI 呈高信号，ADC 图呈低信号，豆状核未受累，SWI 未见低信号。

（2）增强扫描示脑实质病灶未强化，右侧颞叶、岛叶部分软脑膜见增厚强化。

4. 鉴别诊断　颞叶片状异常信号灶应考虑以下疾病。

（1）弥漫性星形细胞瘤：通常呈慢性起病，单发病灶多见，可表现为局部脑回肿胀，T_1WI 呈低信号，T_2WI 呈高信号，DWI 呈等或低信号，增强后病灶多无明显强化，磁共振波谱成像（MRS）表现为 N- 乙酰天门冬氨酸（NAA）及肌酸（Cr）峰降低，胆碱（Cho）峰升高。本例不符合。

（2）结核性脑膜炎：临床上常有全身结核中毒症状及其他脑外结核表现，MRI 示软脑膜增厚强化，以基底池为主，可合并脑实质结核瘤，其中央干酪样坏死区 T_2WI 呈低信号。本例不符合。

（3）单纯疱疹病毒性脑膜脑炎：急性起病；多呈边缘系统非对称性片状异常信号，可见"刀切征"；合并脑膜炎时可伴软脑膜增厚强化；MRS 病毒性脑炎 Cho 峰不升高，Cho/Cr 比值通常小于 2。本例见典型"刀切征"，符合该疾病。

5. 定性诊断　Ⅰ型单纯疱疹病毒性脑膜脑炎。

【疾病分析】

1. 临床与病理　病毒性脑膜脑炎是由病毒感染所引起的中枢神经系统感染性疾病。根据受累部位不同可分为脑炎、脑膜炎及脑膜脑炎。其中，Ⅰ型单纯疱疹病毒性脑膜脑炎是最常见的病毒性脑炎类型。病变主要累及颞叶内侧、岛叶、扣带回、额叶眶面等边缘系统结构，病变呈不对称性分布，可发生出血和坏死。基本病理学改变主要是急性出血性坏死性脑炎，部分病例可见 Cowdry A 型包涵体，镜下表现为脑组织水肿、淋巴细胞和浆细胞浸润、神经细胞变性坏死、大量巨噬细胞及周围脑组织的胶质细胞增生。可有前驱口唇疱疹病毒感染史。临床主要表现为急性起病、发热、头痛、癫痫发作及局限性神经功能缺损等症状。

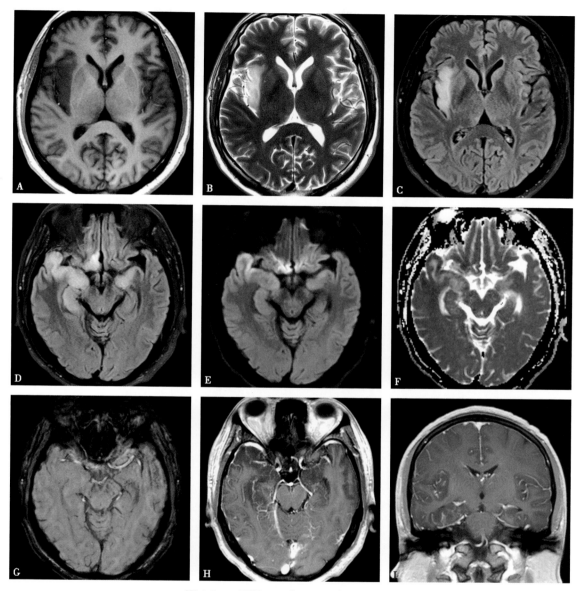

图 1-2-1　男性，49 岁。MRI 表现（A~I）

2. 影像学特征　单侧或双侧颞叶内侧、岛叶、扣带回、额叶眶面等边缘系统结构非对称性异常信号，T_1WI 呈低信号，T_2WI 和 FLAIR 呈高信号，急性期 DWI 呈高信号，ADC 图呈低信号，增强后病灶可不强化，亦可见斑片状或脑回状强化。豆状核通常不受侵，病变与豆状核之间有清楚分界，呈"刀切征"。

3. 诊断要点　急性病程；边缘系统结构非对称性异常信号灶；"刀切征"；软脑膜增厚强化。

第二节 化脓性脑膜炎

病例 女性，67岁。意识不清3周。查体：发热，体温最高达39.8℃，伴非喷射性呕吐，意识丧失，双上肢及口角抽搐，口吐白沫，吞咽困难；四肢肌力3级，四肢肌张力正常，腱反射对称活跃，病理征未引出；颈软，双侧克尼格征阴性。MRI表现见图1-2-2。

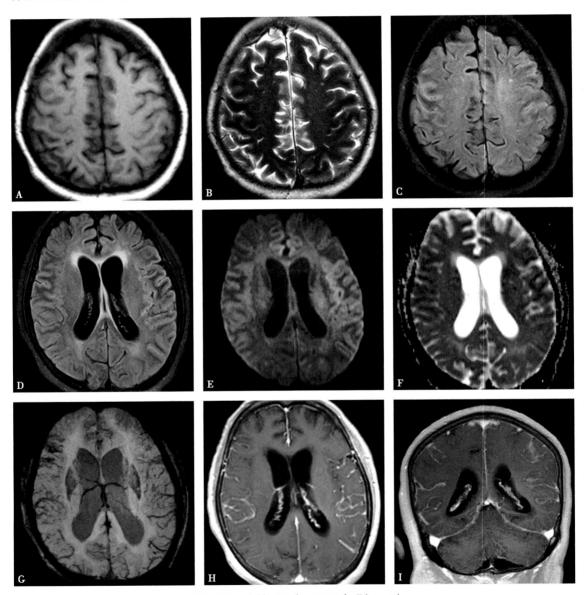

图1-2-2 女性，67岁。MRI表现（A～I）

【诊断思路】

1. **临床特征** 老年女性，发热，意识丧失。
2. **定位诊断** 软脑膜。

3. 征象分析

（1）双侧大脑半球多发脑沟异常信号，T_1WI 信号增高，内见线状 FLAIR 高信号，DWI 呈高信号，ADC 图呈低信号，SWI 未见低信号，双侧侧脑室积水扩张，前后角周围脑实质见片状 T_2WI 高信号水肿带。

（2）增强扫描示相应区域软脑膜呈细线状增厚强化。

4. 鉴别诊断　软脑膜增厚性病变应考虑以下疾病。

（1）肉芽肿性脑膜炎：包括结核性、新型隐球菌性等，也表现为软脑膜增厚强化，但多以脑底部为主，呈不规则条状或结节状，脑脊液检查有助于鉴别诊断。本例不符合。

（2）脑膜转移瘤：通常有原发肿瘤病史，软脑膜增厚呈结节状或不规则状，脑实质内常可见转移灶。本例不符合。

（3）化脓性脑膜炎：急性起病，有发热、头痛等症状；软脑膜、硬脑膜增厚并强化，未见脑膜结节。本例符合。

5. 定性诊断　化脓性脑膜炎、脑积水伴间质性脑水肿。

【疾病分析】

1. 临床与病理　化脓性脑膜炎是化脓性细菌侵及软脑膜和蛛网膜下腔引起的炎症性病变，感染途径包括血行播散、邻近感染蔓延、头部创伤或医源性造成的直接感染。常见的病原菌包括肺炎链球菌、脑膜炎奈瑟菌、流感嗜血杆菌等。病理学改变主要为早期大脑表面软脑膜、血管充血，脑组织水肿肿胀，随病程进展，软脑膜和蛛网膜下腔内见多量脓性渗出物，病程后期出现成纤维细胞增生，软脑膜增厚、粘连，可造成脑积水。临床上常出现发热、头痛、脑膜刺激征（如颈强直）、意识水平下降等症状。

2. 影像学特征　脑沟、蛛网膜下腔增宽、变形，T_1WI 信号增高，T_2WI 及 FLAIR 呈高信号，增强扫描软脑膜呈细线样或细带状增厚强化。

3. 诊断要点　脑沟、蛛网膜下腔信号异常；软脑膜呈细线样或细带状增厚强化。

第三节　脑　脓　肿

病例　女性，48 岁。右侧肢体无力 4 天，言语模糊 2 天。查体：神志清楚，查体合作，无发热；右侧肢体肌力 0 级，左侧肢体肌力、肌张力正常，双侧肢体腱反射活跃对称，病理征未引出；颈软，双侧克尼格征阴性。MRI 表现见图 1-2-3。

【诊断思路】

1. 临床特征　中年女性，局灶性神经功能缺损症状。

2. 定位诊断　脑实质。

3. 征象分析

（1）左侧额叶见一处类圆形囊性异常信号，中心 T_1WI 呈低信号，T_2WI 呈高信号，DWI 呈明显高信号，ADC 图呈明显低信号，病灶壁 T_1WI、T_2WI 及 DWI 呈等信号，SWI 示周围环形低信号；病灶周围见大片状水肿带，T_2WI 呈高信号，左侧侧脑室受压变窄。

（2）增强扫描示病灶呈环形明显强化，内壁光整，壁厚均匀。

（3）单体素 MRS（TE = 30ms）置于病灶内外，所得谱线基线尚平稳，信噪比良好，NAA、Cho、Cr 峰明显降低，可见高耸的 Lac 峰（1.3ppm，双峰）和增高的氨基酸峰（0.9ppm）。

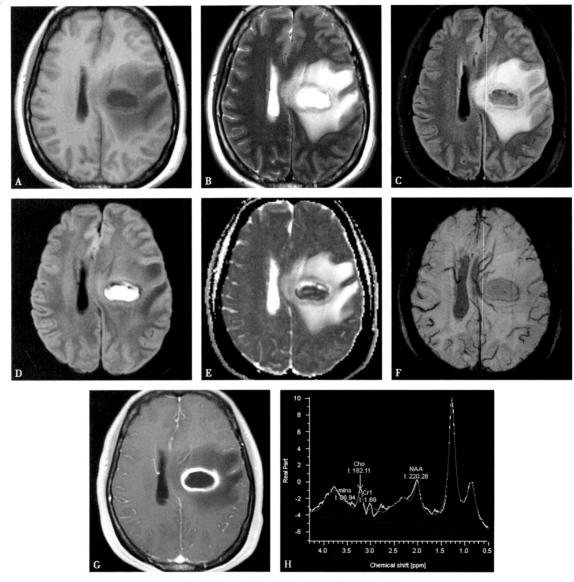

图 1-2-3　女性，48 岁。MRI 表现（A～H）

4. 鉴别诊断　脑实质内囊性占位应与以下疾病相鉴别。

（1）肿瘤伴囊变、坏死：如胶质母细胞瘤伴囊变、坏死和囊性脑转移瘤等。周边肿瘤组织DWI 可呈高信号，而中心液化坏死区 DWI 多呈低信号，增强后呈环形强化，壁厚薄不均，其内见不规则强化。常有原发恶性肿瘤病史。本例不符合。

（2）脑内表皮样囊肿：由于其内容物通常比较黏稠，水分子运动受限，DWI 也可呈明显高信号，但其囊壁通常较薄，可发生钙化，增强囊壁不强化或仅有少许周边强化。本例不符合。

（3）脑实质型囊虫病：常有绦虫病史，囊内可见特征性"头节"影，囊内容物 DWI 通常呈低信号。本例不符合。

（4）脑脓肿：中央坏死区明显扩散受限，增强无强化；囊壁明显强化。本例符合。

5. 定性诊断　脑脓肿。

【疾病分析】

1. 临床与病理　脑脓肿是由于化脓病原体侵入脑组织从而导致局部脑组织的化脓，感染途径包括邻近感染直接蔓延（如耳源性、鼻源性）、血源性（如感染性心内膜炎）、开放性颅脑创伤或外科手术后感染及隐源性。常见的病原菌包括金黄色葡萄球菌和链球菌。根据病理组织学特点，脑脓肿可分为脑炎早期、脑炎晚期、包膜形成早期及包膜形成晚期四个阶段，完整的脓肿壁包括三层：最内层为炎性细胞带；中间层为肉芽和纤维结缔组织；外层为神经胶质增生及脑组织水肿。临床症状取决于病变的大小、位置、病原体的毒性及宿主的免疫状态，常表现为发热、头痛、局灶性神经功能缺损、精神状态改变及认知障碍等症状。

2. 影像学特征　脑炎早期和晚期病灶 MRI 上表现为片状 T_1WI 低信号，T_2WI 高信号，边界模糊；包膜形成早期和晚期脓腔 T_1WI 呈低信号，T_2WI 呈高信号，DWI 呈明显高信号，ADC 图呈低信号，增强扫描不强化；脓肿壁 T_1WI 呈等或稍高信号，T_2WI 呈等或低信号，增强后呈明显环形强化，壁厚度较均匀。脓腔 MRS 可见 Lac 峰（1.3ppm）和氨基酸峰（0.9ppm）。

3. 诊断要点　脓腔扩散明显受限；脓肿壁明显环形强化；脓腔 MRS 见 Lac 峰和氨基酸峰。

第四节　结核性脑膜炎与脑膜结核瘤

病例　男性，26 岁。头痛 5 个月伴发热、视物模糊 3 周。查体：左侧瞳孔散大，直径约 5mm，对光反射消失，左侧眼睑下垂，上下视受限；四肢肌力 5 级，双侧肢体肌力、肌张力正常，双侧肢体腱反射活跃、对称，病理征未引出；颈软，双侧克尼格征阴性。MRI 表现见图 1-2-4。

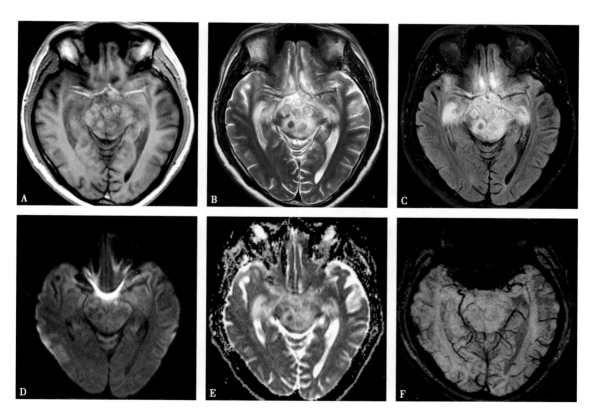

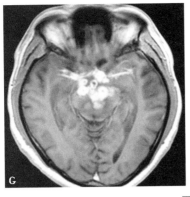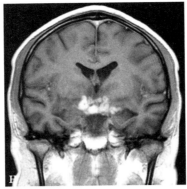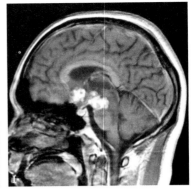

图 1-2-4　男性，26 岁。MRI 表现（A～I）

【诊断思路】

1. 临床特征　青年男性，发热，脑神经麻痹症状。

2. 定位诊断　基底池、软脑膜。

3. 征象分析

（1）鞍上池、中脑见弥漫性异常信号，T_1WI 信号增高，T_2WI 及 FLAIR 呈混杂高信号，信号不均匀，病灶形态不规则，周围脑实质见片状水肿，DWI 示部分病灶呈结节状的稍高信号，SWI 未见低信号。

（2）增强扫描示双侧外侧裂池软脑膜线样强化；侧裂池、鞍上池、脚间池处见多发结节状、环状明显强化，以鞍上池明显，堆积成团。

4. 鉴别诊断　颅内脑膜异常强化应考虑以下疾病。

（1）真菌性脑膜炎：软脑膜稍增厚伴强化，无特异性。可伴真菌性肉芽肿结节，通常较小，通常呈粟粒样改变，幕上、幕下散在分布多见。隐球菌感染另可见血管周围间隙扩大、胶样假性囊肿；所致水肿多为细胞毒性水肿，DWI 可见扩散受限。本例不符合。

（2）结核性脑膜炎：软脑膜增厚伴异常强化，分布以基底池为主；可伴脑膜结核瘤，结节可较大，呈结节状或环形强化，中央干酪样坏死区 T_2WI 呈低信号。本例符合。

5. 定性诊断　结核性脑膜炎，脑膜结核瘤。

【疾病分析】

1. 临床与病理　结核性脑膜炎是结核分枝杆菌侵及脑膜引起的非化脓性炎症，常继发于身体其他部位的结核病变（如肺、骨结核），通常由血行播散所致。病理学改变主要为软脑膜炎性渗出和增殖，脑底部蛛网膜下腔见多量炎性渗出物，软脑膜增厚，软脑膜、脑池可见结核瘤形成，病灶周围脑实质常出现炎性水肿。临床上多见于儿童、青少年及免疫功能缺陷者，表现为全身结核中毒症状（如低热、盗汗、乏力、消瘦）、脑膜刺激征及颅内高压等症状。

2. 影像学特征　基底池或脑沟变形、闭塞，甚至消失，T_1WI 信号增高，T_2WI 及 FLAIR 呈高信号，增强扫描示软脑膜均匀或不均匀增厚并明显强化，脑池内可见多发结节状或环状明显强化，病灶邻近脑实质水肿呈 T_2WI 高信号，增强无强化。

3. 诊断要点　基底池或脑沟信号异常；软脑膜增厚强化；脑池内见环形强化结节。

第五节 结核性脑膜炎伴结核性脑梗死

病例 男性，51岁。头痛11天。查体：神经系统体征阴性。MRI表现见图1-2-5。

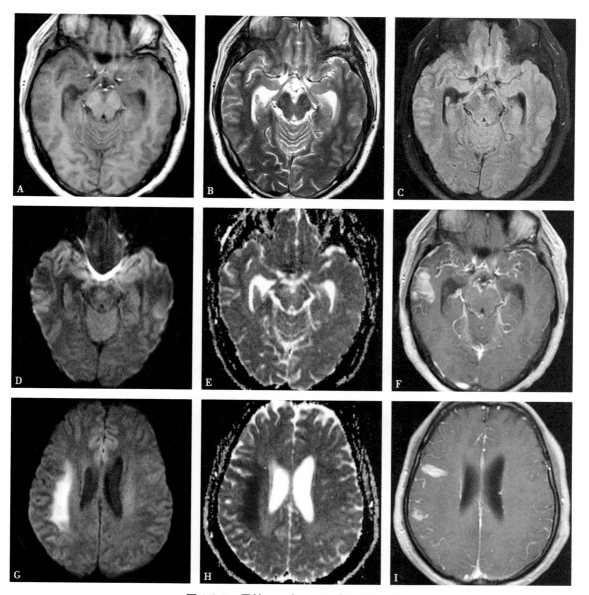

图1-2-5 男性，51岁。MRI表现（A~I）

【诊断思路】

1. 临床特征 中年男性，头痛。

2. 定位诊断 基底池、软脑膜、脑实质。

3. 征象分析

（1）鞍上池、右侧额颞部多发脑沟信号异常，T_1WI信号增高，T_2WI及FLAIR呈高信号，

DWI 呈等信号，SWI 未见低信号，增强相应区域软脑膜呈不规则状、结节状增厚并明显强化。

（2）右侧放射冠见片状 DWI 明显高信号，ADC 图呈明显低信号，增强扫描未见强化。

4. 鉴别诊断 颅内脑梗死应考虑以下疾病。

（1）大动脉闭塞所致缺血性脑梗死：多见于老年人，常合并高血压、高血脂等基础病，MRI 检查脑底池、脑沟及软脑膜未出现异常。病灶符合大动脉分布区改变。本例不符合。

（2）结核性脑梗死：好发于基底节区，可双侧不对称发生；伴基底池软脑膜异常强化。本例符合。

5. 定性诊断 结核性脑膜炎，结核性脑梗死。

【疾病分析】

1. 临床与病理 结核性脑梗死是结核性脑膜炎的常见并发症之一，最常累及基底神经节。临床表现为受累区域神经功能缺损。病理学改变主要为软脑膜炎性渗出物包绕邻近血管，引起血管炎、血管痉挛、血管受压迫及血栓形成，从而导致相应供血区的脑组织出现缺血性改变，此外结核性脑膜炎也可引起静脉窦血栓形成，造成静脉性脑梗死。

2. 影像学特征 除典型结核性脑膜炎 MRI 表现外，还存在脑组织缺血表现，DWI 呈明显高信号，ADC 图呈明显低信号，有助于早期发现脑梗死；MRA 可以显示血管狭窄、闭塞。

3. 诊断要点 脑底池软脑膜强化；受累血管供血区脑实质缺血性改变。

第六节 脑 结 核 瘤

病例 男性，31 岁。头痛 1 个月。查体：神经系统体征阴性。MRI 表现见图 1-2-6。

【诊断思路】

1. 临床特征 青年男性，头痛。

2. 定位诊断 脑实质。

3. 征象分析

（1）双侧额顶叶灰质和白质交界处及双侧小脑半球表面见多发斑片状、小结节状异常信号，T_1WI 呈等稍低信号，T_2WI 呈稍高信号，FLAIR 呈高信号，DWI 及 ADC 图呈稍高信号，SWI 未见低信号。

（2）增强扫描示病灶呈结节状明显强化。

4. 鉴别诊断 颅内多发结节应考虑以下疾病。

（1）脑转移瘤：常有原发恶性肿瘤病史，典型表现为小病灶、大水肿，病灶中央囊变、坏死区 T_2WI 呈高信号，增强扫描呈结节状或环状强化。本例不符合。

（2）脑结核瘤：结核杆菌血行播散至颅内可致幕上、幕下多发病灶。较小的病灶多呈粟粒样，增强呈结节状强化。本例符合。

5. 定性诊断 脑结核瘤。

【疾病分析】

1. 临床与病理 脑结核瘤（结核性肉芽肿）是中枢神经系统结核最常见的脑实质病变表现形式，与结核性脑膜脑炎不一定同时存在。病理上其中心为干酪样坏死区，周围有上皮样细胞、朗格汉斯巨细胞及淋巴细胞浸润，并可见成纤维细胞增生，呈单发或多发，可见于脑内任何部位，但通常位于灰质和白质交界处及脑室周围，儿童发生于幕下者较成人多见。

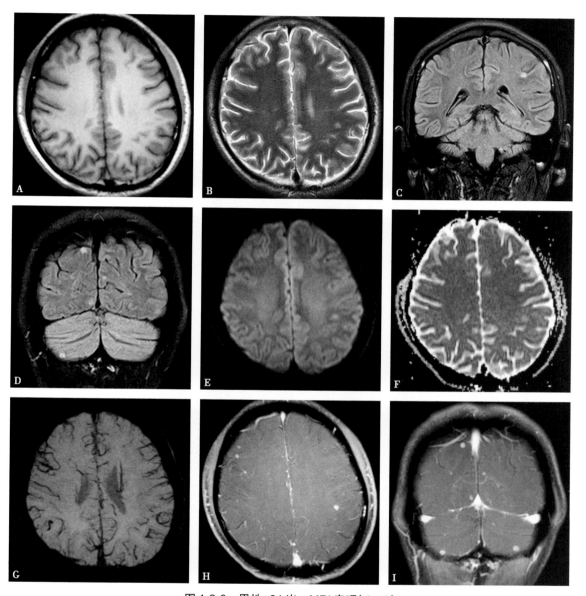

图 1-2-6　男性，31 岁。MRI 表现（A～I）

2. 影像学特征　常为幕上、幕下多发病灶，非干酪样病灶 T$_1$WI 呈等 - 低信号，T$_2$WI 呈高信号，增强扫描呈结节状明显均匀强化；干酪样病灶中央为干酪样坏死区，T$_1$WI 呈低信号，T$_2$WI 呈特征性低信号，周围为肉芽肿环，增强扫描肉芽肿环明显强化，干酪样坏死中心不强化，当干酪样坏死区液化时，T$_2$WI 呈高信号，病灶周围常见无强化水肿带影，T$_2$WI 呈高信号。

3. 诊断要点　脑外结核病史；脑内多发病灶；干酪样坏死中心 T$_2$WI 呈低信号。

第七节 新型隐球菌性脑膜脑炎

病例 男性，49 岁。头晕、头痛 13 月余。查体：神志清楚，查体合作；四肢肌力、肌张力正常，腱反射对称活跃；双侧克尼格征阳性；左侧巴宾斯基征阳性，右侧巴宾斯基征阴性。墨汁染色检出新型隐球菌。MRI 表现见图 1-2-7。

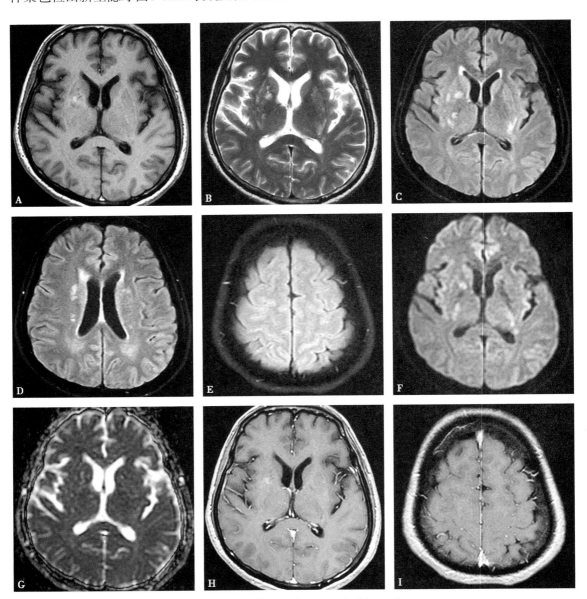

图 1-2-7 男性，49 岁。MRI 表现（A～I）

【诊断思路】

1. **临床特征** 中年男性，脑膜刺激征阳性，墨汁染色检出新型隐球菌。
2. **定位诊断** 脑实质、软脑膜。

3. 征象分析

（1）双侧基底节区、左侧丘脑见多发小结节状异常信号，T_1WI 呈等或稍高信号，T_2WI 及 FLAIR 呈高信号，DWI 呈稍高信号，ADC 图呈等信号，SWI 未见低信号；FLAIR 示双侧额顶部部分脑沟信号增高。

（2）增强扫描双侧基底节区、左侧丘脑病灶未见强化；双侧额顶部部分脑沟见细线样轻度强化。

4. 鉴别诊断 颅内脑膜脑炎应考虑以下疾病。

（1）结核性脑膜炎伴脑内结核瘤：临床常有全身结核中毒症状及脑外结核表现，MRI 示软脑膜不规则增厚强化，以基底池为主，脑实质内可见结核瘤形成，可较大，病灶中央干酪样坏死区呈特征性 T_2WI 低信号，周围肉芽组织明显强化。本例不符合。

（2）新型隐球菌性脑膜脑炎：可见特征性的胶样假性囊肿，增强不强化。本例符合。

5. 定性诊断 新型隐球菌性脑膜脑炎。

【疾病分析】

1. 临床与病理 新型隐球菌性脑膜脑炎是由新型隐球菌侵及脑膜和脑实质而引起的感染性疾病，亦是中枢神经系统最为常见的真菌感染。病菌主要通过呼吸道侵入人体，而后通过血行播散侵犯中枢神经系统。主要病理改变为脑膜血管充血，脑水肿，蛛网膜下腔有胶样渗出物，脑膜增厚，病菌沿血管周围间隙（又称 Virchow-Robin space，VR 间隙）播散，引起 VR 间隙、基底节区和丘脑等处有含有大量隐球菌菌体的胶样假性囊肿形成，晚期病变形成肉芽肿。临床上常见于免疫功能低下者，如艾滋病患者，可出现头痛、恶心、发热、精神状态改变、癫痫和局灶性神经功能缺损等症状。确诊主要靠脑脊液墨汁染色或培养找到新型隐球菌。

2. 影像学特征 典型 MRI 表现包括 VR 间隙扩大、胶样假性囊肿、隐球菌肉芽肿、脑膜增厚及基底部模糊征。扩大的 VR 间隙和胶样假性囊肿常共存，多位于基底节区、丘脑、中脑及小脑，扩大的 VR 间隙 T_1WI 及 FLAIR 呈低信号，T_2WI 呈高信号，增强无强化；胶样假性囊肿表现为境界清楚的囊性灶，呈"肥皂泡样"改变，T_1WI 呈低信号，T_2WI 呈高信号，DWI 及 FLAIR 呈低或高信号，增强无强化。隐球菌肉芽肿增强呈结节状明显强化。脑膜增厚多位于基底部、小脑幕和大脑表面，可呈线状或不规则结节状。基底部模糊征表现为基底节、丘脑、中脑和下丘脑出现均匀对称性的 T_2WI 信号增高。

3. 诊断要点 免疫功能低下者；VR 间隙扩大、胶样假性囊肿、隐球菌肉芽肿、脑膜增厚及基底部模糊征。

第八节 脑 囊 虫 病

病例 男性，31 岁。头痛 1 个月。查体：神经系统体征阴性。MRI 表现见图 1-2-8。

【诊断思路】

1. 临床特征 青年男性，头痛。

2. 定位诊断 脑实质、蛛网膜下腔。

3. 征象分析

（1）右侧颞顶叶、左侧额叶、基底节区、左侧额部部分脑沟见多发类圆形异常信号，T_1WI 呈低信号，T_2WI 呈高信号，FLAIR 呈低信号，病灶内见偏侧性附壁结节，T_1WI 呈等信号，T_2WI 呈稍低信号，DWI 呈低信号，内见点状高信号病灶，SWI 未见低信号，病灶周围见片状水肿。

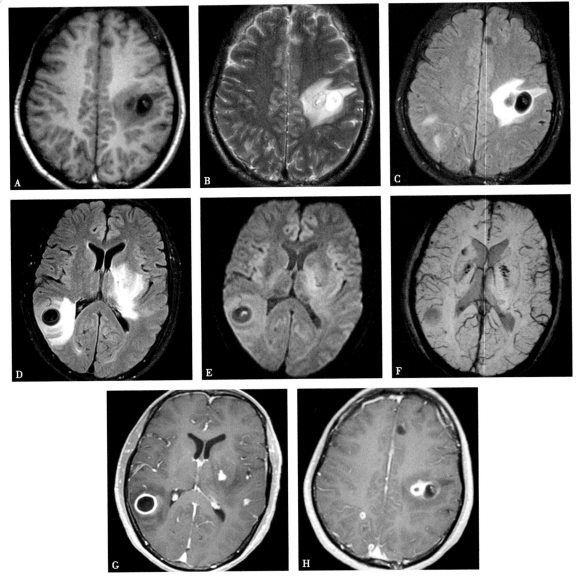

图 1-2-8　男性，31 岁。MRI 表现（A～H）

（2）增强扫描示病灶呈结节样或环形强化，境界清楚；头节部分无强化、部分轻度强化。

4. 鉴别诊断　颅内多发环形强化灶应考虑以下疾病。

（1）脑脓肿：脓腔 DWI 呈明显高信号，ADC 图呈低信号，增强脓肿壁呈明显环形强化，中央脓腔内容物无强化，MRS 脓腔内见高耸的 Lac 峰及增高的氨基酸峰。本例中央内容物无扩散受限。本例不符合。

（2）囊性脑转移瘤：囊壁可扩散受限，增强呈环形强化；如有壁结节，亦呈明显强化。本例不符合。

（3）脑囊虫病：脑实质内囊性病灶，可见特征性头节影，增强扫描头节一般无强化，或呈轻度强化。本例符合。

5. 定性诊断　脑囊虫病（混合型）。

【疾病分析】

1. 临床与病理 脑囊虫病是猪肉绦虫的囊尾蚴寄生在颅内所致,是最常见的脑寄生虫病。按发病部位可分为脑实质型、脑室型、蛛网膜下腔型及混合型。病理上分四期:Ⅰ期囊泡期,囊虫头节在囊腔内,囊液清晰,囊壁薄,周围炎症反应轻微;Ⅱ期胶样囊泡期,虫体死亡,囊内液体变混浊,囊壁增厚,周围脑组织水肿;Ⅲ期颗粒结节期,囊泡退变,囊壁增厚,虫体或囊壁钙化,形成肉芽肿;Ⅳ期钙化结节期。临床表现取决于病变的位置、数目、大小、所处的阶段及宿主的炎症反应程度,可无症状,或出现癫痫发作、头痛及脑积水等症状。

2. 影像学特征 脑实质型在囊尾蚴存活时,表现为脑实质内境界清楚的囊性灶,囊壁薄,囊内可见头节影,T_1WI 呈等信号,T_2WI 病灶显示不清,囊液信号与脑脊液相似,囊周无或仅有轻度水肿。囊虫死亡后,囊周脑组织可见明显水肿形成。晚期病灶皱缩,可见结节状钙化影,T_1WI 及 T_2WI 均呈低信号。脑室型表现为脑室内囊性灶,内可见头节影。蛛网膜下腔型表现为蛛网膜下腔葡萄状囊性灶,内多无头节,增强可见软脑膜强化。

3. 诊断要点 绦虫病史;脑实质、脑室、蛛网膜下腔囊性灶,见特征性头节影。

第九节 克－雅病

病例 女性,58 岁。步态不稳伴反应迟钝 10 余天,加重 4 天。查体:神志清楚,计算力差,反应迟钝,言语不利;双侧瞳孔等大,右侧瞳孔形状不规则,左侧瞳孔圆形;四肢肌张力正常,左上肢见不自主运动,左侧肢体腱反射稍增高,病理征未引出;颈软,双侧克尼格征阴性。MRI 表现见图 1-2-9。

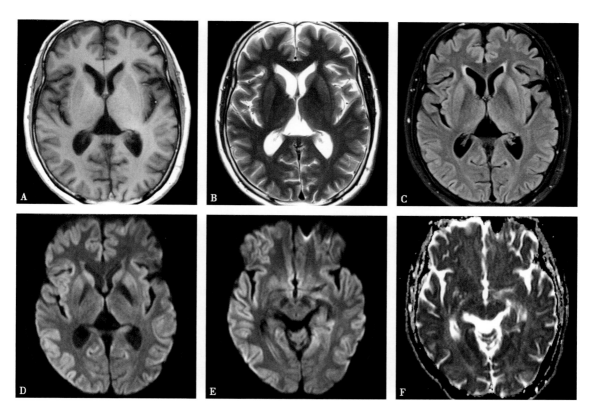

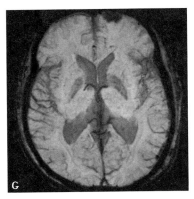
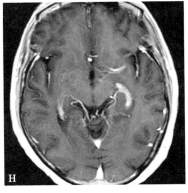

图 1-2-9　女性，58 岁。MRI 表现（A～H）

【诊断思路】

1. 临床特征　中年女性，认知功能异常。

2. 定位诊断　脑实质。

3. 征象分析

（1）双侧大脑半球皮质、基底节区见弥漫性 DWI 异常信号，呈明显高信号，ADC 图信号减低，呈绸带状改变，中央沟周围区域未见受累，T_1WI、T_2WI 及 FLAIR 上病灶信号变化不明显，SWI 未见低信号。

（2）增强扫描示病灶未强化。

4. 鉴别诊断　大脑皮质 DWI 高信号灶应考虑以下疾病。

（1）缺血缺氧性脑病：有明确的缺血缺氧病史，如心搏骤停、溺水或窒息。MRI 上可见双侧基底节区、丘脑对称性病变，同时伴有大脑皮质多发病灶，T_1WI 呈低信号，T_2WI 及 FLAIR 呈高信号，DWI 呈高信号，ADC 图呈低信号。本例无缺血缺氧病史，不符合。

（2）克-雅病：多见于中老年人，为快速进展性痴呆；大脑皮质对称性或非对称性异常信号，DWI 扩散受限，呈沿皮质分布的条带状异常高信号，即"绸带征"；或双侧丘脑后枕部出现对称性"曲棍球棒征"。本例符合。

5. 定性诊断　克-雅病。

【疾病分析】

1. 临床与病理　克-雅病（Creutzfeldt-Jakob disease，CJD），又称亚急性海绵状脑病、皮质-纹状体-脊髓变性，是朊蛋白病毒所致中枢神经系统感染性疾病。根据病因可将 CJD 分为获得性（包括 Kuru 病、医源性、变异性）、遗传性及散发性，其中以散发性最为多见（约占 85%）。临床上常见于中老年人，表现为快速进展性痴呆、肌阵挛、视觉受损、锥体系、锥体外系和小脑功能失调的症状。病理学改变主要为灰质海绵状变性、淀粉样斑块形成和沉积、神经细胞丢失及星形胶质细胞增生。

2. 影像学特征　因病变脑组织海绵状变性、朊蛋白沉积和神经胶质细胞增生而导致水分子扩散受限，DWI 相较于常规 MRI 对病变的识别更为敏感。散发性 CJD 表现为大脑皮质、基底神经节、丘脑、小脑出现局灶性或弥漫性、对称性或非对称性 DWI 高信号，ADC 图为低信号，可见沿皮质走行的带状高信号，即"花边征"或"绸带征"，中央沟周围区域通常不受累，大脑及小脑可出现萎缩。变异性 CJD 表现为双侧丘脑后枕异常对称性高信号，即"曲棍球棒征"，此为特征性表现。

3. 诊断要点 "花边征"或"绸带征";"曲棍球棒征";中央沟周围区域不受累。

第十节 自身免疫性脑炎

病例 男性,39岁。记忆力减退2周。查体:神志清楚,记忆力减退,对时间定向障碍,对地点、人物定向正常,计算力正常;四肢肌力、肌张力正常,四肢腱反射对称活跃,病理征未引出;颈软,双侧克尼格征阴性。脑脊液自身免疫性脑炎相关抗体检测:抗LGI1抗体阳性。MRI表现见图1-2-10。

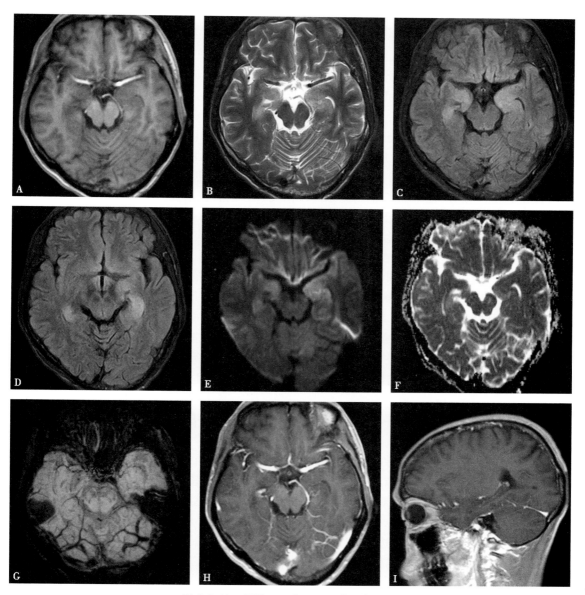

图1-2-10 男性,39岁。MRI表现(A~I)

【诊断思路】

1. 临床特征　青年男性，边缘系统症状，自身免疫性脑炎相关抗体阳性。

2. 定位诊断　边缘系统结构。

3. 征象分析

（1）双侧颞叶内侧、杏仁体、海马、海马旁回异常信号，T_1WI 呈低信号，T_2WI 及 FLAIR 呈高信号，DWI 呈等稍高信号，ADC 图呈等信号，SWI 未见低信号。

（2）增强扫描示病灶未强化。

4. 鉴别诊断　累及边缘系统的炎症性病变应考虑以下疾病。

（1）Ⅰ型单纯疱疹病毒性脑膜脑炎：通常呈急性起病，单侧或双侧颞叶内侧、岛叶、扣带回等边缘系统结构见非对称异常信号，急性期 DWI 呈高信号，增强后不强化或呈斑片状、脑回样强化，可见特征性的"刀切征"。脑脊液及血清自身免疫性脑炎相关抗体检测为阴性。本例不符合。

（2）副肿瘤性边缘叶脑炎：边缘系统结构异常信号；相关肿瘤病史。本例不符合。

（3）自身免疫性脑炎：边缘系统受累；脑脊液自身免疫性脑炎相关抗体阳性。本例符合。

5. 定性诊断　自身免疫性脑炎。

【疾病分析】

1. 临床与病理　自身免疫性脑炎（autoimmune encephalitis，AE）泛指一类机体免疫系统对神经元抗原成分产生异常免疫反应所致的中枢神经系统炎性疾病，根据是否存在潜在的恶性肿瘤，可分为非副肿瘤性 AE 和副肿瘤性 AE；根据抗神经细胞抗体的不同，又可以分为抗细胞表面抗原抗体相关 AE 和抗细胞内抗原抗体相关 AE，前者包括抗 N- 甲基 -D- 天冬氨酸受体（NMDAR）、抗富亮氨酸胶质瘤失活蛋白 1（LGI1）、抗 γ- 氨基丁酸 B 型受体（$GABA_BR$）抗体等，后者包括抗 Hu、抗 Yo、抗谷氨酸脱羧酶（GAD）抗体等。病理上主要表现为以淋巴细胞为主的炎性细胞浸润脑实质，并在血管周围形成"袖套样"结构。临床上可见于任何年龄，无明显性别差异，呈急性或亚急性起病，常出现癫痫、认知障碍和精神异常等症状，确诊依赖于脑脊液和血清 AE 相关抗体的检测。

2. 影像学特征　不同 AE 相关抗体脑炎的影像学表现有所区别，最常累及颞叶内侧、海马、下丘脑和扣带回等边缘系统结构，也可累及额叶、顶叶、枕叶、小脑、基底节、岛叶等脑区，T_1WI 呈等或稍低信号，T_2WI 及 FLAIR 呈高信号，DWI 大多呈等信号，增强无强化。

3. 诊断要点　边缘系统结构异常信号；自身免疫性脑炎相关抗体阳性。

第十一节　副肿瘤性边缘叶脑炎

病例　男性，63 岁。发作性不省人事、四肢抽搐 20 天，确诊小细胞肺癌 2 月余。查体：查体欠合作，意识不清，反应迟钝，定向力、计算力差，记忆力减退；四肢肌力、肌张力正常，腱反射迟钝，病理征未引出；颈软，双侧克尼格征阴性。MRI 表现见图 1-2-11。

【诊断思路】

1. 临床特征　老年男性，边缘系统症状，小细胞肺癌病史。

2. 定位诊断　边缘系统结构。

3. 征象分析

（1）双侧颞叶内侧、杏仁体、海马、海马旁回异常信号，T_1WI 呈低信号，T_2WI 及 FLAIR 呈高信号，DWI 呈稍高信号，ADC 图呈等稍低信号。

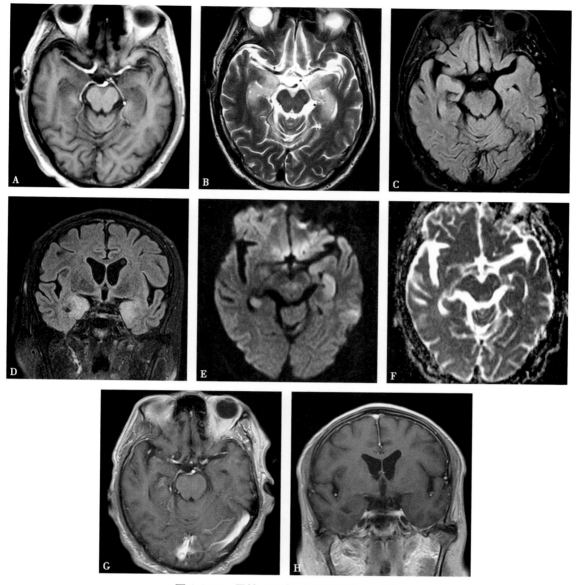

图 1-2-11 男性，63 岁。MRI 表现（A～H）

（2）增强扫描示病灶未强化。

4. 鉴别诊断 与非副肿瘤性自身免疫性脑炎相同。

5. 定性诊断 副肿瘤性边缘叶脑炎。

【疾病分析】

1. 临床与病理 自身免疫性脑炎（AE）合并相关肿瘤者，称为副肿瘤性 AE，其中符合边缘性脑炎者则称为副肿瘤性边缘叶脑炎，常由小细胞肺癌、精原细胞瘤、乳腺癌、霍奇金淋巴瘤、胸腺瘤和卵巢未成熟畸胎瘤等肿瘤引起，是一种罕见的神经系统副肿瘤综合征。抗 Hu 抗体脑炎是最常见的副肿瘤性 AE，多与小细胞肺癌相关。确诊依赖于脑脊液和血清 AE 相关抗体的检测。

2. 影像学特征　典型表现为双侧颞叶内侧、海马、扣带回等边缘系统结构异常信号，T_2WI 及 FLAIR 呈高信号，也可累及大脑皮质、脑干和小脑等区域。

3. 诊断要点　边缘系统结构异常信号灶；相关肿瘤病史。

第十二节　肥厚性硬脑膜炎

病例　女性，24 岁。头痛 3 个月，复视 20 天。查体：神经系统体征阴性。MRI 表现见图 1-2-12。

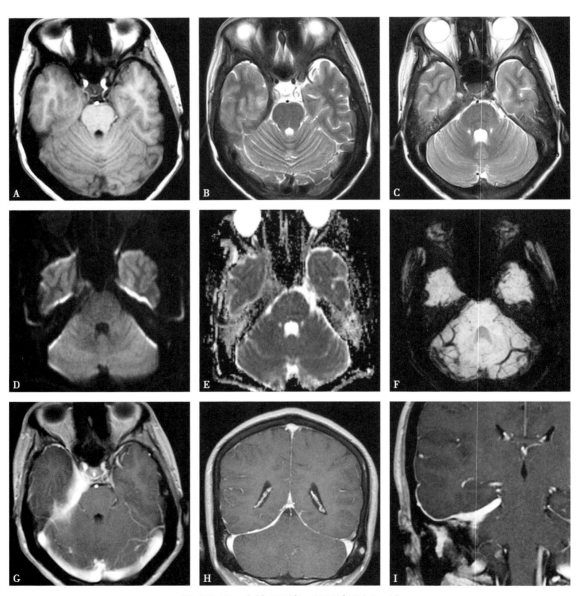

图 1-2-12　女性，24 岁。MRI 表现（A～I）

【诊断思路】

1. 临床特征 青年女性，脑神经麻痹症状。

2. 定位诊断 硬脑膜。

3. 征象分析

（1）右侧海绵窦区 - 右侧颞骨岩部 - 小脑幕硬脑膜明显增厚，T_1WI 呈等信号，T_2WI 呈低信号，DWI 呈低信号。

（2）增强扫描示相应区域硬脑膜明显强化，冠状位增强示病灶外周强化较中央明显，呈"轨道样"改变。

4. 鉴别诊断 硬脑膜增厚性病变应考虑以下疾病。

（1）低颅压综合征：临床上常出现体位性头痛，MRI 示硬脑膜呈弥漫性、对称性、均匀性增厚并明显强化，常合并硬膜下积液、硬膜下血肿、硬脑膜静脉窦充血扩张、脑下垂等征象。本例硬脑膜增厚程度不均一，不符合。

（2）肥厚性硬脑膜炎：硬脑膜增厚；"奔驰征"。本例符合。

5. 定性诊断 肥厚性硬脑膜炎。

【疾病分析】

1. 临床与病理 肥厚性硬脑膜炎是一种罕见的硬脑膜慢性炎症性病变，根据病因可分为继发性和特发性。继发性的病因包括感染（如结核）、自身免疫性疾病（如 IgG4 相关性病变、类风湿关节炎）、创伤、肿瘤等。无明确病因者称为特发性肥厚性硬脑膜炎，为排他性诊断，确诊需要通过硬脑膜活检，其主要病理改变是非特异性慢性炎症，表现为淋巴细胞、浆细胞浸润和硬脑膜纤维化。临床常见慢性头痛、脑神经麻痹、共济失调等症状。

2. 影像学特征 硬脑膜局限性或弥漫性增厚，多见于大脑镰后部、小脑幕及颅底部，T_1WI 呈等 - 低信号，T_2WI 呈低信号，增强扫描呈线样或结节状明显强化，部分病例可见特征性的"奔驰征"；病灶周边炎症反应区域强化明显，而中央纤维化区域强化不明显，呈"轨道样"改变。若为局部硬脑膜增厚，可出现硬膜嵴及病灶周围脑组织水肿。

3. 诊断要点 硬脑膜增厚；"奔驰征"；"轨道样"改变。

（李猛城　曹代荣）

推 荐 阅 读

[1] 向雅芸，曾春，李咏梅. 自身免疫性脑炎的影像诊断与鉴别诊断. 中华放射学杂志，2020，54（3）：256-260.

[2] BI Z, SHANG K, CAO J, et al. Hypertrophic pachymeningitis in Chinese patients: presentation, radiological findings, and clinical course. Biomed Res Int, 2020, 2020: 2926419.

[3] FERACO P, DONNER D, GAGLIARDO C, et al. Cerebral abscesses imaging: a practical approach. J Popul Ther Clin Pharmacol, 2020, 27（3）: e11-e24.

[4] KHATRI G D, KRISHNAN V, ANTIL N, et al. Magnetic resonnace imaging spectrum of intra-cranial tubercular lesions: one disease, many faces. Pol J Radiol, 2018, 83: e524-e535.

[5] SONI N, KUMAR S, SHIMLE A, et al. Cerebrovascular complications in tuberculous meningitis—a magnetic resonance imaging study in 90 patients from a tertiary care hospital. Neuroradiol J, 2020, 33（1）: 3-16.

第三章　颅内肿瘤和肿瘤样病变

第一节　星形细胞瘤，*IDH*突变型

病例　女性，40岁。四肢无力10余天。查体：神志清楚；双侧瞳孔等大等圆，直径3mm，对光反射灵敏；颈软；四肢肌力及肌张力正常，腱反射活跃；双侧巴宾斯基征阴性。MRI表现见图1-3-1。

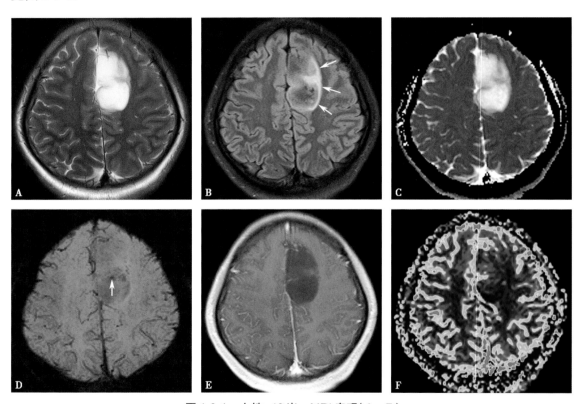

图1-3-1　女性，40岁。MRI表现(A~F)

【诊断思路】

1. 临床特征　中年女性，无明显临床症状。

2. 定位诊断　左侧额叶。

3. 征象分析

（1）左侧额叶见一个类圆形软组织肿块影，T_2WI呈高信号，信号均匀，FLAIR示病灶中央呈低信号，边缘呈高信号，T_2WI-FLAIR不匹配征阳性。ADC图呈高信号，提示无扩散受限。病灶境界清楚，未见明显水肿。

（2）SWI 示病灶内小点状低信号，ADC 图病灶呈高信号。

（3）增强扫描后病灶强化不明显。

（4）灌注加权成像呈低灌注。

4. 鉴别诊断 额叶占位性病变应考虑以下疾病。

（1）少突胶质细胞瘤：信号不均匀，钙化多见，无 T$_2$WI-FLAIR 不匹配征，灌注较星形细胞瘤高。本例不符合。

（2）胚胎发育不良性神经上皮肿瘤：儿童和年轻人常见，通常表现为长期的、难以治疗的癫痫部分发作。常位于大脑皮质或累及皮质下白质，以颞叶多见。具有"气泡样外观"的假性囊肿，FLAIR 为混杂信号，相邻颅骨变薄。本例病灶部位较深，不符合。

（3）星形细胞瘤（*IDH* 突变型）：具有 T$_2$WI-FLAIR 不匹配征，即 T$_2$WI 呈高信号、FLAIR 以相对低信号为主。本例符合。

5. 定性诊断 星形细胞瘤，*IDH* 突变型，WHO 2 级。

【疾病分析】

1. 临床与病理 星形细胞瘤，*IDH* 突变型。2021 年第 5 版世界卫生组织（WHO）中枢神经系统肿瘤分类是最新版脑和脊髓肿瘤分类国际标准。所有 *IDH* 突变型星形细胞瘤被认为是同一类型，分为 WHO 2 级、3 级或 4 级，并且新增 *CDKN2A/B* 位点纯合缺失为 *IDH* 突变型星形细胞瘤中 WHO 4 级的重要分子标记物。主要临床症状为癫痫，不同生长部位可有相应的临床症状与体征。

2. 影像学特征 典型表现为 T$_2$WI-FLAIR 不匹配征阳性，特异性高达 100%。T$_2$WI-FLAIR 不匹配征定义：在 T$_2$WI 上肿瘤呈完全或近乎完全的均匀高信号，在 FLAIR 上肿瘤呈相对低信号且伴外周高信号边缘。额叶好发，境界清楚。ADC 图呈相对高信号，灌注呈相对低信号。

3. 诊断要点 T$_2$WI-FLAIR 不匹配征阳性。

第二节 少突胶质细胞瘤，*IDH* 突变伴 1p/19q 联合缺失型

病例 女性，31 岁。头痛 1 月余。查体：神志清楚；双侧瞳孔等大等圆，直径 3mm，对光反射灵敏；颈软；四肢肌力 4 级，肌张力正常，腱反射活跃；双侧巴宾斯基征阴性。MRI 表现见图 1-3-2。

【诊断思路】

1. 临床特征 青年女性，无明显临床症状。

2. 定位诊断 右侧额岛叶 - 基底节区。

3. 征象分析

（1）右侧额岛叶 - 基底节区见一个不规则形软组织肿块，T$_2$WI 呈高信号，信号不均匀，FLAIR 呈不均匀高信号；ADC 图呈高 - 低信号；病灶境界欠清楚，周围可见水肿带。

（2）SWI 示病灶内多发低信号。

（3）增强扫描病灶见轻度不均匀强化。

（4）脑血容量（CBV）图信号稍增高，提示稍高灌注。

4. 鉴别诊断 幕上实性占位性病变应考虑以下疾病。

（1）星形细胞瘤，*IDH* 突变型：T$_1$WI、T$_2$WI 上信号较均匀，境界清楚，一般无出血及钙化，增强无明显强化或轻度强化，呈稍低灌注，部分病例可有 T$_2$WI-FLAIR 不匹配征阳性。本例不符合。

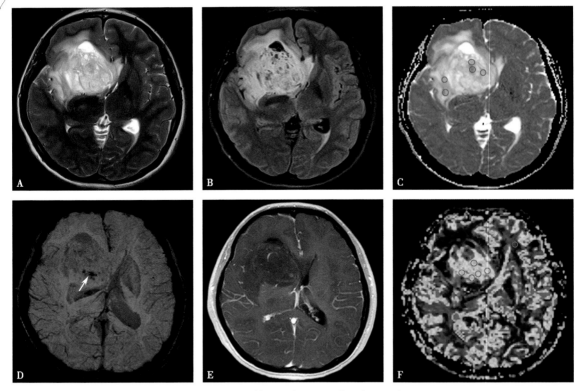

图 1-3-2　女性，31 岁。MRI 表现（A～F）

（2）胶质母细胞瘤，*IDH* 野生型：好发年龄为 40～65 岁。好发于深部白质区，常沿着白质通道蔓延，累及多个脑叶和双侧大脑半球。T_1WI 多呈等 - 低信号，T_2WI 多呈高信号或高 - 等信号，DWI 呈高信号；增强后呈不均匀强化，典型呈"花环状"强化；呈高灌注；肿瘤内常伴有坏死、囊变、出血，瘤周水肿明显。MRS 可见肿瘤内 Cho 峰增高。本例不符合。

（3）少突胶质细胞瘤：额叶多见，常见钙化；平扫 T_1WI、T_2WI 信号混杂，增强强化程度较轻。本例符合。

5. 定性诊断　少突胶质细胞瘤，*IDH* 突变型伴 1p/19q 联合缺失型，WHO 3 级。

【疾病分析】

1. 临床与病理　少突胶质细胞瘤，*IDH* 突变型伴 1p/19q 联合缺失型：好发于成人，以 35～45 岁多见，多位于幕上，以额叶、额顶叶多见。临床症状多为癫痫，其他症状和体征视肿瘤部位而不同。病理上肿瘤常呈局限性浸润生长，质软，瘤内常见钙化，沿肿瘤血管壁弯曲条带状的钙化为其特征。

2. 影像学特征　MRI 表现为 T_1WI 呈等 - 低信号，T_2WI 呈不均匀高信号，钙化多呈条带状、斑片状，在 T_1WI、T_2WI 上呈低信号，SWI 呈低信号。低级别者 DWI 呈低或等信号，增强后呈轻度强化，瘤周无水肿或轻度水肿；WHO 3 级者 DWI 呈高信号，增强后呈不均匀强化，瘤周水肿可较明显。

3. 诊断要点　信号不均匀，边界不清，可出现钙化，呈条带状、斑片状，SWI 上可出现低信号；WHO 3 级少突胶质细胞瘤 DWI 呈高信号，增强呈不均匀强化，灌注较 WHO 3 级 *IDH* 突变型星形细胞瘤高。

第三节 胶质母细胞瘤

病例 男性,45 岁。1 个月前无明显诱因出现言语错乱,理解力、记忆力、计算力下降,无不省人事,无恶心、呕吐,无步态不稳,无大小便失禁。查体:神经系统体征阴性。CT 和 MRI 表现见图 1-3-3。

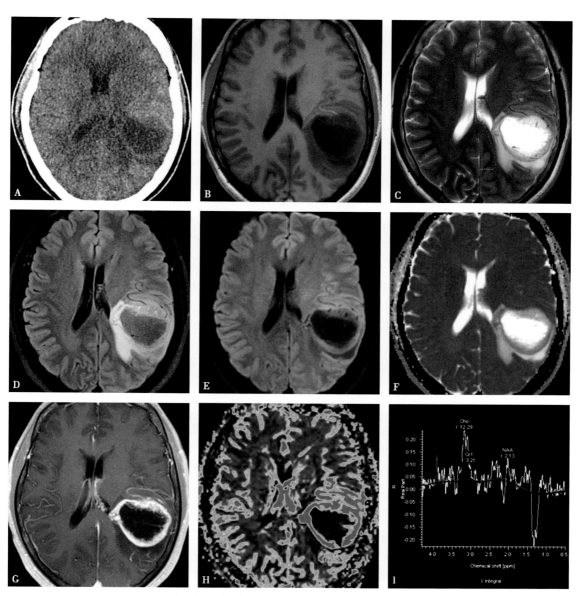

图 1-3-3 男性,45 岁。CT 和 MRI 表现(A~I)

【诊断思路】

1. **临床特征** 中年男性,语言功能障碍。
2. **定位诊断** 左侧颞顶叶。

3. 征象分析

（1）左侧颞顶叶囊实性占位，CT 囊腔呈低密度，囊壁呈等密度，周围水肿区呈低密度。

（2）囊腔：T_1WI 呈低信号；T_2WI 呈高信号；FLAIR 呈低信号，但其信号强度高于脑脊液；增强扫描囊腔内见线样强化。

（3）囊壁：T_1WI 呈低信号；T_2WI 呈稍高信号；FLAIR 呈稍高信号；DWI 呈不均匀高 - 低信号，ADC 图呈不均匀低或高信号；增强扫描呈"花环状"强化。

（4）周围水肿区：T_1WI 呈低信号；T_2WI 呈高信号；FLAIR 呈高或低信号；DWI 呈低信号，ADC 图呈稍高或高信号；增强扫描未见强化。

（5）CBV 图示囊壁呈显著高灌注，囊腔内及周围水肿区呈不均匀低灌注。

（6）单体素 MRS（TE = 135ms）示病灶 Cho/NAA 显著增高，1.35ppm 处见倒置乳酸（Lac）双峰。

4. 鉴别诊断 幕上囊实性占位性病变应考虑以下疾病。

（1）室管膜瘤：幕上脑实质室管膜瘤包括部分囊性型和完全实质型，以部分囊性型最多见；肿瘤常较大，大部分呈囊性，实性部分常位于肿瘤一侧，实性部分钙化常见。本例不符合。

（2）转移瘤：常有原发肿瘤病史；病灶常多发，多位于灰质和白质交界处，单发病灶也可见；典型表现为"小病灶、大水肿"；实性部分多呈 T_1WI 稍低信号、T_2WI 稍高信号，囊变、坏死区常呈 T_1WI 低信号、T_2WI 高信号。本例不符合。

（3）胶质母细胞瘤，*IDH* 野生型：病灶呈浸润性生长；肿瘤密度和信号存在显著异质性，囊变、坏死常见；增强扫描呈"花环状"强化；瘤周水肿明显；DWI 扩散受限；灌注加权成像（PWI）肿瘤呈高灌注；MRS 提示 Cho/NAA 和 Cho/Cr 显著增高，并可出现 Lip 和 Lac 峰。本例符合。

5. 定性诊断 胶质母细胞瘤，*IDH* 野生型。

【疾病分析】

1. 临床与病理 胶质母细胞瘤是成人幕上最常见的原发性脑肿瘤，发病高峰为 40～65 岁，无显著性别差异。临床表现包括抽搐、头痛、局部神经功能障碍等。2021 年第 5 版 WHO 中枢神经系统肿瘤分类将胶质母细胞瘤的分子型确定为 *IDH* 野生型。肿瘤分化不良，常见坏死、出血及血管增生显著，肿瘤细胞异型性显著，血管周围可见淋巴细胞浸润。

2. 影像学特征 好发于深部白质区，常沿白质蔓延，表现为浸润性生长模式，累及多个脑叶和双侧半球，依次为额叶、顶叶与颞叶，其次为基底核与丘脑。肿瘤囊变、坏死常见，肿瘤中心部分多坏死不完全，表现为线样及磨玻璃样强化，坏死区多呈 T_1WI 低信号、T_2WI 高信号，FLAIR 坏死区多呈低信号、少部分呈高信号；实性部分多呈 T_1WI 稍低信号、T_2WI 稍高信号，信号不均匀，增强呈"花环状"强化，提示肿瘤血脑屏障破坏，边缘线样显著强化，提示存在炎性细胞反应可能。DWI 示坏死区无水分子扩散受限，实性部分呈不均匀扩散受限，提示肿瘤细胞分布异质性或存在无氧代谢；PWI 显示肿瘤实性部分高灌注，提示肿瘤微血管增殖显著。MRS 提示 Cho/NAA 和 Cho/Cr 显著增高，提示肿瘤细胞增殖旺盛；出现 Lip 和 Lac 峰，提示肿瘤存在明显坏死和无氧代谢。SWI 显示肿瘤内存在不同程度低信号出血灶，坏死区囊壁可见线样低信号出血灶；肿瘤占位效应明显，瘤周常出现水肿区，瘤周水肿区包括浸润的肿瘤细胞和血管源性水肿，瘤周的肿瘤细胞分布和微血管增殖同样存在显著异质性，瘤周肿瘤细胞和微血管增殖旺盛区在 ADC 图和 CBV 图上常表现为低信号和高灌注。

3. 诊断要点 浸润性生长；囊实性占位，增强呈"花环状"、线样、磨玻璃样强化；DWI 和 ADC 图的信号存在显著异质性；PWI 呈高灌注；MRS 肿瘤组织 Cho/NAA 显著增高；SWI 病灶内低信号出血灶。

第四节 弥漫性中线胶质瘤，*H3K27* 变异型

【**病例**】男性，5 岁。排尿困难伴便秘 40 余天。查体：神志清楚；双侧瞳孔等大等圆，直径 2.5mm，对光反射灵敏；颈软；四肢肌力、肌张力正常；双侧巴宾斯基征阴性。MRI 表现见图 1-3-4。

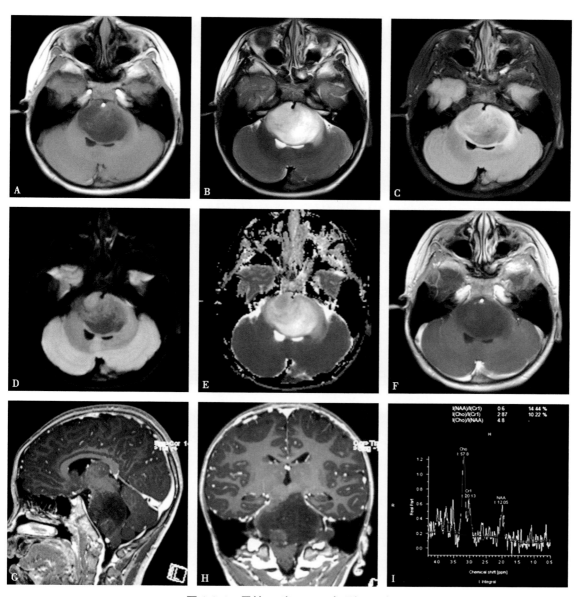

图 1-3-4 男性，5 岁。MRI 表现（A~I）

【诊断思路】

1. 临床特征　儿童，排尿困难症状。

2. 定位诊断　脑桥。

3. 征象分析

（1）脑桥体积增大，内有弥漫性异常信号，信号欠均匀，T_1WI 呈低信号，T_2WI 呈高信号，其内散在斑片状 T_1WI 高信号、T_2WI 低信号，DWI 呈稍高信号，增强呈斑片状强化。

（2）境界清楚，轻度瘤周水肿。

（3）包绕基底动脉。

（4）单体素 MRS（TE = 135ms）提示 Hunter 角倒置，Cho 峰升高，Cho/NAA 为 4.8。

4. 鉴别诊断　颅脑中线结构病变应考虑以下疾病。

（1）淋巴瘤：多位于深部白质，信号均匀，扩散明显受限，明显均匀强化。本例不符合。

（2）脑干脑炎：急性起病，双侧对称分布，信号均匀，增强多不强化。本例不符合。

（3）毛细胞型星形细胞瘤：好发于儿童，囊实性多见，实性部分及囊壁明显强化，扩散多不受限。本例不符合。

（4）弥漫性中线胶质瘤：好发于儿童及年轻人，平扫信号不均匀，增强强化程度不一，脑桥病灶可包绕基底动脉。本例符合。

5. 定性诊断　弥漫性中线胶质瘤，*H3 K27* 变异型。

【疾病分析】

1. 临床与病理　弥漫性中线胶质瘤，*H3 K27* 变异型，为弥漫性浸润中线的高级别胶质瘤，以星形胶质细胞分化和组蛋白 *H3* 基因 *H3F3A* 或 *HIST1H3B/C K27M* 突变为主要特征，WHO 4 级，预后极差。好发于儿童及年轻人，主要发生在颅脑中线结构，以丘脑、脑桥、脊髓最为常见。临床表现与发病部位有关。肿瘤组织学上具有多种形态学表现。

2. 影像学特征　符合高级别胶质瘤表现：信号多不均匀，易出现囊变、坏死，扩散呈不同程度受限；强化方式不一，可无强化、斑片状强化和"花环状"强化；瘤周无水肿或轻度水肿；脑桥病变包绕基底动脉。

3. 诊断要点　儿童及年轻人；颅脑中线结构；无强化、斑片状强化和"花环状"强化。

第五节　毛细胞型星形细胞瘤

病例　男性，5 岁。以"反复头痛、呕吐 1 周"入院。查体：闭目难立征向右倾斜，指鼻试验准确，右侧指鼻、跟膝胫欠准；余神经系统体征阴性。MRI 表现见图 1-3-5。

【诊断思路】

1. 临床特征　头痛症状。

2. 定位诊断　右侧小脑半球。

3. 征象分析

（1）病灶多呈囊实性，T_1WI 实性部分呈等信号、囊性部分呈低信号，T_2WI 实性部分呈高信号、囊性部分呈明显高信号。

（2）增强后实性部分明显强化，囊性部分无强化或环形强化。

（3）瘤周水肿较轻。

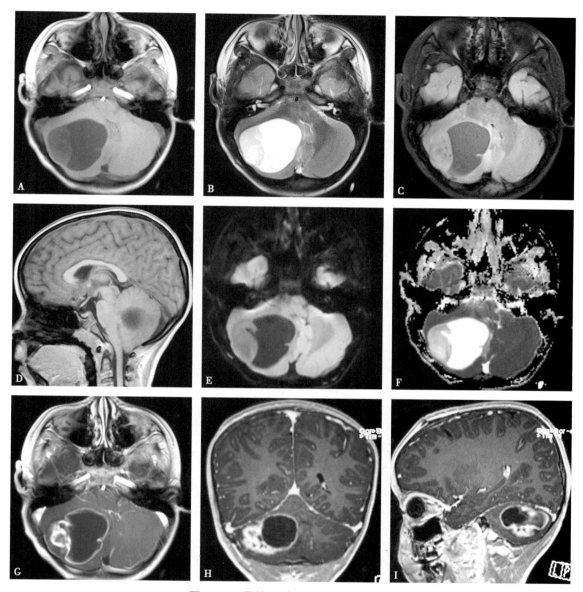

图 1-3-5 男性,5 岁。MRI 表现(A~I)

4. 鉴别诊断 小脑半球病变应考虑以下疾病。

(1)血管母细胞瘤:好发于中青年,呈大囊小结节改变,增强后实性结节呈显著强化,边缘可见迂曲强化小血管影。本例不符合。

(2)转移瘤:好发于老年人,有原发病史,信号不均匀,环形强化。本例不符合。

(3)毛细胞型星形细胞瘤:好发于儿童及青少年;囊实性肿块,实性部分扩散不受限;瘤周轻度水肿。本例符合。

5. 定性诊断 毛细胞型星形细胞瘤。

【疾病分析】

1. 临床与病理 毛细胞型星形细胞瘤为 WHO 1 级的肿瘤，病理上瘤体呈双相模式，具有不同比例 Rosenthal 纤维的致密双极细胞和微囊松散结构的多极细胞。多见于儿童和青少年，好发于视交叉、下丘脑、小脑半球及蚓部等部位。临床表现多为头痛、呕吐、共济失调、视觉损害、下丘脑功能减退等。病理上境界清楚，无包膜，常伴囊变。

2. 影像学特征 病灶多呈囊实性，T_1WI 实性部分呈等信号、囊性部分呈低信号，T_2WI 实性部分呈等信号（致密双极细胞区）和稍高 - 高信号（疏松多极细胞区），即"双相征"，囊性部分呈明显高信号；增强后实性部分明显强化，囊性部分无强化或环形强化。扩散不受限；瘤周水肿较轻。

3. 诊断要点 儿童及青少年；颅后窝、小脑半球常见；囊实性肿块，实性部分明显强化，DWI 扩散不受限；瘤周水肿较轻。

第六节 室管膜下巨细胞型星形细胞瘤

病例 男性，11 岁。左侧肢体无力 1 月余，突发呕吐 3 天。查体：颈部强直，右侧下肢肌力 5⁻ 级，右侧上肢及左侧肢体肌力正常，四肢肌张力正常，病理征未引出。CT 和 MRI 表现见图 1-3-6。

【诊断思路】

1. 临床特征 儿童，肢体无力症状。

2. 位诊断 右侧侧脑室。

3. 征象分析

（1）右侧侧脑室内肿块，大部分呈高密度，部分呈与脑实质相同的密度，双侧侧脑室体部壁上见钙化结节。

（2）右侧室间孔区及脑室内软组织肿块，其内合并出血，以 SWI 显示最明显，合并阻塞性侧脑室积水，T_2WI 上双侧侧脑室体部壁上见多发低信号结节，为钙化的脑室壁结节。

（3）增强扫描肿块呈不均匀明显强化。

4. 鉴别诊断 侧脑室病变应考虑以下疾病。

（1）中枢神经细胞瘤：好发于中青年，位于孟氏孔区的囊实性肿块，呈"皂泡状"改变，与侧脑室壁之间分布条索，增强呈中度 - 明显强化。本例不符合。

（2）室管膜瘤：好发于成人，多见于侧脑室三角区，肿块常伴囊变及出血，增强呈不均匀强化。本例不符合。

（3）室管膜下巨细胞型星形细胞瘤：发病年龄多为 20 岁以下；好发于侧脑室前角及孟氏孔区；瘤体可钙化，多呈不均匀强化；伴有室管膜下结节。本例符合。

5. 定性诊断 结节性硬化合并室管膜下巨细胞型星形细胞瘤。

【疾病分析】

1. 临床与病理 室管膜下巨细胞型星形细胞瘤为 WHO 1 级肿瘤，伴发于结节性硬化，发病年龄多小于 20 岁，好发于侧脑室前角及孟氏孔区。临床症状为继发梗阻性脑积水症状，面部皮脂腺瘤及癫痫等结节性硬化症状。病理学上为由巨噬细胞样星形细胞构成的室管膜下巨细胞型星形细胞瘤，与结节性硬化和错构瘤共存。肿块呈分叶状，境界清楚，其内常见钙化、囊变，并见丰富血管。

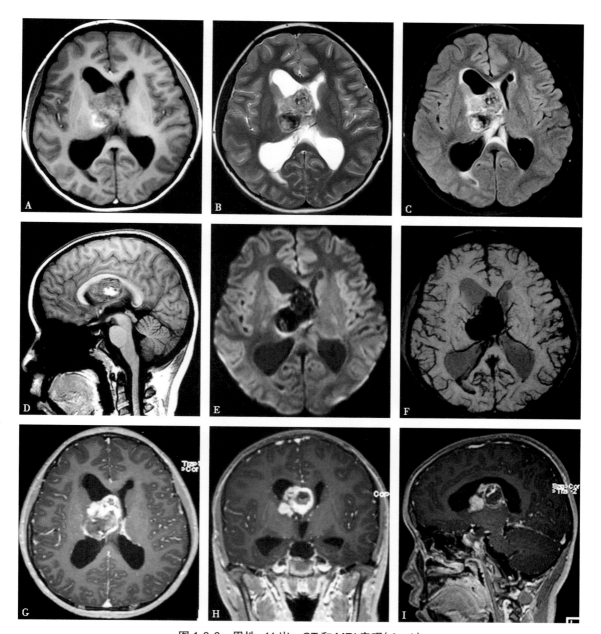

图 1-3-6　男性，11 岁。CT 和 MRI 表现（A～I）

2. 影像学特征　室管膜下巨细胞型星形细胞瘤尚未发生钙化时，T_1WI 呈等信号，T_2WI 呈等或高信号；部分钙化时，信号不均匀，T_1WI 上钙化部分可呈高或低信号，T_2WI 上可呈等或低信号；增强后常有明显均匀或不均匀强化。肿瘤内可出血而出现相应信号改变。常阻塞室间孔，引起梗阻性脑积水。可伴发结节性硬化的其他征象，如侧脑室室管膜下多发结节、皮质及皮质下结节、脑白质放射状移行束等。

3. 诊断要点　儿童及青少年；侧脑室前角肿块，合并钙化及出血，增强明显不均匀强化，脑室壁钙化结节。

第七节　胚胎发育不良性神经上皮瘤

病例　男性，8 岁。1 周前再发意识不清，伴抽搐，持续约半小时后自行清醒。查体：神经系统体征阴性。CT 和 MRI 表现见图 1-3-7。

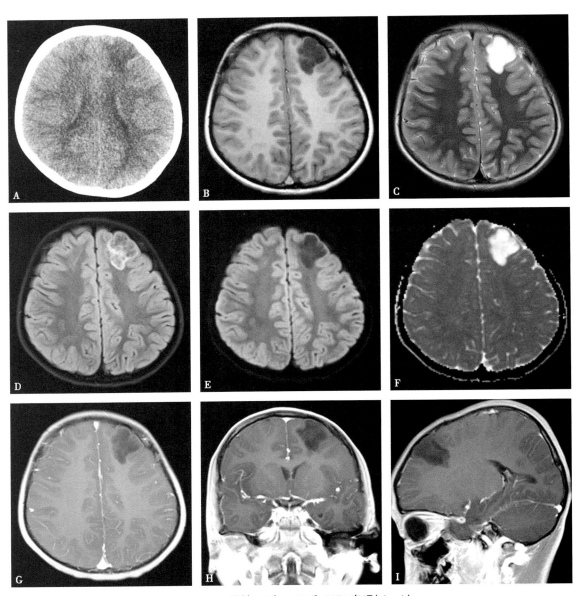

图 1-3-7　男性，8 岁。CT 和 MRI 表现（A～I）

【诊断思路】

1. **临床特征**　儿童，癫痫症状。
2. **定位诊断**　左侧额叶皮质。

3. 征象分析

（1）左侧额叶皮质一处楔形囊性肿块，肿块指向侧脑室，境界清楚。

（2）T_1WI 呈低信号，T_2WI 呈高信号，FLAIR 呈不均匀低信号，扩散不受限，增强无强化。

（3）瘤周无水肿。

4. 鉴别诊断　皮质区信号近似脑脊液的病变应考虑以下疾病。

（1）节细胞胶质瘤：好发于青年人，为囊实性占位，增强后实性部分显著强化。本例不符合。

（2）软化灶：信号与脑脊液相仿，FLAIR 上病灶周围见高信号胶质增生，增强病灶无强化，境界清楚，负占位效应。本例不符合。

（3）神经上皮囊肿：囊性占位，囊内液体与脑脊液信号类似。本例不符合。

（4）胚胎发育不良性神经上皮瘤：好发于儿童和青少年，为皮质楔形病灶，FLAIR 呈不均匀稍低信号，增强无强化。本例符合。

5. 定性诊断　胚胎发育不良性神经上皮瘤。

【疾病分析】

1. 临床与病理　胚胎发育不良性神经上皮瘤（dysembryoplastic neuroepithelial tumor，DNET）属神经元和混合神经元-神经胶质肿瘤（WHO 1 级），发病年龄较年轻，多为儿童和青少年。病灶多位于幕上大脑皮质或累及皮质下白质，颞叶多见，其次为额叶、顶叶、基底节区、小脑等。临床主要表现为部分或复杂性癫痫发作，亦可有头痛、呕吐；位于幕下小脑者表现头晕及步态不稳等。

2. 影像学特征　DNET 病灶位于幕上皮质或皮质下，最常见于颞叶、额叶、顶叶，病变边界多清晰，形态可呈三角形或楔形，且部分病灶内可见特征性分隔。病变富含黏液基质，T_1WI 呈欠均匀低信号，T_2WI 呈欠均匀高信号；病灶明显囊性变者，T_1WI 呈明显低信号，T_2WI 呈明显高信号，但 FLAIR 呈稍低信号，信号较脑脊液高；增强扫描病灶多无明显强化，部分见边缘强化或瘤内分隔轻度强化；病灶周围多无水肿及占位效应。

3. 诊断要点　儿童和青少年；皮质楔形占位性病变，FLAIR 呈不均匀稍低信号，增强无明显强化；瘤周无水肿。

第八节　小脑发育不良性节细胞瘤

病例　男性，39 岁。反复头晕半年。查体：神经系统体征阴性。MRI 表现见图 1-3-8。

【诊断思路】

1. 临床特征　成人，头晕症状。

2. 定位诊断　小脑。

3. 征象分析

（1）左侧小脑扁桃体及左侧小脑半球下部外形增大，T_2WI 呈不均匀高信号，内部见多发长条状高信号，呈"虎纹征"。

（2）病变与正常脑组织边界欠清晰，瘤周无明显水肿。

（3）单体素 MRS（TE=30ms）示 Cr 峰增高，NAA/Cr 降低，Cho/NAA 为 0.55。

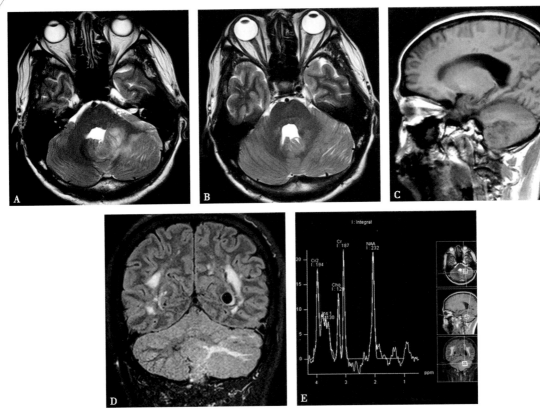

图1-3-8　男性，39岁。MRI表现（A～E）

4. 鉴别诊断　小脑半球病变应考虑以下疾病。

（1）节细胞胶质瘤：好发于青年人，囊实性占位，增强后实性部分显著强化。本例不符合。

（2）毛细胞型星形细胞瘤：好发于儿童及青少年；囊实性肿块，实性部分明显强化；扩散不受限；瘤周水肿较轻。本例不符合。

（3）小脑发育不良性节细胞瘤：好发于青年人，小脑半球，可见"虎纹征"，增强无明显强化。本例符合。

5. 定性诊断　小脑发育不良性节细胞瘤。

【疾病分析】

1. 临床与病理　小脑发育不良性节细胞瘤为少见的小脑良性肿瘤（WHO 1级）。病理上可见小脑皮质肥厚呈巨脑回征和小脑皮质发育不良。镜下小脑皮质颗粒层可见异常增大的颗粒细胞，外层见迷走的髓鞘形成。临床表现为小脑发育不良的症状和体征，主要为肿瘤引起脑积水、颅内高压所致，常见症状为头痛、眩晕、呕吐、水平复视、视力低下、步态失调等。

2. 影像学特征　小脑发育不良性节细胞瘤 MRI 表现为病变侧受累的小脑皮质明显增厚，T_1WI 呈等或低信号，T_2WI 可见受累的小脑皮质外层呈等或稍高信号，而小脑皮质内侧部分和中央白质呈高信号，形成特征性的条纹状相间的"虎纹征"或"漂浮征"，增强后病灶内见轻到中度线状、条状或点状强化。DWI 呈略高信号改变，ADC 图呈等或略低信号。

3. 诊断要点　青年人；小脑半球；"虎纹征"；增强无明显强化，瘤周无水肿。

第九节 中枢神经细胞瘤

病例 男性，25 岁。反复头晕，双眼视物模糊 10 天。查体：神经系统体征阴性。MRI 表现见图 1-3-9。

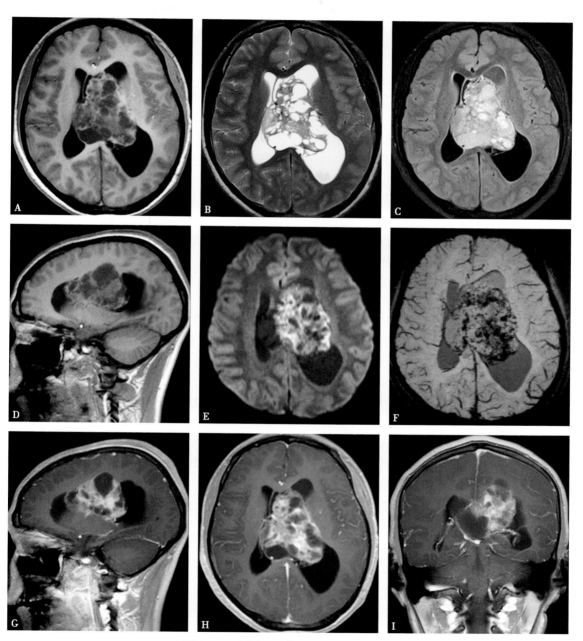

图 1-3-9 男性，25 岁。MRI 表现(A ~ I)

【诊断思路】

1. 临床特征 青年，头晕症状。

2. 定位诊断 左侧侧脑室。

3. 征象分析

（1）左侧侧脑室孟氏孔区一处形态不规则的囊实性肿块，肿块边界尚清晰，呈"皂泡状"。

（2）实性部分 T_1WI 及 T_2WI 均呈等信号，囊性部分 T_1WI 呈低信号、T_2WI 呈高信号，扩散明显受限，SWI 上其内见斑点状、小结节样或条样低信号，增强后实性部分呈明显强化，囊性部分未见强化。

（3）病灶累及室间孔，双侧侧脑室扩大，以左侧为著。

4. 鉴别诊断 侧脑室占位性病变应考虑以下疾病。

（1）室管膜瘤：好发于成人，多见于侧脑室三角区，肿块常伴囊变及出血，增强呈不均匀强化。本例不符合。

（2）脑膜瘤：多见于中年女性，侧脑室三角区多见，呈类圆形边缘光整的异常信号，T_1WI 及 T_2WI 多呈等信号，增强强化明显。本例不符合。

（3）脉络丛乳头状瘤：以儿童多见，好发于侧脑室三角区，常过多分泌脑脊液导致交通性脑积水，肿瘤质地较均匀，常呈"分叶状"或"菜花状"，增强多呈显著均匀强化，边缘呈"花边状"。本例不符合。

（4）中枢神经细胞瘤：中青年人好发，可发生于孟氏孔区，多呈囊实性，呈"皂泡状"，实性部分扩散受限，增强呈不均匀强化。本例符合。

5. 定性诊断 中枢神经细胞瘤。

【疾病分析】

1. 临床与病理 中枢神经细胞瘤是颅内少见的神经上皮源性肿瘤，属于胶质神经元和神经元肿瘤（WHO 1 级），多见于中青年人，好发于孟氏孔区。临床多表现为头痛、呕吐、视物模糊等颅内高压症状。病理上由分化较好的小圆形细胞构成，具有向神经元和胶质细胞双向分化潜能的生殖源性细胞。

2. 影像学特征 中枢神经细胞瘤多发生于侧脑室前部近孟氏孔区，瘤体多呈宽基底并与透明隔相连，多位于一侧侧脑室并压迫对侧侧脑室，也可同时向双侧侧脑室内生长。MRI 上多呈囊实性肿块，实性成分 T_1WI 呈不均匀低信号，T_2WI 呈不均匀高信号，囊性部分呈多发蜂窝状 T_1WI 明显低信号、T_2WI 明显高信号，内见间隔，呈"皂泡状"，增强呈不均匀强化，其内实性部分较明显强化，可见粗大迂曲的强化血管；DWI 扩散受限，呈稍高信号或高信号。

3. 诊断要点 中青年；侧脑室孟氏孔区囊实性肿块，呈"皂泡状"；扩散受限；增强较明显强化，周围见粗大血管。

第十节　幕上室管膜瘤

病例 男性，12 岁。头痛 3 天。查体：神志清楚，生命体征平稳；双侧瞳孔 3.0mm，等大等圆，对光反射灵敏；肌力、肌张力正常；无颈抵抗，克尼格征阴性，病理征未引出。MRI 表现见图 1-3-10。

【诊断思路】

1. 临床特征 儿童，头痛症状。

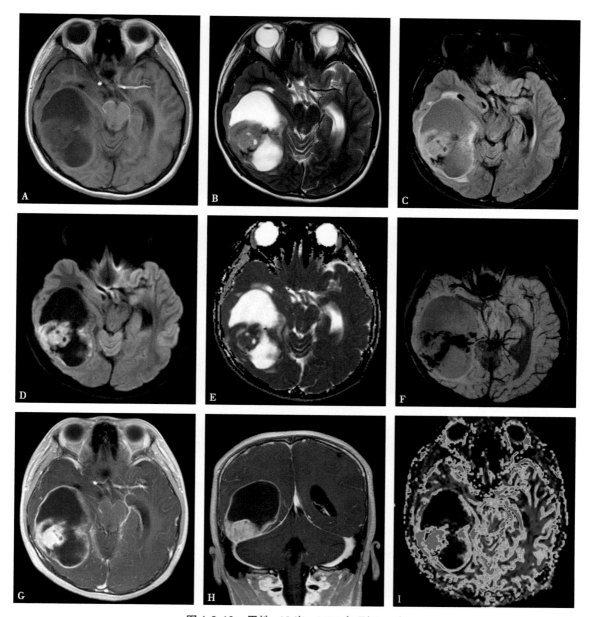

图 1-3-10　男性，12 岁。MRI 表现（A～I）

2. 定位诊断　幕上脑实质，右侧颞枕叶。

3. 征象分析

（1）右侧颞枕叶见一处巨大囊实性病灶，实性成分呈 T_1WI 低信号、T_2WI 高信号，信号欠均匀，DWI 实性成分呈高信号，相应 ADC 图呈低信号，SWI 病灶内见低信号，相邻的右侧侧脑室后角及脑实质呈受压改变。

（2）增强扫描病灶囊壁呈明显环状强化，实性部分呈明显均匀强化。

（3）PWI 示实性部分呈明显高灌注，CBV 图呈高信号。

4. 鉴别诊断　幕上脑实质囊实性占位性病变应考虑以下疾病。

（1）毛细胞型星形细胞瘤：为儿童最常见的脑内囊实性肿瘤，幕上毛细胞型星形细胞瘤成人多见，以颞叶多见，常表现为囊实性病灶，境界清楚，增强扫描实性部分和壁结节强化，壁结节位于深部，囊壁偶见强化，扩散不受限，CBV 未见明显增加，钙化、出血较少见，瘤周无水肿或轻度水肿。本例不符合。

（2）幕上室管膜瘤：以儿童和青少年多见，多位于额顶叶或顶枕颞叶交界处，并与侧脑室关系密切，常表现为囊实性病灶，境界清楚，增强扫描实性部分和壁结节强化，壁结节位于浅表，实性部分扩散受限，CBV 增加，钙化、出血多见，瘤周水肿较明显。本例符合。

5. 定性诊断　幕上室管膜瘤，WHO 3 级。

【疾病分析】

1. 临床与病理　室管膜瘤是起源于脑室内室管膜上皮或脑室周围室管膜巢的肿瘤，WHO 2～3 级，幕上室管膜瘤包括 *ZFTA* 融合阳性和 *YAP1* 融合阳性两类。可发生于任何年龄，以儿童和青少年多见，男女发病率无明显差异。以额叶、顶叶多见，其次是颞叶和枕叶，大部分位于额顶叶或顶枕颞叶交界处，并与侧脑室关系密切。主要临床表现为颅内高压症状及部分肢体功能障碍。

2. 影像学特征　幕上室管膜瘤常位于侧脑室旁，多表现为囊实性病灶，实性部分在 T_1WI 呈低或等信号、T_2WI 呈等或高信号，常合并囊变、出血及钙化，增强后实性部分呈明显强化，囊性部分呈环形强化，境界清楚。实性结节多位于浅表区，扩散受限，CBV 增加，呈高灌注，瘤周水肿可见。

3. 诊断要点　儿童；幕上囊实性病灶，实性结节位于浅表区，扩散受限且呈高灌注。

第十一节　颅后窝室管膜瘤

病例　男性，10 岁。呕吐伴精神差 2 月余。查体：神志清楚；双侧瞳孔等大等圆，直径 3.0mm，对光反射灵敏；四肢肌力、肌张力正常，病理征未引出。MRI 表现见图 1-3-11。

【诊断思路】

1. 临床特征　儿童，颅内高压症状。

2. 定位诊断　颅后窝。

3. 征象分析

（1）小脑蚓部 - 第四脑室见团块状异常信号，T_1WI 呈低信号，T_2WI 呈稍高信号，DWI 呈等信号，ADC 图呈等 - 稍高信号，SWI 见点状低信号；病灶部分沿第四脑室正中孔向下突出。

（2）增强扫描呈不均匀明显强化，脑干受压向前移位。

（3）CBV 图示病灶呈高灌注。

4. 鉴别诊断　儿童颅后窝实性病灶应考虑以下疾病。

（1）髓母细胞瘤：多起自第四脑室顶部（小脑蚓部），好发于青少年男性，可沿脑脊液播散，多呈实性肿块，内可见出血、囊变、坏死及钙化，CT 多呈高密度，T_1WI 呈稍低信号，T_2WI 等 - 稍高信号，扩散受限，增强扫描典型者呈"棉花团样"或"云絮状"强化。本例不符合。

（2）颅后窝室管膜瘤：多起自第四脑室底部，塑形生长，可通过外侧孔进入桥小脑角池，经正中孔向枕骨大孔延伸，并可侵犯周围脑实质，出现脑脊液播散；常见囊变、钙化、出血，T_1WI 呈低 - 等信号，T_2WI 等 - 高信号，DWI 信号多样，增强扫描呈不均匀强化。本例符合。

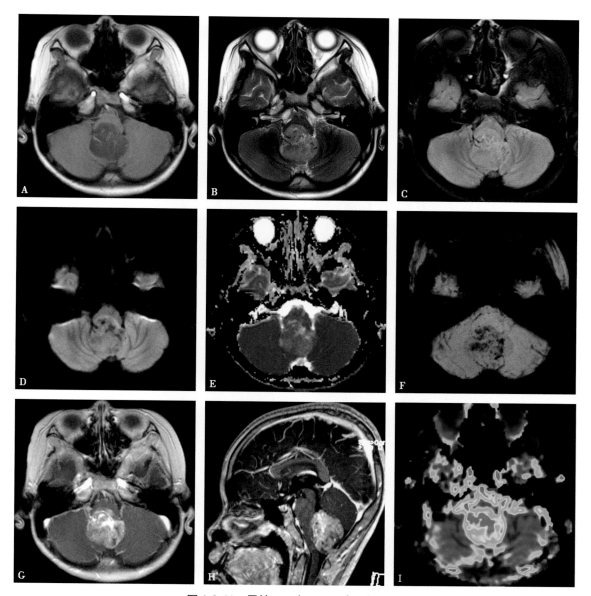

图 1-3-11 男性，10 岁。MRI 表现（A～I）

5. 定性诊断 颅后窝室管膜瘤。

【疾病分析】

1. 临床与病理 颅后窝室管膜瘤起源于室管膜细胞，多起自第四脑室底部，WHO 2～3 级，包括 PFA 组和 PFB 组。本病两个发病高峰年龄（5 岁前和 40 岁左右），好发于儿童，可通过脑脊液播散，主要临床表现为小脑损害、颅内高压及其他神经症状。

2. 影像学特征 常呈塑形生长，可通过外侧孔及正中孔延伸进入桥小脑角池，经正中孔向枕骨大孔延伸，并可侵犯周围脑实质，出现脑脊液播散；病灶常见囊变、钙化、出血，T_1WI 呈等-低信号，T_2WI 呈等-高信号，DWI 信号多样，增强扫描呈不均匀强化。

3. 诊断要点 儿童；颅后窝实性病灶；塑形生长；不均匀强化。

第十二节 室管膜下瘤

病例 女性，55岁。体检发现脑室肿瘤3年。查体：神经系统体征阴性。MRI表现见图1-3-12。

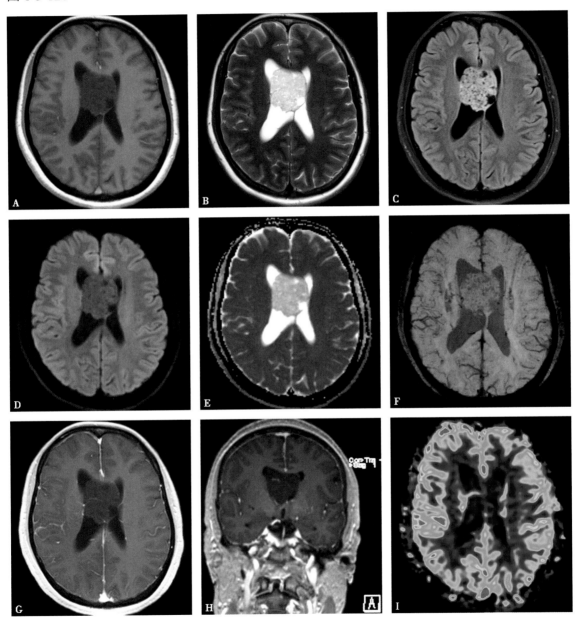

图 1-3-12 女性，55岁。MRI表现（A～I）

【诊断思路】

1. **临床特征** 中老年，体检发现。
2. **定位诊断** 侧脑室。

3. 征象分析

（1）侧脑室近孟氏孔区见团块状不均匀 T_1WI 低信号、T_2WI 高信号灶，DWI 呈等信号，ADC 图呈高信号，境界清楚，右侧侧脑室扩大。

（2）增强扫描强化不明显，内见条状血管影。

（3）CBV 图呈低信号。

4. 鉴别诊断　中老年侧脑室实性病灶应考虑以下疾病。

（1）中枢神经细胞瘤：好发于透明隔或侧脑室内前 2/3 处近孟氏孔区，20～40 岁多见，无性别差异。囊变、坏死、钙化较多见，实性部分扩散明显受限，增强呈不均匀明显强化。本例不符合。

（2）室管膜下瘤：中老年多见，可有小囊变，扩散不受限，增强扫描无强化或轻度强化。本病符合。

5. 定性诊断　室管膜下瘤，WHO 1 级。

【疾病分析】

1. 临床与病理　室管膜下瘤是一种具有缓慢生长特性的良性肿瘤，WHO 1 级，起源于脑室周围的室管膜下神经胶质祖细胞，40～60 岁最为常见，好发于侧脑室近孟氏孔区或透明隔区；生长缓慢，大多无明显症状。

2. 影像学特征　好发于侧脑室近孟氏孔区或透明隔区，以实性成分为主，CT 呈等或稍低密度，常合并小囊变，T_1WI 多呈低信号，T_2WI 呈高信号，实性部分扩散不受限，多无明显强化或轻度强化。

3. 诊断要点　老年；侧脑室近孟氏孔区实性病灶，扩散不受限，无明显强化。

第十三节　脉络丛乳头状瘤

病例　男性，出生后 7 个月。进行性意识障碍、食欲缺乏 5 天。查体：嗜睡、精神烦躁；头围 45cm，营养良好，自主体位；双侧瞳孔等大等圆，直径 3.5cm，对光反射灵敏；四肢肌力、肌张力正常；双侧巴宾斯基征阳性。CT 和 MRI 表现见图 1-3-13。

【诊断思路】

1. 临床特征　男婴，进行性意识障碍、食欲缺乏症状。

2. 定位诊断　右侧侧脑室三角区。

3. 征象分析

（1）CT 平扫示右侧侧脑室三角区见一处类圆形稍高密度影，右侧颞叶见大片状低密度影。

（2）MRI 平扫示右侧侧脑室后角团块状不均匀异常信号，T_1WI 呈等信号，T_2WI 呈稍高信号，DWI 呈等信号，FLAIR 呈稍高信号，SWI 病灶内见多发散在点片状低信号，边缘呈分叶状，周围见大片状水肿带，中线结构向左侧明显移位，右侧侧脑室受压变窄，左侧侧脑室、第三脑室扩张。

（3）增强扫描病灶呈显著强化，内呈颗粒状。

4. 鉴别诊断　侧脑室三角区占位性病变应考虑以下疾病。

（1）侧脑室三角区脑膜瘤：发生于成人，女性较多，T_1WI 呈等信号，T_2WI 呈略高信号，增强明显强化，呈类圆形、边缘光滑肿块，不伴有阻塞性脑积水。本例不符合。

（2）侧脑室三角区脉络丛乳头状瘤：多见于儿童；增强显著强化，内呈颗粒状。本例符合。

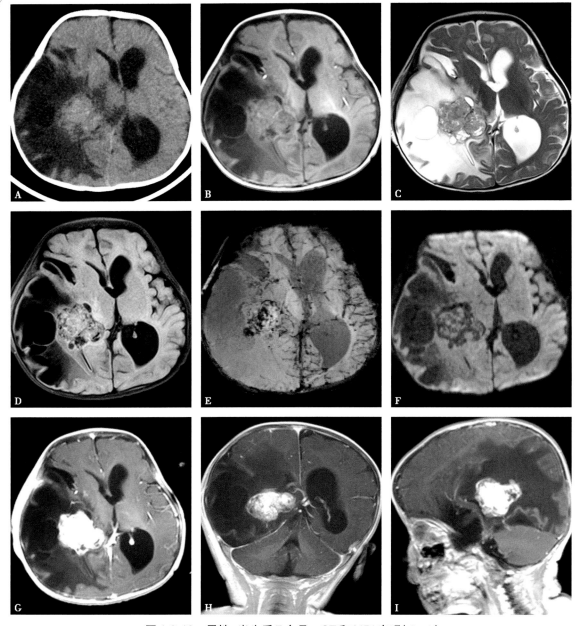

图 1-3-13　男性，出生后 7 个月。CT 和 MRI 表现（A～I）

5. 定性诊断　脉络丛乳头状瘤。

【疾病分析】

1. 临床与病理　脉络丛肿瘤（choroid plexus tumors，CPTs）是罕见的神经上皮脑室内肿瘤，占所有颅内肿瘤的不到 1%；儿童（2%～4%）比成人（0.5%）更常见；CPT 分为脉络丛乳头状瘤（choroid plexus papilloma，CPP）、非典型 CPP（atypical choroid plexus papilloma，aCPP）和罕见脉络丛癌（choroid plexus carcinoma，CPC）。作为不常见的成人脑脊液分泌肿瘤，CPTs 与脑积水密切相关，并且具有脑脊液播散的倾向。CPP 为起源于脑室内壁原始神经上皮 - 脉络丛上皮的良性肿瘤,好发于 10 岁以内儿童,以侧脑室三角区、第四脑室多见,因脑脊液过度分泌,肿瘤机械性阻塞,可致同侧侧脑室梗阻性脑积水。病理呈"分叶状"或"菜花状"肿块,镜下可见指样乳头状结构,可见囊变、钙化、出血。

2. 影像学特征　T_1WI 呈等信号,T_2WI 呈等 - 略高信号,其内颗粒状、乳头状混杂信号为其特征性表现,瘤内可见点状钙化、囊变。肿瘤富血供,增强扫描呈显著强化。肿块边缘常为绒毛颗粒状、乳头状、小结节状等,凹凸不平,境界清楚。肿瘤中心位于脉络丛,较小的肿瘤可见有血管蒂附于脉络丛。可伴同侧侧脑室扩张积水。

3. 诊断要点　病灶内颗粒状、乳头状混杂信号,可见点状钙化、囊变;富血供,增强扫描呈显著强化。

第十四节　髓母细胞瘤

病例　男性,32 岁。头晕、头痛 10 余天。查体:神经系统体征阴性。MRI 表现见图 1-3-14。

【诊断思路】

1. 临床特征　青年男性,头晕、头痛症状。

2. 定位诊断　小脑蚓部。

3. 征象分析

(1)小脑蚓部偏左侧见一处类椭圆形异常信号灶,T_1WI 呈低信号,T_2WI 呈高信号,信号欠均匀,局部囊变,DWI 实性部分呈高信号、囊性部分呈低信号,ADC 图呈低信号、囊性部分呈高信号,病灶与左侧天幕关系密切。

(2)增强扫描实性部分呈明显不均匀强化,囊性部分未见强化,病灶内见一处小血管影,境界清楚。病灶旁可见软脑膜线样强化。

4. 鉴别诊断　小脑蚓部占位性病变应考虑以下疾病。

(1)室管膜瘤:常见于儿童,好发于第四脑室,肿瘤实性部分呈 T_1WI 等信号,T_2WI 等 - 高信号,DWI 多呈低信号;增强后明显不均匀强化。本例不符合。

(2)毛细胞型星形细胞瘤:儿童毛细胞型星形细胞瘤多见于小脑半球,呈囊实性肿块,DWI 呈低信号,增强后实性部分及囊壁明显强化,囊性部分无强化。本例不符合。

(3)髓母细胞瘤:DWI 扩散受限;可沿脑脊液播散,出现软脑膜或蛛网膜强化。本例符合。

5. 定性诊断　髓母细胞瘤。

【疾病分析】

1. 临床与病理　髓母细胞瘤为高度恶性的胚胎性肿瘤。常见于儿童,好发部位为颅后窝小脑蚓部。病理上肿瘤细胞丰富,核浆比例大,细胞排列较密实。临床症状为头痛、呕吐、步态不稳、共济失调及视力减退等。2021 年 WHO 髓母细胞瘤分类考虑了其人口统计学、临床、转录和遗传差异,将它们分为 *WNT 激活型*、*Sonic Hedgehog*(*SHH*)*激活 /TP53 野生型*、*SHH 激活 /TP53 突变型*、*非 WNT 激活 / 非 SHH 激活型*。

2. 影像学特征　髓母细胞瘤实性肿块 T_1WI 呈低信号,T_2WI 呈等 - 高信号,DWI 扩散受限,增强呈明显强化,病灶内可囊变或坏死。肿瘤可沿脑脊液通路种植转移,出现软脑膜或蛛网膜强化。

3. 诊断要点　小脑蚓部,T_1WI 呈低信号,T_2WI 呈等 - 稍高信号,DWI 扩散受限,肿瘤可沿脑脊液通路种植转移,出现软脑膜或蛛网膜强化。

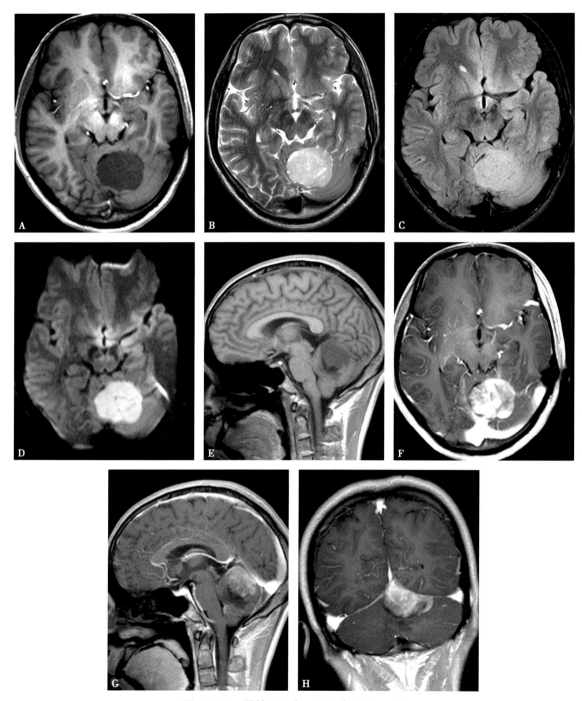

图 1-3-14　男性，32 岁。MRI 表现(A ~ H)

第十五节　非典型畸胎瘤样/横纹肌样肿瘤

病例　女性，2岁。食欲缺乏2周，意识不清1天。查体：神经系统体征阴性。CT和MRI表现见图1-3-15。

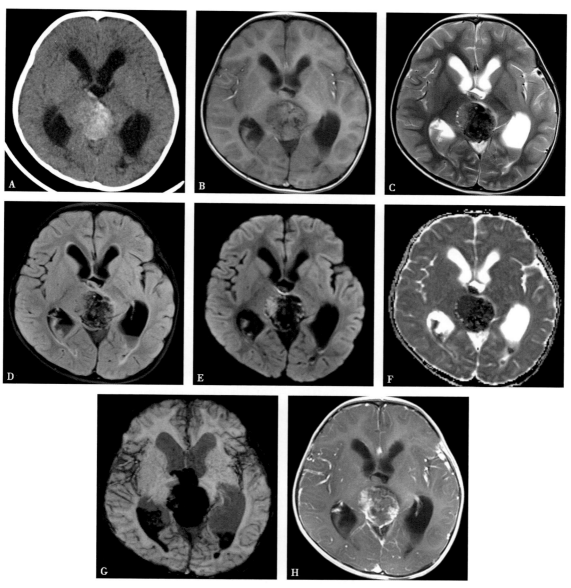

图1-3-15　女性，2岁。CT和MRI表现（A~H）

【诊断思路】

1. 临床特征　女性幼儿，食欲缺乏2周，意识不清1天。

2. 定位诊断　松果体区。

3. 征象分析

（1）松果体区 CT 见一处团块状不均匀高密度影，MRI 呈团块状异常信号，信号欠均匀，T_1WI 以低信号为主，内见斑片状稍高信号，T_2WI 呈高 - 低信号，FLAIR 呈稍低信号。

（2）DWI 上实性部分呈高信号，ADC 图呈低信号；SWI 呈明显低信号。

（3）增强扫描实性部分呈明显强化，邻近脑膜可见增厚强化。

4. 鉴别诊断　松果体区占位性病变应考虑以下疾病。

（1）生殖细胞瘤：T_1WI 呈低信号、T_2WI 呈高信号，瘤内可因出血、囊变、坏死而信号不均匀。DWI 呈高信号，ADC 图呈低信号，增强扫描多呈明显强化，瘤内可因出血、囊变、坏死而强化不均匀。病变可沿脑脊液种植转移，表现为蛛网膜下腔、脑室壁见结节状强化，软脑膜见条状强化。病灶可沿第三脑室壁浸润，呈"V"字征，可致幕上脑室梗阻性脑积水。本例不符合。

（2）松果体细胞瘤：中年人多见；松果体区类圆形结节，CT 呈稍高信号，T_1WI 呈低信号，T_2WI 呈稍高信号，增强呈均匀强化。本例不符合。

（3）松果体母细胞瘤：儿童多见；松果体区不规则结节，边缘可呈分叶状，增强呈不均匀强化；扩散受限明显；可侵及邻近脑组织；伴梗阻性脑积水。

（4）非典型畸胎瘤样 / 横纹肌样瘤：婴幼儿多见；信号不均匀，坏死囊变多见，可见出血或钙化，增强呈不均匀强化。本例符合。

5. 定性诊断　非典型畸胎瘤样 / 横纹肌样肿瘤。

【疾病分析】

1. 临床与病理　非典型畸胎瘤样 / 横纹肌样肿瘤（atypical teratoid/rhabdoid tumor，AT/RT）是一种罕见的原发性中枢神经系统肿瘤，恶性程度极高，占小儿中枢神经系统肿瘤的 1%～2%。通常起源于颅后窝，最常见于 5 岁以下儿童。最常见的临床发病特征是颅内高压。AT/RT 患者的预后较差，尤其是 3 岁以下，儿童平均生存时间为 15 个月，成人为 38 个月。

2. 影像学特征　CT 通常显示与正常灰质相关的等密度或轻度高密度肿块，周围有轻度至重度瘤周水肿。50% 左右可出现钙化，并且与颅骨的破坏有关。肿瘤实性成分的 MRI 信号强度特征与 T_1WI 和 T_2WI 图像上灰质相似，表现为肿瘤内出血、外周局限性囊肿等。DWI 肿瘤的实性部分显示扩散受限。增强可明显强化或仅表现为部分围绕中央囊性或坏死区域的均匀强化带状波浪边缘。21%～34% 患者可出现软脑膜播散。

3. 诊断要点　密度或信号不均匀，坏死囊变多见，可见出血或钙化，具有实性和囊性成分及轻 - 中度周围水肿；增强中央囊性区域周围可出现均匀强化的带状边缘。

第十六节　松果体细胞瘤

病例　男性，62 岁。反复头晕 2 个月。查体：神经系统体征阴性。MRI 表现见图 1-3-16。

【诊断思路】

1. 临床特征　老年男性，头晕。

2. 定位诊断　松果体区。

3. 征象分析

（1）松果体区见结节状异常信号，T_1WI 呈稍低信号，T_2WI 及 FLAIR 呈稍高信号，DWI 呈稍高信号，ADC 图呈稍低信号，增强呈不均匀强化，境界清楚，第三脑室后缘呈受压改变，可见"杯口"样改变。

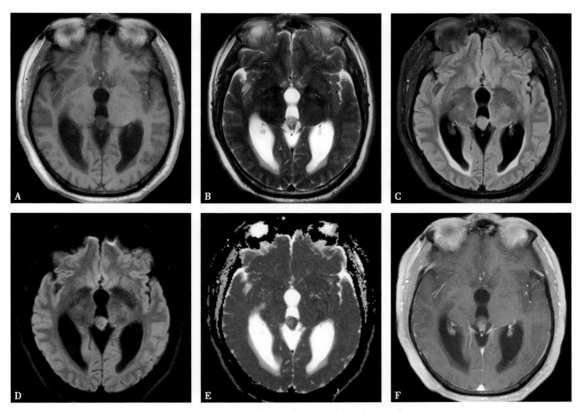

图 1-3-16 男性，62 岁。MRI 表现（A ~ F）

（2）双侧侧脑室及第三脑室明显扩张积水。

4. 鉴别诊断 松果体区实性病灶应考虑以下疾病。

（1）生殖细胞肿瘤：好发于儿童和青少年，男性多见，以实性成分为主，T_1WI 呈低信号，T_2WI 呈稍高信号，境界清楚，扩散受限，增强呈明显较均匀强化。可沿脑脊液种植转移、沿第三脑室壁浸润，呈"V 字征"，可见鞍上区、基底节区或颅内其他病灶。本例不符合。

（2）松果体母细胞瘤：多见于儿童，高度恶性，脑脊液转移常见，向周围浸润性生长。肿瘤体积较大，形态不规则，常呈分叶状；瘤内出血、坏死常见，信号不均匀，扩散受限，增强呈不均匀明显强化。本例不符合。

（3）松果体细胞瘤：以 20 ~ 60 岁多见，呈圆形或类圆形，增强呈轻 - 中度强化，境界清楚，第三脑室后部受压出现"杯口征"。本例符合。

5. 定性诊断 松果体细胞瘤 WHO 1 级；伴梗阻性脑积水。

【疾病分析】

1. 临床与病理 松果体细胞瘤起源于松果体实质细胞，生长缓慢，是一种良性肿瘤，WHO 1 级；通常发生于成人，以 20 ~ 60 岁多见，无明显性别差异。

2. 影像学特征 病灶多呈圆形或类圆形，境界清楚，通常小于 3cm，松果体钙化位于瘤周，呈爆裂样，CT 呈均匀等、高密度，T_1WI 呈均质的低 - 等信号，T_2WI 呈均质等 - 高信号，增强扫描多呈明显均匀强化，可发生囊变，囊变的松果体细胞瘤表现为内部强化或结节状囊壁强化。

3. 诊断要点 成年；松果体区类圆形病灶，直径小于 3cm；第三脑室后部"杯口征"。

第十七节 松果体母细胞瘤

病例 女性，2岁10个月。反复呕吐1周余，加重伴谵妄1天。查体：谵妄；双侧瞳孔等大等圆，直径约3.0mm，对光反射消失，无明显眼球震颤；鼻唇沟对称，伸舌居中；无颈抵抗；四肢浅感觉无明显减退、深感觉查体欠合作；四肢肌张力正常，双侧巴宾斯基征阴性。MRI表现见图1-3-17。

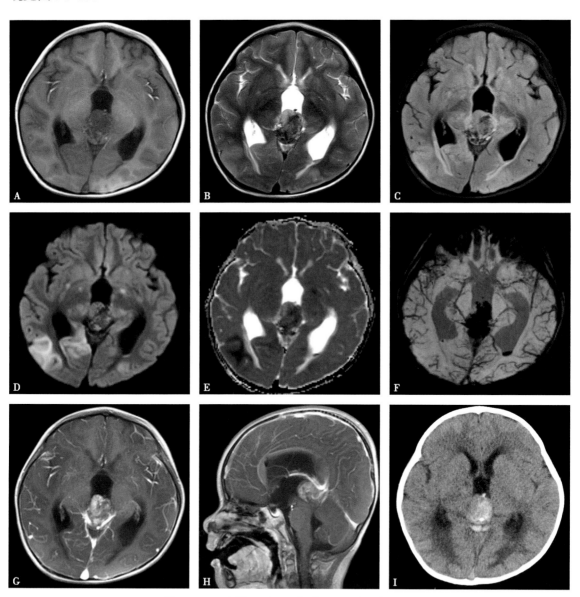

图1-3-17 女性，2岁10个月。MRI表现（A～I）

【诊断思路】

1. 临床特征 女童，颅内高压症状。

2. 定位诊断　松果体区。

3. 征象分析

（1）松果体区见团块状异常信号，T_1WI 呈低信号，T_2WI 呈稍低 - 稍高信号，境界清楚，SWI 示病灶内大片状低信号，DWI 为稍高信号，ADC 图为稍低信号，增强明显强化；第三脑室后部受压呈"杯口状"改变，幕上脑室梗阻性积水扩张。

（2）CT 呈稍高密度，松果体区钙化向周围爆裂。

（3）双侧基底节区、颞枕叶见多发斑点、片状 DWI 高信号，相应 ADC 图呈低信号。

4. 鉴别诊断　儿童松果体区实性病灶应考虑以下疾病。

（1）生殖细胞肿瘤：好发于儿童和青少年，男性多见，以实性成分为主，呈 T_1WI 低信号、T_2WI 稍高信号，境界清楚，扩散受限，增强呈明显较均匀强化。可沿脑脊液种植转移、沿第三脑室壁浸润，呈"V"字征，可同时见鞍上区、基底节区或颅内其他病灶。本例不符合。

（2）松果体母细胞瘤：多见于儿童，高度恶性，脑脊液转移常见，向周围浸润性生长。肿瘤体积较大，形态不规则，常有明显分叶，瘤内出血、坏死常见，信号不均匀，扩散受限，增强呈不均匀明显强化，第三脑室后部受压常呈"杯口状"改变。本例符合。

5. 定性诊断　松果体母细胞瘤，WHO 4 级；脑梗死。

【疾病分析】

1. 临床与病理　松果体母细胞瘤起源于松果体实质细胞，是一种高度恶性肿瘤，WHO 4 级；多见于儿童，无明显性别差异。

2. 影像学特征　肿瘤常较大（通常直径大于 3cm），呈分叶状改变，常伴坏死及出血。CT 多呈不均匀等到高密度，松果体区钙化向周围爆裂。MRI 信号不均匀，实性部分在 T_1WI 呈低 - 等信号，T_2WI 呈等 - 高信号，扩散受限明显，增强扫描呈不均匀显著强化，几乎均出现阻塞性脑积水，脑脊液转移常见。肿瘤向周围浸润性生长，第三脑室后部受压常呈"杯口状"改变。

3. 诊断要点　女童；松果体区较大病灶伴出血；扩散受限；强化明显。

第十八节　神 经 鞘 瘤

病例　男性，39 岁。左侧听力下降 2 年，视物模糊 8 个月。查体：左眼对光反射消失，右眼对光反射迟钝，左眼球外展方向稍受限，粗测左眼无光感，左侧听力丧失；左侧面部皮肤触痛觉减退；左侧角膜反射减退；左侧咽反射消失，右侧咽反射减退。CT 和 MRI 表现见图 1-3-18。

【诊断思路】

1. 临床特征　中年男性，左侧听力下降、视物模糊症状。

2. 定位诊断　左侧桥小脑角区。

3. 征象分析

（1）CT 平扫示左侧桥小脑角区类圆形高 - 低密度灶。

（2）MRI 平扫示左侧桥小脑角区团块状异常信号，T_1WI 呈低信号，T_2WI 呈混杂高信号，FLAIR 呈高信号，SWI 示病灶内多发结节状低信号，病灶境界清楚，与增粗的听神经相连；脑干、左侧小脑半球受压向右推移，第四脑室受压变窄，幕上脑室扩张积水。

（3）MRI 增强扫描呈明显不均匀强化，内见斑片状未强化低信号，左侧听神经增粗并明显强化。

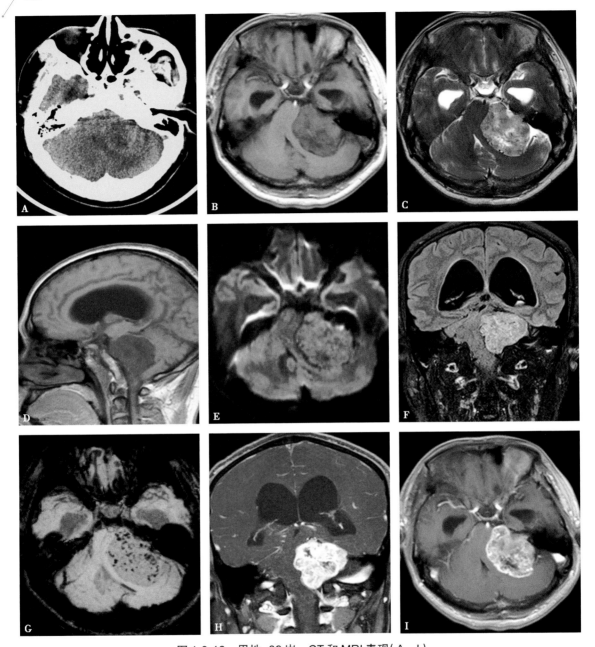

图 1-3-18 男性，39 岁。CT 和 MRI 表现（A～I）

4. 鉴别诊断 桥小脑角区病变应考虑以下疾病。

（1）脑膜瘤：T_1WI 呈等信号，T_2WI 呈等 - 高信号，DWI 呈低、等或高信号，增强扫描呈明显均匀强化，境界清楚，并以宽基底与岩骨相连。本例不符合。

（2）胆脂瘤：无强化，无内听道扩大。本例不符合。

（3）转移瘤：临床有原发肿瘤病史与体征，颅内可见多发转移灶。本例不符合。

（4）神经鞘瘤：肿块与增粗听神经相连；常有囊变，不均匀强化。本例符合。

5. 定性诊断 神经鞘瘤。

【疾病分析】

1. 临床与病理　神经鞘瘤为起源于施万细胞的良性肿瘤（WHO 1 级）。病理上呈类圆形或分叶状肿块，有包膜，境界清楚，其内常见囊变、出血及坏死。镜下可见 Antoni A 型肿瘤细胞呈梭形，排列成致密的纤维索条状或束带状；Antoni B 型肿瘤细胞形态不一，排列疏松，富含黏液基质，间质为网状纤维。临床上听神经鞘瘤表现为耳鸣、听力下降、前庭功能受损症状，较大肿瘤可致梗阻性脑积水。三叉神经鞘瘤可表现为三叉神经痛、面部麻木、咀嚼肌萎缩症状。

2. 影像学特征　神经鞘瘤呈类圆形囊实性病灶，T_1WI 呈略低 - 等信号，T_2WI 多呈高信号，DWI 呈低信号增强，多呈不均匀强化，Antoni A 区多富血供呈明显强化，Antoni B 区以囊变为主呈无或轻度强化，境界清楚；较大者可见瘤周水肿，患侧脑干及第四脑室受压、移位，可伴幕上梗阻性脑积水。

3. 诊断要点　囊实性；听神经瘤可见患侧内听道扩大；三叉神经瘤可跨颅中窝、颅后窝，伴 T_2WI 梅克尔腔高信号消失。

第十九节　脑　膜　瘤

病例　女性，39 岁。头晕、头痛、右侧肢体无力 4 天。查体：双侧鼻唇沟对称，伸舌居中；右侧肌力、肌张力下降，右上肢肌力 4 级，右下肢肌力 1 级；左侧肢体肌力、肌张力正常；四肢腱反射对称活跃；右侧巴宾斯基征阳性；颈软，双侧克尼格征阴性。MRI 表现见图 1-3-19。

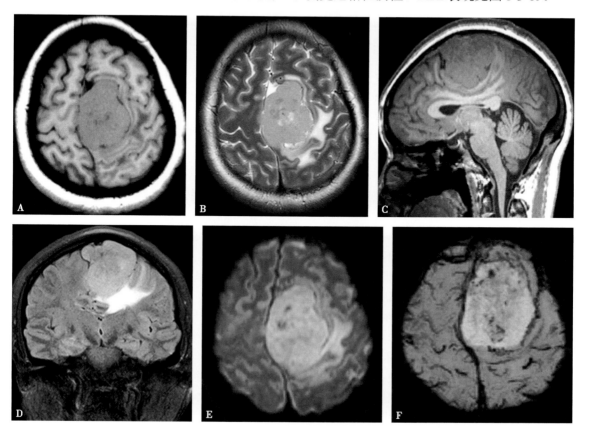

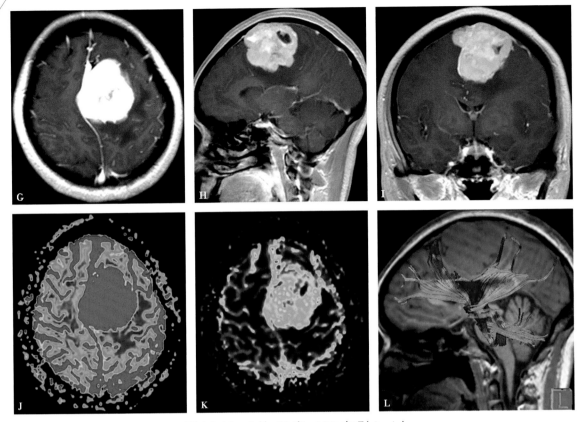

图 1-3-19 女性，39 岁。MRI 表现（A ~ L）

【诊断思路】

1. 临床特征 中年女性，头晕、头痛症状。

2. 定位诊断 中线左旁，周围有脑脊液信号环绕，可定位为脑外病灶。与大脑镰及上矢状窦均关系密切，定位为左侧额顶部窦镰旁。

3. 征象分析

（1）左侧额顶部窦镰旁不规则异常信号肿块，病灶呈宽基底紧贴大脑镰，可见脑脊液环绕及"硬膜尾征"。

（2）T_1WI 呈稍低信号，T_2WI 呈稍高信号，边缘呈分叶状，增强呈显著强化。

（3）病灶与上矢状窦分界不清，上矢状窦局部受侵。

（4）灌注成像示肿块呈高灌注；DTI 示相邻的白质纤维束呈受压改变。

4. 鉴别诊断 左侧额顶部肿瘤应考虑以下疾病。

（1）孤立性纤维性肿瘤：肿块多呈分叶状，病灶呈窄基底与硬脑膜相连，一般无"硬膜尾征"；病灶内可见囊变、坏死，少见钙化；血供丰富，平扫瘤体边缘及周围见流空血管，增强强化明显；可见相邻骨质溶骨性破坏。本例不符合。

（2）转移瘤：多有原发病史，呈多发，不均匀强化。本例不符合。

（3）脑膜瘤：病灶呈宽基底附着于硬脑膜，增强呈明显强化，可见"硬膜尾征"。本例符合。

5. 定性诊断 左侧窦镰旁脑膜瘤侵犯上矢状窦。

【疾病分析】

1. 临床与病理　脑膜瘤为常见颅内脑外脑膜来源肿瘤,大多数为 WHO 1 级。病理上呈球形或分叶形,少数为扁平状,质地坚硬,血供丰富,境界清楚,瘤内常见钙化。本病常见于老年女性,好发部位为大脑凸面、大脑镰旁、蝶骨嵴、小脑幕、颅前窝底、颅中窝、颅后窝、脑室内等。临床症状依病变部位、大小而不同,较大瘤体可致头痛、喷射性呕吐、视盘水肿等颅内高压症状。

2. 影像学特征　脑膜瘤在 T_1WI 呈等 - 略低信号,T_2WI 呈等、略高或高信号,DWI 可见低、等或高信号,增强后多呈明显强化,境界清晰,病灶呈宽基底与硬脑膜相连,可见"硬膜尾征"。MRS 可见丙氨酸(alanine, Ala)峰升高,PWI 呈高灌注。

3. 诊断要点　中年女性,脑外肿瘤,信号多均匀,增强明显强化,可见"硬膜尾征",邻近骨质多增生硬化。

第二十节　孤立性纤维性肿瘤

病例　男性,43 岁。头痛、步态不稳 4 个月,加重伴谵妄 1 天。查体:神志清楚,对答切题;双侧瞳孔等大等圆,直径 3mm,对光反射灵敏;四肢肌张力正常,肌力 5 级,颈软;闭目难立征可疑阳性,醉酒步态,病理征阴性。MRI 表现见图 1-3-20。

【诊断思路】

1. 临床特征　中年男性,头痛、步态不稳。

2. 定位诊断　左侧桥小脑角区。

3. 征象分析

(1)左侧桥小脑角区见团块状异常信号灶,T_1WI 呈等信号,T_2WI 呈稍高信号,信号不均匀,内见斑片状 T_2WI 低信号,FLAIR 呈高 - 低信号,DWI 呈等信号。

(2)增强后见不均匀明显强化,CBV 图呈明显高信号,境界清楚。

(3)病灶呈分叶状改变,附着于左侧天幕,部分跨左侧天幕延伸入左侧颞部,脑干及左侧小脑半球受压推移,第四脑室受压变窄。

4. 鉴别诊断　颅后窝脑外实性占位性病变应考虑以下疾病。

(1)脑膜瘤:多呈类圆形,常见钙化,但囊变、坏死少见,信号及强化相对均匀,常见"硬膜尾征",呈宽基底与硬脑膜相连,邻近骨质增生,较少跨天幕生长。本例不符合。

(2)孤立性纤维性肿瘤:多呈分叶状,可见囊变、坏死,少见"硬膜尾征",一般与硬脑膜呈窄基底相连,邻近骨质可见溶骨性骨质破坏,可跨天幕生长。血供较丰富,平扫可见瘤体边缘流空血管影,增强瘤体强化显著。本例窄基底连于硬脑膜,显著强化,符合该诊断。

5. 定性诊断　孤立性纤维性肿瘤。

【疾病分析】

1. 临床与病理　孤立性纤维性肿瘤为一种少见的肿瘤,WHO 1~3 级;主要由密集的梭形细胞和胶原纤维构成,富含大小不等的血管,可扩张成血窦样,可见网状纤维环绕毛细血管的内皮细胞自血管壁向外呈放射状走行,并包绕肿瘤细胞。该肿瘤以中年患者居多。临床症状取决于瘤体的大小和部位,可出现头痛等颅内高压症状。

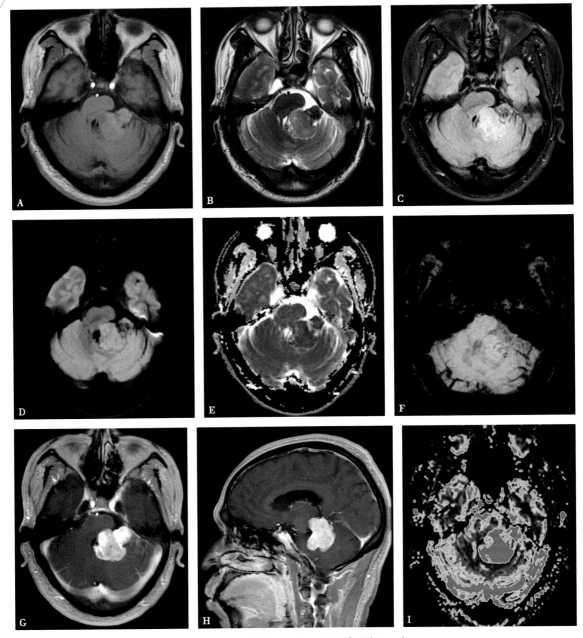

图 1-3-20 男性，43 岁。MRI 表现(A~I)

2. 影像学特征 孤立性纤维性肿瘤一般与硬脑膜呈窄基底相连，少见"硬膜尾征"，病灶可突破脑膜生长呈分叶状、不规则形，邻近骨质可见溶骨性破坏，可跨天幕生长，境界清楚，可伴有水肿。CT 呈等 - 稍高密度，密度不均匀，囊变、坏死多见。T_1WI 呈等 - 低信号，T_2WI 信号多样（低信号区反映致密的胶原纤维；略高信号反映肿瘤细胞的密集区；高信号反映肿瘤的囊变、坏死区），瘤体边缘可见血管流空信号；增强瘤体强化显著。

3. 诊断要点 中年男性，脑外肿瘤；T_2WI 可呈低信号；分叶状、窄基底、跨天幕；明显强化。

第二十一节 血管母细胞瘤

病例 男性,26岁。头晕、头痛伴步态不稳10天。查体:神志清楚,对答切题;双侧瞳孔等大等圆,直径约3mm,对光反射灵敏;颈软;四肢肌力、肌张力正常,双侧深浅感觉正常;生理反射存在;闭目难立征阳性,指鼻试验欠准,跟膝胫试验欠准,病理征未引出。MRI表现见图1-3-21。

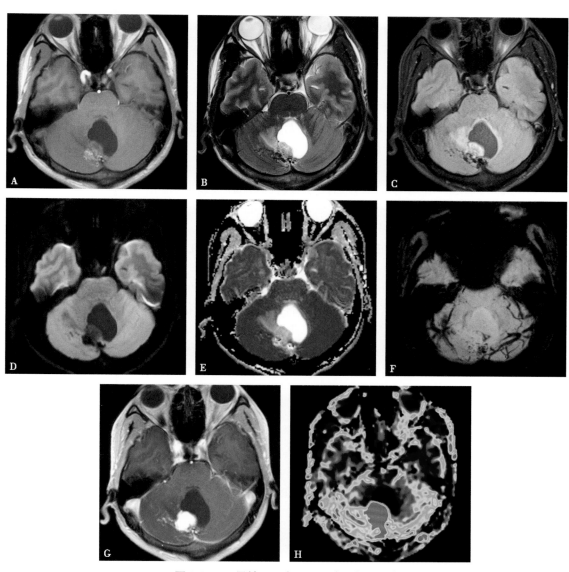

图1-3-21 男性,26岁。MRI表现(A~H)

【诊断思路】

1. 临床特征 青年，头晕头痛。

2. 定位诊断 颅后窝。

3. 征象分析

（1）颅后窝见囊实性异常信号，囊性成分 T_1WI 呈明显低信号、T_2WI 呈明显高信号，FLAIR 呈低信号，增强后无明显强化；实性成分 T_1WI 呈稍低信号、T_2WI 呈高信号，增强见明显强化；病灶周边见多发迂曲血管影；第四脑室明显受压，邻近小脑半球见小片状水肿带。

（2）CBV 图呈明显高信号，提示高灌注。

4. 鉴别诊断 成人颅后窝囊实性病灶应考虑以下疾病。

（1）毛细胞型星形细胞瘤：好发于 20 岁以下儿童、青少年，多呈囊实性肿块，壁结节通常较大，位置靠近中线，强化程度不如血管母细胞瘤显著，周围未见流空血管影。PWI 呈低或中等灌注。本例不符合。

（2）血管母细胞瘤：好发于成人，30～40 岁，可表现为囊实性、实性，以囊实性多见。肿瘤多呈大囊小结节，壁结节通常较小，T_1WI 呈等信号、T_2WI 呈稍高信号，病灶周围可见迂曲流空血管影，增强后壁结节呈明显强化，囊壁多无强化。PWI 呈高灌注。本例符合。

5. 定性诊断 颅后窝血管母细胞瘤。

【疾病分析】

1. 临床与病理 血管母细胞瘤是良性血管性肿瘤。病理大体检查肿瘤多为囊性，壁上有富含血管的结节，无包膜或有胶质细胞增生形成的假包膜。病灶多发生在颅后窝，常见于 30～40 岁。男性多于女性；部分伴有 Von-Hippel-Lindau（VHL），好发于小脑半球、脊髓等处。临床上常有缓慢进行性颅内压升高，伴眩晕、眼球震颤等；VHL 还可见于视网膜母细胞瘤、胰腺囊肿、肾囊肿、肾癌等。

2. 影像学特征 可表现为囊实性、实性，以囊实性多见，肿瘤多呈大囊小结节。CT 上实性部分为等密度，囊性部分为低密度。MRI 上囊性部分 T_1WI 呈低信号，T_2WI 呈高信号，FLAIR 多呈低信号；壁结节通常较小，T_1WI 呈等信号、T_2WI 呈稍高信号，FLAIR 呈高信号，DWI 呈低信号；病灶周围见流空血管，增强壁结节显著强化并呈高灌注，囊壁可强化或不强化。

3. 诊断要点 颅后窝囊实性病灶，多呈大囊小结节；明显强化，高灌注，血管流空信号。

第二十二节 软 骨 肉 瘤

病例 男性，21 岁。视物模糊、重影 4 月余。查体：神志清楚；双侧瞳孔 3.0mm，等大等圆，对光反射灵敏，视力粗测下降，左眼颞侧偏盲，左眼球外展受限；四肢肌力、肌张力正常；无颈抵抗，克尼格征阴性，病理征未引出。CT 和 MRI 表现见图 1-3-22。

【诊断思路】

1. 临床特征 青年，视物重影。

2. 定位诊断 斜坡。

3. 征象分析

（1）桥前池前方 - 斜坡后上方见结节状不均匀 T_1WI 低信号、T_2WI 高信号，DWI 呈低信号，ADC 图呈高信号，增强呈明显不均匀强化。

（2）CT 示病灶内多发结节状钙化。

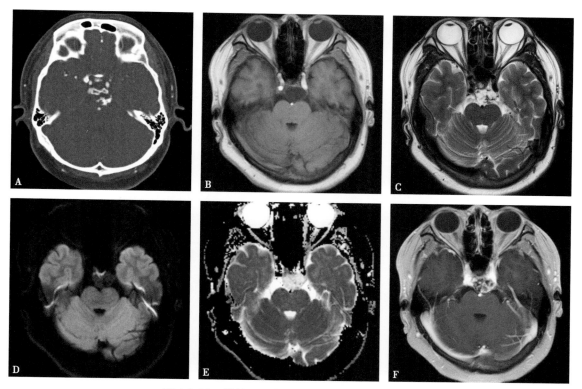

图 1-3-22　男性，21 岁。CT 和 MRI 表现（A ~ F）

4. 鉴别诊断　斜坡占位性病变应考虑以下疾病。

（1）脊索瘤：常位于中线部位，可有假包膜，钙化呈散射状分布、不规则、模糊，溶骨性骨质破坏，部分边缘可硬化，增强扫描呈不均匀轻 - 中度强化。本例不符合。

（2）软骨肉瘤：常位于岩枕裂或鞍旁，偏中心性生长，信号与脊索瘤相似，但钙化呈环状、球状及弧形。本例符合。

5. 定性诊断　低级别软骨肉瘤。

【疾病分析】

1. 临床与病理　软骨肉瘤为中胚层来源，上皮细胞抗原及角蛋白为阴性，发病年龄范围广，多为 30 ~ 60 岁；多数发展慢，病程长，症状较轻。

2. 影像学特征　常位于岩枕裂或鞍旁，偏中心性生长，呈分叶状，T_1WI 常呈低信号、T_2WI 常呈不均匀高信号，增强呈不均匀明显强化，钙化呈环状、球状及弧形。

3. 诊断要点　青年男性；偏中心性生长、球状钙化；不均匀强化。

第二十三节　脊　索　瘤

（病例）男性，55 岁。头痛伴视力下降 3 个月。查体：神经系统体征阴性。MRI 表现见图 1-3-23。

【诊断思路】

1. 临床特征　中老年，头痛、视力下降。

2. 定位诊断　斜坡 - 鞍区。

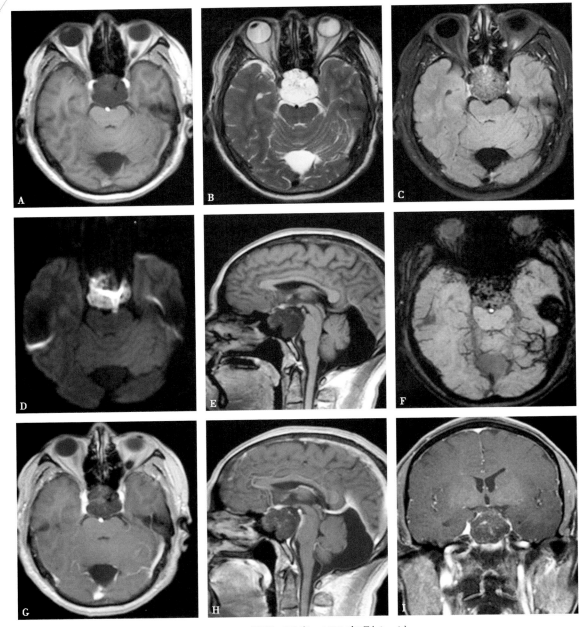

图 1-3-23 男性，55 岁。MRI 表现（A～I）

3. 征象分析

（1）斜坡 - 鞍区见不规则异常信号，信号不均匀，T_1WI 呈低信号，内见斑点状稍高信号，T_2WI 呈高信号，内见斑点状稍低信号，DWI 呈高信号，病灶部分突入蝶窦，蝶鞍显示不清，垂体显示不清，脑干呈弧形受压，视交叉受压上抬，病灶局部突入蝶窦，斜坡上部骨质结构不清。

（2）增强扫描斜坡区呈轻度不均匀强化，境界清楚。

（3）枕大池扩大，呈脑脊液样信号改变，增强未见强化，相邻小脑呈受压改变，局部枕骨见局限性光滑弧形压迹。

4. 鉴别诊断 斜坡 - 鞍区占位性病变应考虑以下疾病。

（1）侵袭性垂体瘤：年轻患者多见，女性多见，T_1WI 及 T_2WI 上信号与脑灰质相似，常出血、坏死及囊变，较少钙化，骨质破坏较轻；垂体瘤一般向前延伸压迫蝶窦；脊索瘤易向后延伸到脑桥池，使脑干受压。本例不符合。

（2）鼻咽癌：一侧或双侧咽隐窝变浅或消失，局部可见软组织肿块形成，骨质破坏多偏向一侧；T_1WI 呈等信号，T_2WI 信号稍高，强化明显，呈快进快出强化；很少钙化，头颈部淋巴结肿大多见。本例不符合。

（3）脑膜瘤：信号与脑实质相近，宽基底与颅骨相邻，增强明显均匀强化，程度类似血管，"硬膜尾征"，无溶骨性破坏，邻近骨质硬化。本例不符合。

（4）软骨肉瘤：常位于岩枕裂或鞍旁，偏中心性生长，信号与脊索瘤相似，但钙化呈环状、球状及弧形。本例不符合。

（5）脊索瘤：常位于中线部位，斜坡中心性、溶骨性骨质破坏，T_1WI 呈低信号，T_2WI 呈较高信号，扩散不受限；病灶内可见钙化、出血低信号，钙化呈散射状分布、不规则、模糊；增强扫描呈不均匀轻 - 中度强化。本例符合。

5. 定性诊断 脊索瘤；枕大池蛛网膜囊肿。

【疾病分析】

1. 临床与病理 脊索瘤源于原始脊索的残留组织，为低度恶性肿瘤。病理以普通型脊索瘤常见，镜下含空泡细胞、黏液基质丰富，大体呈分叶状柔软胶冻样肿块，内见散在结节状钙化，可见出血和囊变；低分化脊索瘤缺乏含空泡细胞和黏液样基质，常伴坏死。本病好发于尾椎、斜坡及颈椎上段，多致骨质破坏。临床表现为头痛、鼻塞、面部麻木及进行性脑神经麻痹。

2. 影像学特征 脊索瘤常位于中线部位。CT 上斜坡呈溶骨性骨质破坏，内见散在钙化，形态不规则、边缘模糊。MRI 斜坡 T_1WI 上正常高信号消失，局部 T_1WI 呈等或略低信号，T_2WI 上高分化者多富含黏液基质而呈不均匀明显高信号，低分化者可仅呈稍高信号；病灶内可见钙化、出血低信号，DWI 可扩散受限；增强后不均匀强化，边缘可呈分叶状，境界清楚。

3. 诊断要点 中年男性；斜坡中心性、溶骨性骨质破坏；T_2WI 呈不均匀明显高信号。

第二十四节　黑色素细胞肿瘤

病例 女性，65 岁。步态不稳伴右侧听力减退 1 年。1 年前患者无明显诱因出现步态不稳，伴右侧听力减退，无头痛、头晕、呕吐，无视物模糊，无四肢乏力等，未予重视，后症状逐渐加重。查体：神经系统体征阴性。MRI 表现见图 1-3-24。

【诊断思路】

1. 临床特征 老年女性，运动功能障碍伴听力减退。

2. 定位诊断 右侧桥小脑角区、右侧小脑半球表面。

3. 征象分析

（1）右侧桥小脑角区团块状和右侧小脑半球表面结节状病灶，右侧桥臂呈弧形压迹并有轻度水肿。

（2）T_1WI 呈稍高信号；T_2WI 呈低信号；FLAIR 呈高 - 低信号。

（3）DWI 呈等 - 低信号，ADC 图呈低信号。

（4）SWI 示病灶呈低信号。

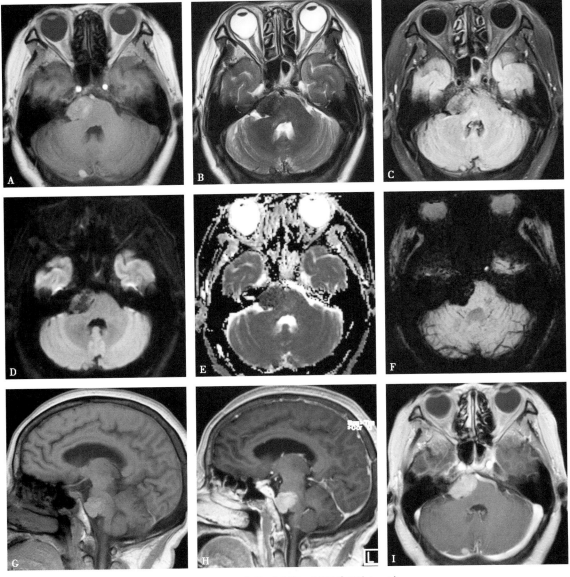

图 1-3-24 女性，65 岁。MRI 表现（A ~ I）

（5）增强扫描显示病灶呈明显均匀强化。

4. 鉴别诊断 脑外 T_2WI 低信号病灶应考虑以下疾病。

（1）脑膜转移瘤：常有原发肿瘤病史；病灶附着于脑膜，呈突向蛛网膜下腔的结节、线样及板块影；增强扫描呈线样或结节状强化，深入脑沟，并可沿血管周围间隙浸润脑实质；可出现脑积水和病灶周围脑水肿。本例不符合。

（2）脑膜瘤：多表现为宽基底的脑外实性肿块；信号多较均匀，增强扫描呈显著均匀强化，邻近脑膜增厚强化表现为"硬膜尾征"；邻近蛛网膜下腔增宽，肿瘤表面可见脑脊液间隙和血管流空信号；邻近颅骨多表现为骨质增生硬化。本例不符合。

（3）淋巴结外窦组织细胞增生症：硬脑膜多呈扁平状增厚，T_2WI 呈明显低信号，增强明显均匀强化,可见"蟹足征";邻近脑实质可见明显水肿。本例不符合。

(4)黑色素细胞肿瘤:病灶起源于脑膜;T₁WI 呈高信号,T₂WI 呈低信号,增强扫描显著强化;瘤周水肿程度与病灶位置相关。本例符合。

5. 定性诊断 黑色素细胞肿瘤。

【疾病分析】

1. 临床与病理 颅内原发性黑色素细胞肿瘤罕见,患者发病年龄一般较小,以青壮年以下为主;转移性黑色素细胞肿瘤可发生于任何年龄,男性多于女性。临床可表现为颅内压增高、神经系统损害症状,以及蛛网膜下腔出血或肿瘤卒中症状等。起源于脑膜的黑色素小泡或黑色素细胞,经脑膜扩散并向脑实质内蔓延;瘤细胞呈梭形或多角形,细胞核呈圆形或卵圆形,细胞质内有颗粒状或块状的黑色素。

2. 影像学特征 病灶起源于脑膜,表现为单发或多发;CT 平扫多呈等 - 稍高密度,密度均匀,增强扫描呈明显均匀强化。肿瘤信号特点与黑色素含量相关,典型表现为 T₁WI 呈高信号、T₂WI 呈低信号,由于黑色素型肿瘤含有大量黑色素细胞,具有顺磁性,表现为 T₁WI 高信号和 T₂WI 低信号;非黑色素型表现为 T₁WI 等或稍低信号,T₂WI 高或等信号;混合型表现为信号高低不一;顺磁性物质导致 SWI 常表现为低信号;增强 T₁WI 表现为明显均匀强化;DWI 和 ADC 图均表现为低信号,可能与顺磁性物质引起的暗化效应有关。瘤周水肿程度与病灶位置相关。

3. 诊断要点 T₁WI 呈高信号、T₂WI 呈低信号;增强明显均匀强化;SWI 呈低信号;ADC 图呈低信号。

第二十五节 原发性中枢神经系统淋巴瘤

病例 男性,63 岁。半个月前无明显诱因反复出现左侧肢体无力,偶头痛、头晕,无恶心、呕吐,无发热,无复视、视物模糊、视物旋转,无耳鸣、听力下降、发声不清等不适。查体:神经系统体征阴性。CT 和 MRI 表现见图 1-3-25。

【诊断思路】

1. 临床特征 老年男性,一侧肢体无力。

2. 定位诊断 右侧岛叶。

3. 征象分析

(1)CT 平扫示右侧岛叶一处类圆形稍高密度灶,周围水肿区呈低密度。

(2)T₁WI 示病灶及周围水肿区均呈低信号;T₂WI 示病灶呈稍高信号,囊变区及周围水肿区呈高信号。

(3)DWI 示病灶呈显著高信号,周围水肿区呈等信号;ADC 图示病灶呈显著低信号,周围水肿区呈高信号。

(4)增强扫描示病灶呈显著均匀强化,边缘见"握拳征",周围水肿区无强化。

(5)CBV 图示病灶血流灌注水平与对侧正常白质区相似,周围水肿区呈低灌注。

(6)单体素 MRS(TE = 30ms)示病灶 Cho/NAA 显著增高,0.9ppm 和 1.3ppm 处见 Lip 峰。

4. 鉴别诊断 幕上实性占位性病变应考虑以下疾病。

(1)胶质母细胞瘤,*IDH* 野生型:病灶呈浸润性生长;肿瘤密度和信号存在显著异质性,囊变、坏死常见;增强扫描呈"花环状"强化;PWI 显示肿瘤呈高灌注。本例不符合。

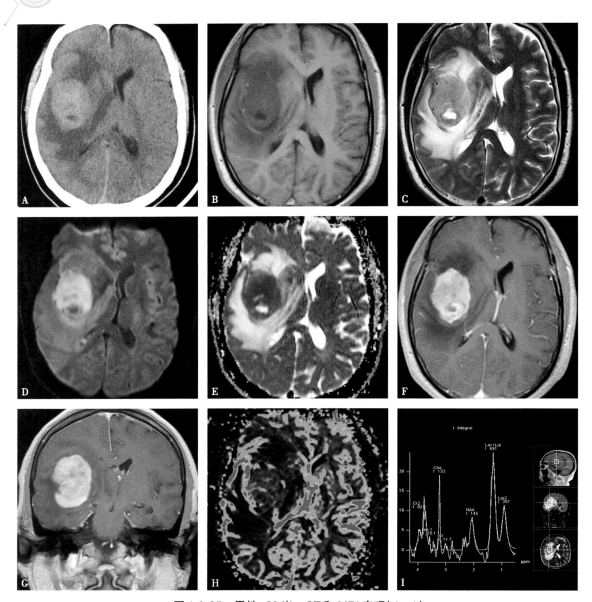

图1-3-25 男性，63岁。CT和MRI表现（A～I）

（2）转移瘤：常有原发肿瘤病史；病灶常多发，多位于灰质和白质交界处，单发病灶也可见；典型表现为"小病灶、大水肿"；PWI示肿瘤呈高灌注。本例不符合。

（3）原发性中枢神经系统淋巴瘤：常为多发病灶，也可见单发病灶；位于中线两侧旁深部位置或邻近蛛网膜下腔表浅位置；CT示病灶为高密度；T_1WI多呈等-低信号，T_2WI多呈等-高信号，增强扫描呈显著均匀团块状强化，边缘见"握拳征"；DWI为高信号，ADC图为低信号；PWI多表现为低灌注，少数表现为高灌注；MRS示Cho峰显著升高，并可出现高耸Lip峰。本例符合。

5. 定性诊断 原发性中枢神经系统淋巴瘤。

【疾病分析】

1. 临床与病理 原发性中枢神经系统淋巴瘤是一种罕见的侵袭性结外非霍奇金淋巴瘤，

通常局限于大脑、眼、脊髓或软脑膜而无全身性受累。在正常人群及免疫缺陷患者中均可发生，正常人群发病年龄一般在45～70岁。本病以神经功能损害、癫痫及颅内压增高为主要症状。病理类型基本上为非霍奇金淋巴瘤，大多数为弥漫大B细胞淋巴瘤。

2. 影像学特征 好发于邻近蛛网膜下腔脑表面、中线两侧旁的深部脑实质及脑室周围。CT表现为高密度，提示肿瘤细胞密集。T_1WI多呈等-低信号，T_2WI多呈等-高信号，非免疫缺陷淋巴瘤信号较均匀，囊变、坏死及出血少见，增强扫描因血脑屏障破坏而呈明显均匀强化，病灶沿血管周围间隙浸润生长而出现边缘"握拳征"。DWI呈高信号，ADC图呈低信号，提示肿瘤细胞密集和细胞异型性显著，水分子扩散明显受限。PWI多表现为低灌注，少数表现为高灌注，淋巴瘤为乏血供肿瘤，肿瘤本身缺乏增殖血管，因此多表现为血流低灌注，少数高灌注的肿瘤可能与包绕正常脑组织血管相关。MRS示Cho峰显著升高，并可出现高耸Lip峰，提示肿瘤细胞增殖旺盛且细胞密集，细胞膜合成和分解代谢率高。肿瘤占位效应明显，瘤周水肿显著。

3. 诊断要点 明显均匀强化，边缘见"握拳征"；DWI明显扩散受限；PWI呈低灌注；MRS示Cho峰显著升高，并可出现高耸Lip峰。

第二十六节 淋巴结外窦组织细胞增生症

病例 男性，46岁。颅内占位1周。既往史及实验室检查无特殊。查体：神经系统体征阴性。MRI表现见图1-3-26。

【诊断思路】

1. 临床特征 中年男性，既往史与实验室检查无特殊。

2. 定位诊断 右枕部跨小脑幕生长。

3. 征象分析

（1）T_1WI呈稍低信号，T_2WI、FLAIR呈低信号；DWI呈低信号，ADC图呈混杂信号；SWI图呈低信号，相位图呈等-稍高信号；增强扫描呈明显均匀强化。

（2）形态不规则，与脑实质境界清楚，可见指状突起。

（3）脑膜明显增厚强化，见"硬膜尾征"。

（4）周围脑实质内少许水肿。

（5）邻近颅骨增生、硬化。

4. 鉴别诊断 跨小脑幕T_2WI低信号病灶应考虑以下疾病。

（1）脑膜瘤：多表现为宽基底的脑外实性肿块；信号多较均匀，增强扫描呈显著均匀强化，邻近脑膜增厚强化表现为"硬膜尾征"；邻近蛛网膜下腔增宽，肿瘤表面可见脑脊液间隙和血管流空信号；邻近颅骨多表现为骨质增生硬化。本例不符合。

（2）黑色素细胞肿瘤：病灶起源于脑膜；T_1WI呈高信号，T_2WI呈低信号，增强扫描显著强化；瘤周水肿程度与病灶位置相关。本例不符合。

（3）脑膜转移瘤：常有原发肿瘤病史；FLAIR序列表现为蛛网膜下腔结节、线样及板块状高信号；增强扫描表现为蛛网膜下腔线样或结节状强化，深入脑沟，并可沿血管周围间隙浸润脑实质；可出现脑积水和病灶周围脑水肿。本例不符合。

（4）淋巴结外窦组织细胞增生症：T_2WI呈低信号；形态不规则，指状突起；脑膜增厚，见"硬膜尾征"；明显均匀强化。本例符合。

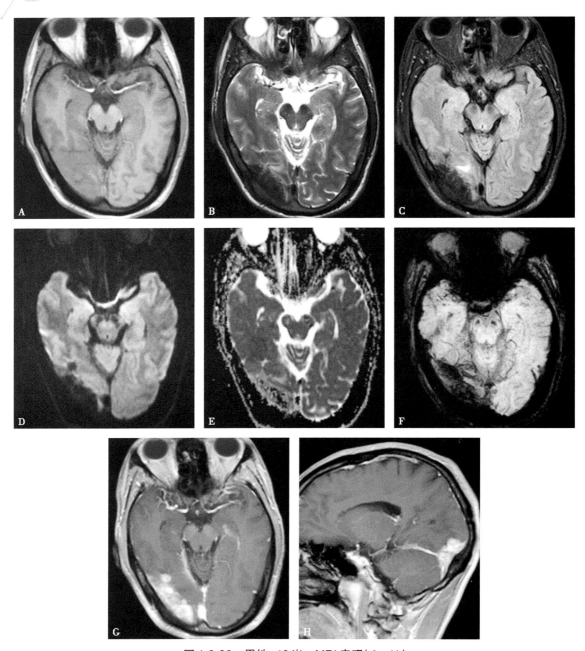

图 1-3-26　男性，46 岁。MRI 表现（A～H）

5. 定性诊断　淋巴结外窦组织细胞增生症。

【疾病分析】

1. 临床与病理　淋巴结外窦组织细胞增生症（Rosai-Dorfman disease，RDD）是一种病因不明、少见的良性组织细胞增生性疾病。该病可累及任何淋巴结或结外部位，但最常见的部位是颈部淋巴结。据报道，RDD 的结外表现发生率为 43%，常累及皮肤、上呼吸道、眼眶、骨骼和内分泌腺等，中枢神经系统是较少累及的部位，少于 5%。结外 RDD 好发于 40～50 岁，男性多见。组织病理学示病变与硬脑膜关系密切，脑膜纤维组织明显增生并胶原化，局部呈束状或编织状分布，伴大量淋巴细胞及浆细胞浸润。免疫组化的特点是 CD68 和 S-100 蛋白表达阳性，但 CD1a 阴性，可以用于鉴别 RDD。

2. 影像学特征　T_1WI 常呈等 - 稍高信号，T_2WI 常呈低信号，可能与巨噬细胞释放的自由基、局灶性坏死和纤维组织增生相关。增强扫描明显强化，可能是由于病变起源于脑膜，血供丰富，并且无血脑屏障。周围常出现血管源性水肿，可能是由大量淋巴细胞及浆细胞浸润引起的淋巴管水肿引起。病灶形态常不规则并呈指状突起，但未侵犯脑实质，可出现"硬膜尾征"，可能与组织病理学的束状或编织状分布相关。邻近颅骨可不出现增生、硬化征象。

3. 诊断要点　T_2WI 呈低信号；增强扫描显著强化；病灶呈指状突起，但未侵犯脑实质；病灶周围出现水肿。

第二十七节　朗格汉斯细胞组织细胞增生症

病例　男性，29 岁。反复头痛半月余。患者半个月前无明显诱因出现头痛，伴有昏沉感，休息后可稍缓解。查体：神经系统体征阴性。CT 和 MRI 表现见图 1-3-27。

【诊断思路】

1. 临床特征　青年男性，无明显诱因出现头痛，伴有昏沉感。

2. 定位诊断　左侧顶部。

3. 征象分析

（1）病变处颅骨内、外板及板障均见骨质破坏，境界清楚。

（2）骨质破坏区见软组织肿块，T_1WI 呈等信号，T_2WI 及 DWI 中央呈低信号、周边呈稍高信号。

（3）增强呈明显不均匀强化，中央强化程度低于周边。

（4）病灶跨越颅骨生长。

（5）软组织肿块范围大于颅骨破坏范围。

4. 鉴别诊断　颅骨局限性骨质破坏灶应考虑以下疾病。

（1）血管瘤：颅骨局灶性膨胀性骨质破坏；增强明显强化；CT 可见"栅栏状"骨质改变；骨质硬化。本例不符合。

（2）转移瘤：常有原发肿瘤病史；多为溶骨性骨质破坏；软组织肿块形成；增强明显强化；T_2WI 和 DWI 示病灶中央部分低信号。本例不符合。

（3）朗格汉斯细胞组织细胞增生症：儿童和青少年多见；CT 示病变处骨质破坏；软组织肿块形成；T_1WI、T_2WI 及 DWI 信号改变；软组织肿块范围大于颅骨破坏范围。本例符合。

5. 定性诊断　朗格汉斯细胞组织细胞增生症。

【疾病分析】

1. 临床与病理　朗格汉斯细胞组织细胞增生症（Langerhans cell histiocytosis，LCH）是指一组病因不明的以朗格汉斯细胞异常增殖为主要特征的疾病，可发生于任何年龄，多见于儿童，发病率 0.1/10 万～1.0/10 万，男性较多见，男女比例为 1.5 : 1。LCH 临床表现呈多样性，可表现为单系统或多系统病变，常累及骨、淋巴结、皮肤、肺、肝、脾、中枢神经系统等，以颅骨病变最常见。组织病理学表现为朗格汉斯细胞弥漫增生，并见较多嗜酸性粒细胞及多核巨细胞浸润。免疫组化的 Langerin、CD1a 和 S-100 蛋白常表现为阳性，CD68 部分表达阳性。

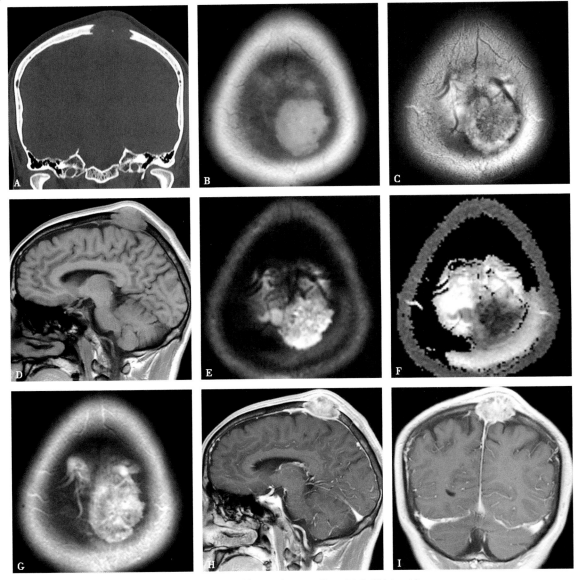

图 1-3-27　男性，29 岁。CT 和 MRI 表现（A～I）

2. 影像学特征　CT 多表现为圆形、类圆形或穿凿样骨质破坏，破坏常以板障为中心，较少出现硬化，当颅内、外板破坏不完全时，破坏区残留高密度死骨，表现为典型"纽扣征"；软组织肿块范围常大于骨质破坏的范围，向内、向外可分别累及硬脑膜和头皮软组织。MRI 信号特点与病变的不同阶段相关，T_1WI 常呈低信号，T_2WI 常呈高信号，病灶内出现纤维化时可表现为低信号，增强扫描呈明显强化。DWI 显示病灶中央部分呈低信号、边缘部分呈高信号，高信号可能与朗格汉斯细胞弥漫增生有关。

3. 诊断要点　骨质破坏，典型"纽扣征"；软组织肿块范围常大于骨质破坏的范围；增强扫描明显强化；T_2WI 和 DWI 显示中央低信号、周边高信号。

第二十八节　畸　胎　瘤

病例　男性，13 岁。反复左上肢不自主抖动 5 年。查体：神经系统体征阴性。CT 和 MRI
表现见图 1-3-28。

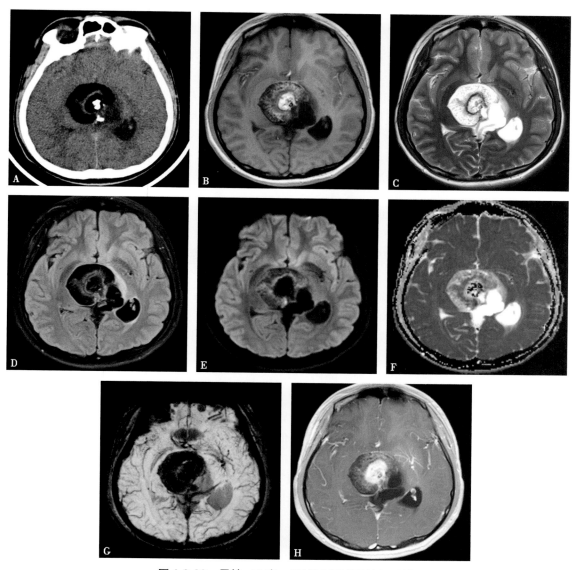

图 1-3-28　男性，13 岁。CT 和 MRI 表现（A～H）

【诊断思路】

1. **临床特征**　青少年，左侧肢体运动障碍。
2. **定位诊断**　松果体区。
3. **征象分析**

（1）CT 病灶内见脂肪密度及钙化。

（2）松果体区见一处类圆形团块状异常信号灶，T_1WI 呈高 - 低信号，T_2WI 以高信号为主、内见环形低信号，脂肪抑制 FLAIR 呈混杂低信号，DWI 病灶部分呈稍高信号，相应 ADC 图呈低信号，SWI 病灶内见大片状低信号，增强扫描未见明显强化；左侧侧脑室后角扩大。

4. 鉴别诊断 青少年松果体区病灶应与考虑以下疾病。

（1）生殖细胞瘤：T_1WI、T_2WI 信号多较均匀，DWI 呈高信号，增强多呈均匀强化，病灶内未见脂肪成分。本例不符合。

（2）畸胎瘤：T_1WI、T_2WI 信号多较不均匀，DWI 多呈低信号，增强多无强化或轻度强化，混杂信号病灶内见脂肪、钙化成分。本例符合。

5. 定性诊断 成熟性畸胎瘤。

【疾病分析】

1. 临床与病理 颅内畸胎瘤好发于松果体区、鞍区，可见于任何年龄，以儿童和青少年多见。临床表现为内分泌紊乱症状，松果体区畸胎瘤可致梗阻性脑积水，鞍区畸胎瘤可致视力下降。瘤体可为囊性、实性或囊实性，其成分复杂，可内含脂质、毛发或牙齿。

2. 影像学特征 畸胎瘤在 T_1WI 呈等 - 高信号，T_2WI 呈低 - 高信号，DWI 多呈低信号，增强后囊性部分不强化，实性部分轻度强化或无强化，境界清楚。混杂信号病灶内见脂肪、钙化成分，为其特征性表现。

3. 诊断要点 青少年，松果体区含脂肪、钙化病灶，无强化或轻度强化。

第二十九节 生殖细胞瘤

病例 男性，15 岁。右上睑下垂，视物重影 10 余天。查体：神志清楚；双侧瞳孔等大等圆，直径 4mm，对光反射灵敏，右颞上方粗测视野缺损；四肢肌力、肌张力正常；四肢腱反射对称，病理征阴性。实验室检查：人绒毛膜促性腺激素、泌乳素水平升高。MRI 表现见图 1-3-29。

【诊断思路】

1. 临床特征 青少年、男性，视力障碍。

2. 定位诊断 松果体区、鞍上区。

3. 征象分析 松果体区、鞍上区见结节状异常信号灶，T_1WI 呈稍低信号，T_2WI 呈稍高信号，境界清楚，DWI 呈高信号，ADC 图信号减低，增强呈明显均匀强化，第三脑室后部受压，幕上脑室系统扩张。

4. 鉴别诊断 松果体区实性病灶应考虑以下疾病。

（1）松果体细胞瘤：女性多见，呈圆形或类圆形，增强呈轻到中度强化，境界清楚，第三脑室后部受压出现"杯口征"。本例不符合。

（2）生殖细胞瘤：好发于儿童和青少年，男性多见，以实性成分为主，T_1WI 呈低信号、T_2WI 呈稍高信号，境界清楚，扩散受限，增强呈明显较均匀强化。本例符合。

5. 定性诊断 生殖细胞瘤。

【疾病分析】

1. 临床与病理 生殖细胞瘤起源于生殖细胞，常发生于儿童和青少年，男性多见，好发部位为松果体区、鞍上区，其次于基底节区。临床症状可为双眼上视运动障碍、性早熟、视力障碍、尿崩等，可有甲胎蛋白（AFP）、人绒毛膜促性腺激素（β-HCG）增高。

2. 影像学特征 生殖细胞瘤常见于松果体区、鞍上区。T_1WI 呈低信号、T_2WI 呈高信号，瘤内可因出血、囊变、坏死而信号不均匀。DWI 呈高信号，ADC 图呈低信号，增强扫描多呈明

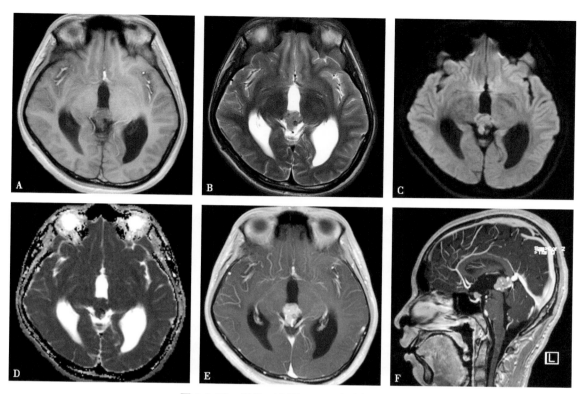

图 1-3-29 男性，15 岁。MRI 表现（A ~ F）

显强化，瘤内可因出血、囊变、坏死而强化不均匀。病变可沿脑脊液种植转移，表现为蛛网膜下腔、脑室壁结节状强化，软脑膜条状强化。松果体区病灶可沿第三脑室壁浸润，呈"V"字征，可致幕上脑室梗阻性脑积水，可同时见鞍上区、基底节区或颅内其他病灶。

3. 诊断要点 青少年、男性；松果体区及鞍上区病灶；扩散受限；强化明显。

第三十节　颅咽管瘤

病例1 男性，7 岁。10 天前无明显诱因头痛，以双侧颞部为著，呈阵发性针扎样疼痛。查体：神经系统体征阴性。CT 和 MRI 表现见图 1-3-30。

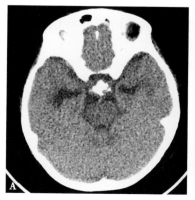
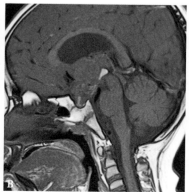
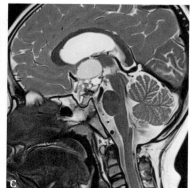

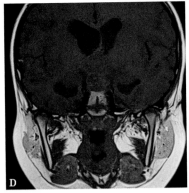 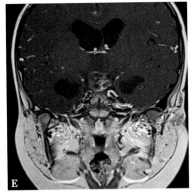 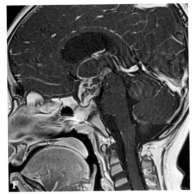

图 1-3-30　男性，7 岁。CT 和 MRI 表现（A～F）

病例2　女性，64 岁。双眼渐进性视物模糊 3 个月。查体：神经系统体征阴性。CT 和 MRI 表现见图 1-3-31。

【诊断思路】

1. 临床特征　无明显临床特征。

2. 定位诊断　鞍内 - 鞍上区（病例 1），鞍上区 - 第三脑室（病例 2）。

3. 征象分析

（1）病例 1 的 CT 示鞍上池内不规则肿块，病灶内见团块状钙化，两侧颞角扩大。

（2）病例 1 的 MRI 示鞍内及鞍上区占位，T_1WI 呈低信号，病灶内斑片状高信号，T_2WI 呈高 - 低信号，病灶与垂体分界欠清，垂体柄显示不清，视交叉受压移位，双侧侧脑室明显扩张；增强扫描病灶呈明显不均匀强化。

（3）病例 2 的 CT 示第三脑室内团块状等 - 稍高密度，境界清楚。

（4）病例 2 的 MRI 示病灶 T_1WI 呈等 - 稍低信号，T_2WI 呈高 - 低信号，DWI 呈等 - 低信号，ADC 图呈等 - 高信号，SWI 呈散在小点状低信号，信号不均匀，境界清楚；第三脑室、双侧侧脑室扩大、积水，鞍上池扩大，视交叉呈受压改变，垂体稍受压变扁；增强扫描病灶呈明显不均匀强化。

4. 鉴别诊断　鞍上区占位性病变应考虑以下疾病。

（1）垂体神经内分泌肿瘤：40～50 岁多见，多为实质性肿块，信号多均匀，可发生出血、坏死、囊变，但极少发生钙化，可见典型的"雪人征"或"束腰征"；增强扫描多呈均匀强化。本例不符合。

（2）鞍区脑膜瘤：40～60 岁多见，多为鞍结节脑膜瘤，宽基底与硬脑膜相连，T_1WI 及 T_2WI 均呈等信号，信号均匀；增强扫描病灶明显均匀强化，伴"硬膜尾征"。本例不符合。

（3）拉特克（Rathke）囊肿：Rathke 囊肿的起源与颅咽管瘤相同，其囊内容物也相似；一般多见于成人，囊肿较小，位于垂体前叶与后叶之间，正常垂体可见；信号多样，但极少钙化，囊肿内胶样小体为其特征性表现，T_1WI 呈高信号，T_2WI 呈低信号（主要成分为蛋白质和胆固醇结晶）；增强扫描病灶无强化。本例明显强化，不符合。

（4）鞍上生殖细胞瘤：好发于儿童、青少年；常伴有内分泌症状、中枢性尿崩症等；以实性病变为主，常经脑脊液播散转移，出血常见，可见囊变，钙化少见，DWI 呈稍高信号；增强扫描病灶明显强化。本例不符合。

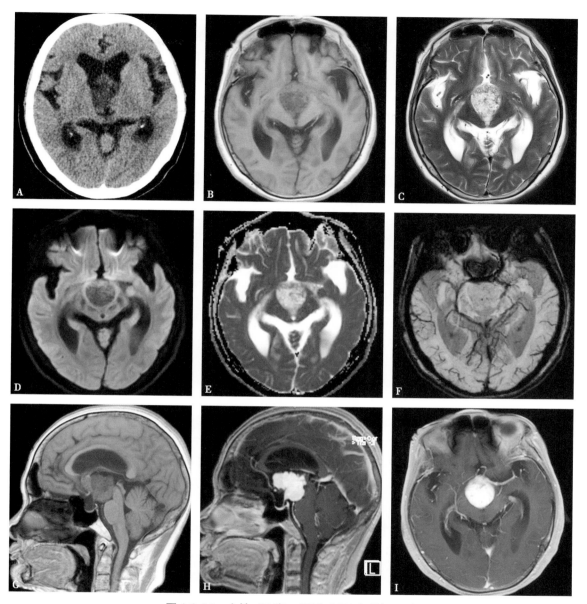

图 1-3-31　女性,64 岁。CT 和 MRI 表现(A~I)

（5）鞍区毛细胞型星形细胞瘤：儿童和青少年多见,通常沿视路生长,肿瘤长轴与视路方向一致,表现为实性或囊实性肿块,钙化、出血少见,常伴梗阻性脑积水;增强扫描病灶实性部分明显强化,囊变、坏死区无强化。本例不符合。

（6）颅咽管瘤：多见于儿童及青少年,好发于鞍上,肿瘤多呈囊实性;典型者 CT 可见"蛋壳样"钙化;增强扫描囊壁及实性部分均匀或不均匀明显强化。病例 1 和病例 2 符合。

5. 定性诊断　鞍上颅咽管瘤(病例 1 为造釉细胞型,病例 2 为乳头型)。

【疾病分析】

1. 临床与病理　颅咽管瘤为来自颅咽管残余上皮的良性肿瘤，约占所有颅内肿瘤 5% 以下，占儿童鞍区肿瘤 50% 以上。在 2016 版 WHO 中枢神经系统肿瘤分类中，造釉细胞型及乳头型被认为是颅咽管瘤的亚型，2021 版 WHO 中枢神经系统肿瘤分类认为两者在流行病学、影像学、组织病理学、遗传学特征等方面明显不同，将其划分为截然不同的肿瘤类型。本病好发年龄包括 5~10 岁及 40~60 岁两个高峰，儿童以造釉细胞型多见，成人两型均有，造釉细胞型多呈囊性或囊实性、钙化多见，乳头型呈实性、钙化少见。病灶多位于鞍上区。常见临床表现为视力障碍及内分泌紊乱，如视力下降、双颞侧偏盲、身材矮小、尿崩，其他表现包括脑积水所致的头痛、恶心、呕吐及视盘水肿。

2. 影像学特征　颅咽管瘤以囊实性病灶多见，呈圆形、类圆形或分叶状，境界清楚，囊壁钙化多呈弧线状、蛋壳状，实质内钙化多呈斑片状；囊性部分 T_1WI 呈明显低信号、T_2WI 呈明显高信号，若囊性蛋白含量高则 T_1WI 呈高信号，实性部分呈 T_1WI 低信号、T_2WI 呈高信号，扩散通常不受限；增强后囊性部分无强化，实性部分及囊壁可见明显强化（表 1-3-1）。

表 1-3-1　颅咽管瘤成分与 T_1WI、T_2WI 信号改变

颅咽管瘤成分	T_1WI	T_2WI
不含或含少量胆固醇和蛋白质	低信号	高信号
含一定量胆固醇和蛋白质	等高信号	高信号
蛋白含量较多	高信号	低信号
正铁血红蛋白	高信号	高信号
含较多钙化	低信号	低信号

3. 诊断要点　鞍上区病变，T_2WI 呈囊实混杂信号，囊壁可见弧线状、蛋壳状钙化，增强扫描呈明显不均匀强化。

第三十一节　垂体神经内分泌肿瘤

病例 1　女性，28 岁。体检发现垂体占位 1 年余。查体：神经系统体征阴性。MRI 表现见图 1-3-32。

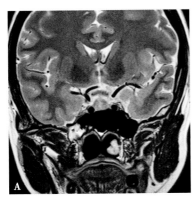
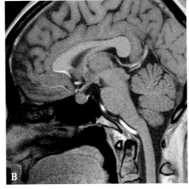
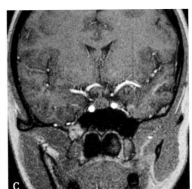

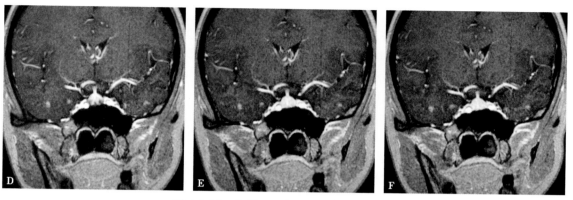

图 1-3-32 女性,28 岁。MRI 表现(A～F)

病例2 女性,27 岁。头痛 1 月余。查体:神经系统体征阴性。MRI 表现见图 1-3-33。

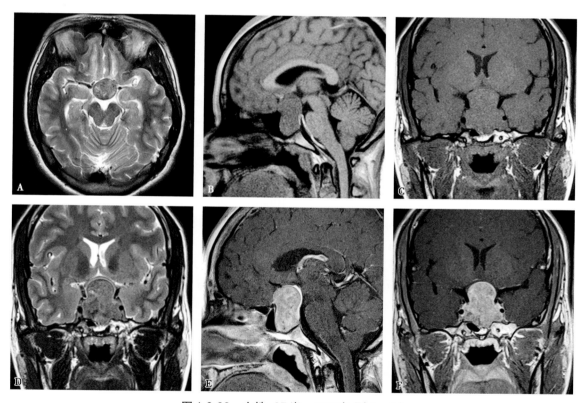

图 1-3-33 女性,27 岁。MRI 表现(A～F)

【诊断思路】

1. 临床特征 无症状(病例 1)或视力减退(病例 2)。

2. 定位诊断 鞍内 - 鞍上区。

3. 征象分析

(1)病例 1 鞍内垂体高度约 0.95cm,其内可见小结节,T_1WI 呈稍低信号,T_2WI 呈稍高信号,信号均匀,垂体柄居中,视交叉无上抬;动态增强扫描病灶延迟强化。

（2）病例 2 蝶鞍形态明显扩大，鞍底骨质下陷，鞍内 - 鞍上见不规则异常信号肿块，T_1WI 呈略等信号，T_2WI 呈略高信号，其内信号尚均匀，范围约为 2.3cm×3.3cm×3.8cm，增强呈明显不均匀强化，病灶向鞍上延伸，鞍上池闭塞，垂体柄受压显示不清，视交叉受压上抬，病灶向两侧累及双侧海绵窦边缘，部分包绕颈内动脉海绵窦段。

4. 鉴别诊断 鞍内及鞍上区占位性病变应考虑以下疾病。

（1）垂体增生：垂体靶腺功能低下所致，常见于甲状旁腺功能减退，MRI 见垂体上缘隆起，但垂体内信号均匀，增强强化均匀，垂体柄无偏移。本例不符合。

（2）颅咽管瘤：多见于儿童及青少年，好发于鞍上，肿瘤多呈囊实性；典型者 CT 可见"蛋壳样"钙化；增强扫描囊壁及实性部分均匀或不均匀明显强化。本例不符合。

（3）拉特克（Rathke）囊肿：多无明显临床表现，少部分出现内分泌紊乱和视力减退。体积小的囊肿位于垂体前后叶之间，类似"三明治"。病变增大时，易通过鞍隔的裂隙延伸至鞍上区，形成"葫芦状"，一般不会造成蝶鞍的扩大；增强扫描囊壁无强化或呈环形强化。本例不符合。

（4）垂体神经内分泌肿瘤：垂体大腺瘤蝶鞍形态可扩大，鞍底骨质可下陷。垂体柄偏移，肿瘤向上生长，中部受鞍隔限制可见"束腰征"，强化明显，可包绕颈内动脉。病例 1 和病例 2 符合。

5. 定性诊断 垂体神经内分泌肿瘤（病例 1 为垂体微腺瘤，病例 2 为垂体大腺瘤）。

【疾病分析】

1. 临床与病理 2022 版 WHO 垂体肿瘤分类标准（第 5 版）将垂体腺瘤更名为垂体神经内分泌肿瘤（pituitary neuroendocrine tumors，PitNETs）。其为鞍区最常见肿瘤，常见的有泌乳素细胞腺瘤、生长激素细胞腺瘤、泌乳素生长激素细胞瘤及促甲状腺素细胞瘤等。部分肿瘤具有侵袭性，可出现硬脑膜、海绵窦、蝶窦、骨骼浸润。功能性垂体腺瘤 / 垂体神经内分泌肿瘤可出现相关临床症状，如泌乳、闭经、肢端肥大等。肿瘤较大时可累及动眼神经、滑车神经、展神经，导致视觉障碍等症状。

2. 影像学特征 垂体微腺瘤病灶直径小于 10mm，直接征象表现为病灶多位于垂体一侧，T_1WI 呈低信号，T_2WI 呈等或高信号，信号均匀，间接征象包括垂体高度增加、上缘膨隆、鞍底骨质变薄或塌陷、垂体柄偏移；动态增强扫描呈渐进性强化。垂体大腺瘤可由鞍内向上生长突破鞍隔，出现典型的"雪人征"或"束腰征"，T_1WI 可见高信号垂体后叶拉长；可向两侧鞍旁生长，压迫或侵犯海绵窦，挤压或包绕颈内动脉海绵窦段；向下可突入蝶窦；肿瘤实性部分在 T_1WI 及 T_2WI 显示信号强度与脑灰质相似或略低，正常垂体结构多不能显示。

3. 诊断要点 "雪人征"或"束腰征"，正常垂体结构消失；垂体柄偏移。

第三十二节 灰结节错构瘤

病例 女性，8 岁。发现乳房发育 2 周。查体：神经系统体征阴性；双乳稍隆起。MRI 表现见图 1-3-34。

【诊断思路】

1. 临床特征 儿童，青春期前性早熟。

2. 定位诊断 鞍上区。

3. 征象分析

（1）鞍上区相当于垂体柄上部见结节，T_1WI 呈等信号，T_2WI 呈稍高信号，信号均匀，DWI 呈等信号，境界清楚。

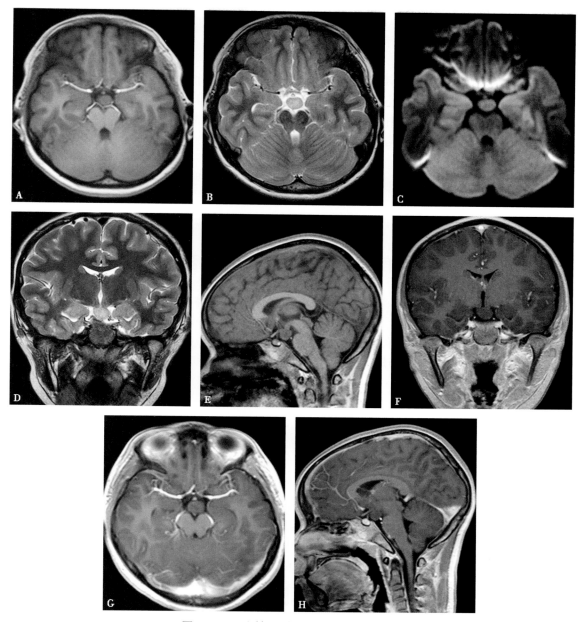

图1-3-34 女性,8岁。MRI表现(A~H)

（2）增强扫描结节未见强化。

4. 鉴别诊断 鞍上区占位性病变应考虑以下疾病。

（1）造釉细胞型颅咽管瘤：多呈囊实性肿块,信号不均匀,钙化多见;增强扫描肿块实性部分及囊壁呈明显不均匀强化。本例无强化,不符合。

（2）生殖细胞瘤：松果体区及基底节区可出现类似病灶,常可随脑脊液播散种植于室管膜及柔脑膜;增强扫描呈明显均匀或不均匀强化。本例无强化,不符合。

（3）下丘脑胶质瘤：多为毛细胞型星形细胞瘤,沿视觉通路生长,呈前后方向走行,常可出现囊变,信号多不均匀;增强扫描病灶强化。本例无强化,不符合。

（4）灰结节错构瘤：见于儿童，性早熟；T_2WI 呈等稍高信号，信号均匀，无强化。本例符合。

5. 定性诊断 灰结节错构瘤。

【疾病分析】

1. 临床与病理 灰结节错构瘤又称下丘脑神经错构瘤（hypothalamic neuronal hamartoma，HNH），主要见于儿童和婴幼儿，属于先天性发育异常，由异位的、分化良好而不规则分布的神经元构成，临床上极为罕见。肿瘤起自灰结节或乳头体，临床症状有青春期前性早熟、痴笑性癫痫及其他类型癫痫、行为异常等。可合并颅内其他发育异常，如胼胝体发育不全、大脑半球发育不全等。

2. 影像学特征 鞍上乳头体前方圆形病灶，T_1WI 呈等信号，T_2WI 呈等信号或略高信号，信号均匀，增强未见强化，境界清楚。

3. 诊断要点 儿童，青春期前性早熟；病灶信号均匀，增强未见强化。

第三十三节 脑 转 移 瘤

病例 女性，62 岁。反复头痛伴呕吐 1 周。查体：神经系统体征阴性。MRI 表现见图 1-3-35。

【诊断思路】

1. 临床特征 老年，头痛伴呕吐。

2. 定位诊断 双侧大脑半球。

3. 征象分析

（1）右侧基底节区、双侧额叶、双侧顶叶区见多发大小不一的类圆形团块状及结节状异常信号灶，T_1WI 呈低信号，T_2WI 呈等 - 高信号，其内信号不均匀；FLAIR 呈不均匀稍高信号，DWI 呈低信号，SWI 部分病灶内见低信号；病灶周围多可见不规则水肿带分布，右侧侧脑室前角受压明显。

（2）增强后呈明显不均匀强化，病灶边界显示更清。

4. 鉴别诊断 颅内多发占位性病变应考虑以下疾病。

（1）多发脑脓肿：患者有发热、意识障碍等症状，可有其他部位炎症性病变，病灶呈 T_1WI 低信号、T_2WI 高信号，囊壁扩散不受限，脓肿中心扩散明显受限，部分可见液 - 液平面或气 - 液平面；增强扫描脓肿中心无强化，可见囊壁的环形强化，伴脑膜炎时可见软脑膜强化，部分可见卫星灶（子灶）。本例不符合。

（2）胶质母细胞瘤：多为幕上单发，呈弥漫性浸润生长，信号不均匀，边界模糊，常伴瘤周片状水肿（血管源性水肿伴肿瘤浸润），可见皮质征；增强扫描病灶呈片状或"花环状"强化，灌注加权成像呈高灌注。本例不符合。

（3）淋巴瘤：多为单发，T_1WI 信号与灰质信号相似，T_2WI 呈等 - 稍高信号，信号均匀，出血、坏死、囊变少见，明显扩散受限；增强扫描病灶呈明显均匀强化，可见"脐凹征""握拳征"等，PWI 呈低灌注。本例不符合。

（4）脑转移瘤：原发恶性肿瘤病史，位于皮髓质交界区，典型影像学征象呈"小病灶、大水肿"。本例符合。

5. 定性诊断 脑内多发转移瘤。

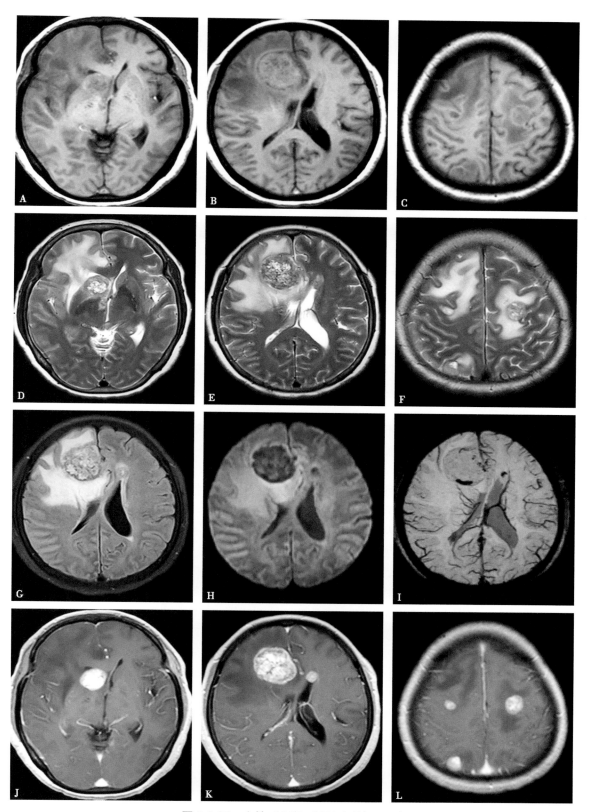

图 1-3-35 女性，62 岁。MRI 表现（A～L）

【疾病分析】

1. 临床与病理 脑转移瘤原发灶以肺癌为多见，其次为乳腺癌、胃肠道癌、肾癌。病理大体检查常见多发大小不一的结节，肿瘤中心常见出血、坏死，囊变时病灶信号不均匀，增强后呈结节状强化或环形强化，瘤周常见明显水肿带。临床症状依发病部位不同而不同。

2. 影像学特征 典型征象呈"小病灶、大水肿"；常为幕上、幕下多发病灶，多位于皮质下；T_1WI 多呈低信号，T_2WI 多呈高信号，境界清楚，肿瘤中心常见出血、坏死，囊变时病灶信号不均匀，增强后呈结节状强化或环形强化，瘤周常见明显水肿带；DWI 上部分病灶实性部分可见高信号。

3. 诊断要点 原发恶性肿瘤病史，位于皮髓质交界区，典型影像学征象呈"小病灶、大水肿"，可见"边界征"。

第三十四节　脑膜转移瘤

病例 女性，60 岁。右侧乳腺癌术后化疗后，右侧口角歪斜 1 个月，步态不稳 3 天。体检：右侧周围性面瘫。查体：右侧眼睑下垂，闭眼不全；右侧面部感觉减退，右侧鼓腮漏气，右侧鼻唇沟变浅，口角左歪，伸舌居中；左侧面部感觉正常。MRI 表现见图 1-3-36。

【诊断思路】

1. 临床特征 老年患者，既往乳腺癌病史。

2. 定位诊断 左侧额顶部及右侧额部硬脑膜、双侧顶骨、左侧额顶部皮下、右侧内听道多发病变。

3. 征象分析

（1）左侧额顶部硬脑膜见不规则异常信号，T_1WI、T_2WI 呈等信号，DWI 呈稍高信号；增强扫描左侧额顶部及右侧额部硬脑膜明显增厚并强化。

（2）左侧顶骨见骨质破坏，增强扫描见强化。

（3）左侧额顶部皮下见新月形异常信号，T_1WI、T_2WI 呈等信号，DWI 呈稍高信号；增强扫描见弧形条带状强化。

（4）增强扫描右侧内听道内见小结节状强化灶。

4. 鉴别诊断 脑膜占位性病变应考虑以下疾病。

（1）脑膜瘤：圆形、类圆形、不规则形肿块，T_1WI 呈等 - 低信号，T_2WI 呈等 - 稍高信号，DWI 呈高信号，ADC 图呈低信号，增强扫描多呈明显均匀强化；大多数肿瘤宽基底与硬膜相连，可见"硬膜尾征"、瘤周水肿；MRS 示 Cho 峰升高，NAA 峰消失，可检测到特征性丙氨酸峰（Ala，$1.3\sim1.4ppm$）；恶性脑膜瘤肿瘤边缘不规则，呈不均匀强化，邻近颅骨侵蚀或向颅外生长。本例不符合。

（2）孤立性纤维性肿瘤：呈分叶状，信号不均匀，窄基底与硬脑膜相连，增强扫描病灶明显不均匀强化，可见"硬膜尾征"，部分病灶内可见强化血管，部分轻度瘤周水肿，邻近骨质破坏，SWI 可见多发大片状或点状微出血灶及迂曲紊乱的血管。本例不符合。

（3）硬脑膜淋巴瘤：原发性硬脑膜淋巴瘤极为罕见，其病理类型几乎均为非霍奇金淋巴瘤；病灶多为均匀信号，增强扫描呈明显均匀强化，部分可呈不均匀强化，扩散明显受限，PWI 为低灌注，板障正常 T_1WI 高信号消失，邻近脑实质可见水肿。本例不符合。

（4）脑膜转移瘤：原发恶性肿瘤病史，硬脑膜转移表现为硬脑膜增厚，可伴结节状隆起，软脑膜转移呈脑回表面弯曲细线样强化。本例符合。

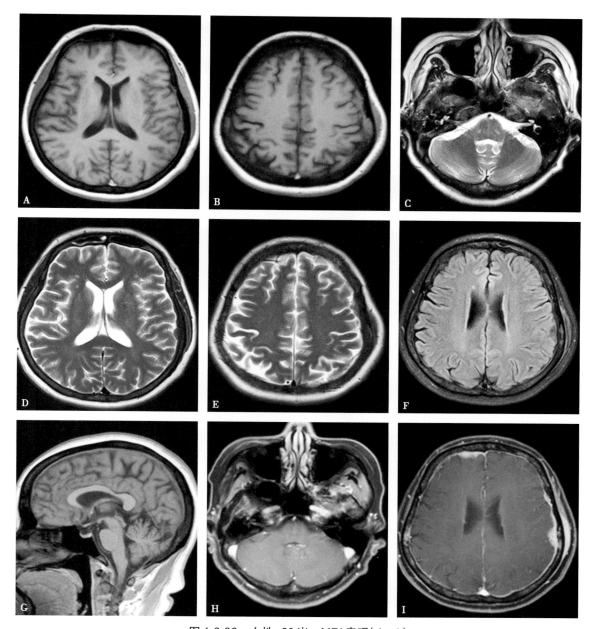

图 1-3-36 女性，60岁。MRI 表现（A～I）

5. 定性诊断 硬脑膜、颅骨、皮下、内听道转移瘤。

【疾病分析】

1. 临床与病理 脑膜转移瘤按部位分为软脑膜、硬脑膜、硬膜下和硬膜外转移瘤。软脑膜转移瘤原发灶可为髓母细胞瘤、室管膜瘤、胶质母细胞瘤，也可为身体其他部位恶性肿瘤。硬脑膜转移瘤常见于乳腺癌、淋巴瘤、前列腺癌等。临床症状有头痛、精神异常等。

2. 影像学特征 脑膜转移瘤：软脑膜转移瘤 FLAIR 序列见脑膜表面高信号，增强后可见脑回表面弯曲细线样强化；硬脑膜转移瘤见硬脑膜不均匀增厚、硬脑膜结节，T_1WI 呈略低信号，T_2WI 呈略高信号，增强后呈明显强化。病变可累及硬膜下、硬膜外、颅骨、皮下软组织。

103

3. 诊断要点　　原发恶性肿瘤病史，脑回表面弯曲细线样强化。

第三十五节　颅骨转移瘤

病例　女性，61 岁。头痛 4 个月，发现左侧额部肿物 2 个月。查体：神志清楚，左侧额顶部可触及直径约 6cm 肿物；四肢肌力、肌张力正常，病理征未引出。颅脑 MRI 和肺部 CT 表现见图 1-3-37。

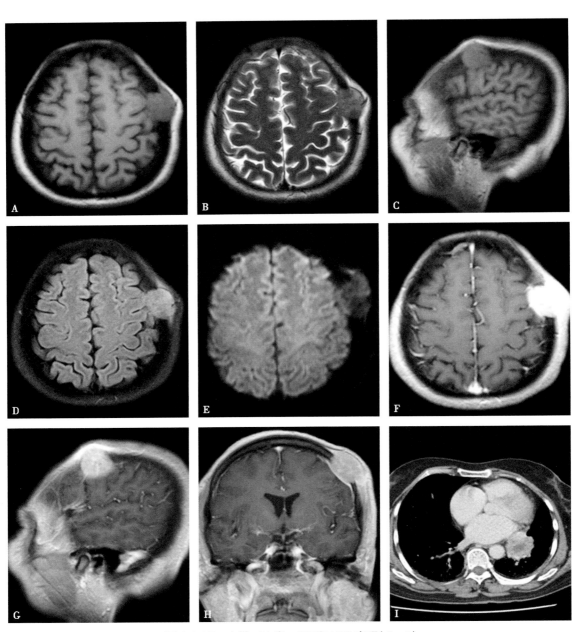

图 1-3-37　女性，61 岁。CT 和 MRI 表现(A～I)

【诊断思路】

1. 临床特征 老年患者。

2. 定位诊断 左侧额骨。

3. 征象分析

（1）左侧额骨见局限性骨质破坏，局部见团块状软组织肿块影，T_1WI 呈等信号，T_2WI 呈稍高信号，DWI 呈稍高信号，增强呈团块状明显强化，境界清楚；相邻硬脑膜稍增厚并强化。肿块跨局部颅骨内外生长，局部脑实质受压内移，邻近头皮隆起。

（2）CT 增强扫描左肺下叶见分叶状肿块，呈不均匀强化。

4. 鉴别诊断 颅骨占位性病变应考虑以下疾病。

（1）颅骨浆细胞瘤：起源于骨髓造血组织的原发性肿瘤，好发年龄为 50～60 岁，好发于扁平骨；常为多发，单发时称为孤立性浆细胞瘤。MRI 信号多样，常表现为 T_1WI 等 - 稍低信号，T_2WI 等 - 稍高信号，向颅骨内外板生长，呈双凸状。本例不符合。

（2）颅骨血管瘤：常见于顶骨、额骨，单发或多发，好发于中青年；起源于板障，向内外板膨胀性生长，常破坏外板，内板完整；T_1WI 呈低信号，T_2WI 呈明显高信号，境界清楚，增强呈均匀强化，肿瘤较大时，成分复杂，T_1WI、T_2WI 呈混杂信号。本例不符合。

（3）原发性骨内脑膜瘤：少见，常发生于颅缝或骨折线部位，多为单发，可分为成骨型、溶骨型、混合型，以成骨型常见，T_1WI、T_2WI 均呈低信号，溶骨型 T_1WI 与脑皮质信号相似，T_2WI 呈高信号；增强均呈明显均匀强化。本例不符合。

（4）颅骨转移瘤：有原发恶性肿瘤病史，溶骨性或成骨性骨质破坏，伴软组织肿块，呈团块状或结节状强化。本例符合。

5. 定性诊断 颅骨转移瘤。

【疾病分析】

1. 临床与病理 颅骨转移瘤原发灶主要来源于前列腺癌、乳腺癌、肺癌及肾癌。首先侵犯板障，继而累及内外板及相邻结构，骨质破坏分为溶骨性或成骨性，或二者兼有。临床主要表现为头痛、头部包块。

2. 影像学特征 颅骨转移瘤可致溶骨性或成骨性骨质破坏，溶骨性者 T_1WI 多呈低信号，T_2WI 呈高信号，成骨性者 T_1WI、T_2WI 均呈低信号，增强后见不均匀强化；相邻的硬脑膜受累，可见线状或结节状强化。

3. 诊断要点 原发恶性肿瘤病史，溶骨性或成骨性骨质破坏，伴软组织肿块。

第三十六节　表皮样囊肿

(病例) 男性，35 岁。反复头晕、头痛 1 月余。查体：神经系统体征阴性。MRI 表现见图 1-3-38。

【诊断思路】

1. 临床特征 无明显临床特征。

2. 定位诊断 左侧顶枕部。

3. 征象分析

（1）左侧顶枕部近中线处可见类圆形异常信号，T_1WI 呈低信号，T_2WI 呈高信号，FLAIR 呈高信号，DWI 呈高信号，周围脑实质受压，未见水肿带。

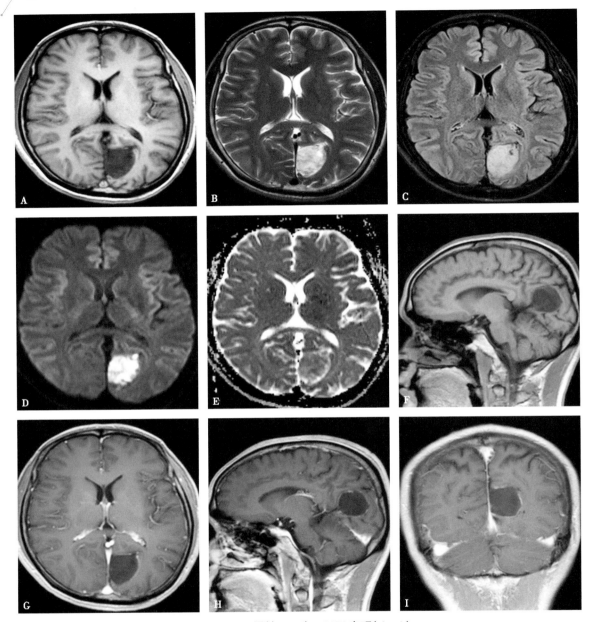

图 1-3-38 男性，35 岁。MRI 表现（A～I）

（2）增强扫描未见强化，境界清楚。

4. 鉴别诊断 颅内囊性病变应考虑以下疾病。

（1）蛛网膜囊肿：在各序列信号均与脑脊液一致，FLAIR 呈脑脊液样低信号，DWI 呈低信号；增强扫描未见强化，境界清楚，可致相邻颅骨受压，见局限性光滑弧形压迹。本例 DWI 呈低信号，不符合。

（2）表皮样囊肿：T_1WI、T_2WI 信号与脑脊液相似，FLAIR 呈稍高信号，或不均匀稍低信号，但信号高于脑脊液，DWI 呈高信号，增强无强化。本例 FLAIR 信号高于脑脊液、DWI 高信号，符合。

5. 定性诊断 左侧顶枕部表皮样囊肿。

【疾病分析】

1. 临床与病理 表皮样囊肿为良性肿瘤，先天性者为皮肤外胚层来源肿瘤，获得性者为外伤后皮肤被挤压至深部组织，囊肿壁脱落角化形成。病理大体检查呈类圆形，表面光滑或呈分叶状，有包膜，与脑组织境界清楚；外观呈乳白色，又称胆脂瘤。镜下囊壁由鳞状上皮同心圆状排列，囊内见角质碎屑、固态胆固醇结晶及其他类脂质成分，有的可见钙盐沉着；可包裹血管和脑神经；病灶多位于桥小脑角池、鞍区、鞍旁等处。临床症状与肿瘤所在部位有关，可出现相应的脑神经受压症状、小脑症状、颅内压增高、视力障碍等。

2. 影像学特征 表皮样囊肿 T_1WI 呈低信号，T_2WI 呈高信号，FLAIR 呈低信号但信号高于脑脊液，DWI 呈高信号，可能与肿瘤内鳞状细胞层状排列，具有较强的各向异性，限制了扩散有关；增强未见强化，边缘可呈分叶状，境界清楚；可致相邻颅骨骨质破坏。

3. 诊断要点 FLAIR 信号高于脑脊液；DWI 呈高信号；增强未见强化。

第三十七节 拉特克囊肿

病例 1 男性，39 岁。3 个月前无明显诱因出现双眼视物模糊。查体：双眼颞侧视野缺损，余神经系统体征阴性。MRI 表现见图 1-3-39。

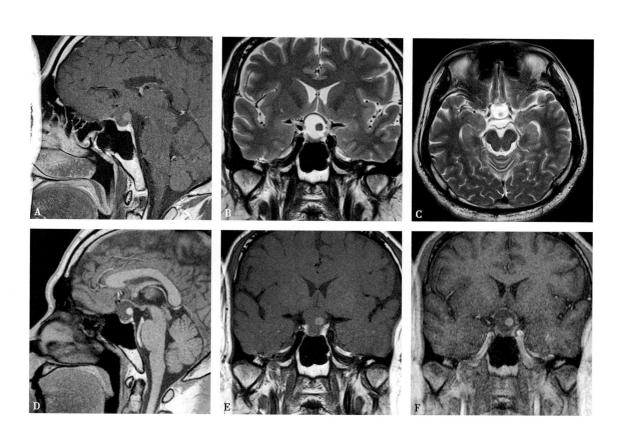

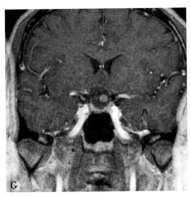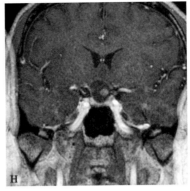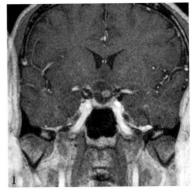

图 1-3-39　男性，39 岁。MRI 表现（A～I）

【诊断思路】

1. 临床特征　双眼视物模糊，颞侧视野缺损。

2. 定位诊断　鞍内 - 鞍上区。

3. 征象分析

（1）鞍内 - 鞍上区见类圆形异常信号灶，T_1WI 呈低信号，T_2WI 呈高信号，腔内另见小结节状 T_1WI 稍高信号、T_2WI 低信号（胶样小体），境界清楚。垂体受压变扁。

（2）T_1WI 动态增强扫描病灶囊壁见强化，病灶内小结节未见强化，垂体柄受压显示欠清，视交叉受压上抬。

4. 鉴别诊断　鞍区囊性病变应考虑以下疾病。

（1）垂体神经内分泌肿瘤：病灶位于垂体前叶，垂体柄受压移位。本例不符合。

（2）空蝶鞍：鞍内呈囊样信号，病灶内可见垂体柄。本例不符合。

（3）拉特克（Rathke）囊肿：脑脊液样信号 /T_1WI 高信号；T_2WI 病灶内见低信号胶样小体；增强未见强化。本例符合。

5. 定性诊断　Rathke 囊肿。

病例 2　男性，75 岁。四肢震颤、动作迟缓 5 年余。查体：表情呆滞；四肢肌力 5 级，肌张力增高；腱反射活跃，深浅感觉无异常；共济运动检查欠合作，病理征均未引出。MRI 表现见图 1-3-40。

【诊断思路】

1. 临床特征　四肢震颤、动作迟缓。

2. 定位诊断　鞍内。

3. 征象分析

（1）蝶鞍前后径增宽，鞍内见一处圆形异常信号灶，T_1WI 呈低信号，T_2WI 呈高信号；垂体前叶及垂体柄受压前移，信号未见明显异常。

（2）增强扫描未见强化，境界清楚。

4. 鉴别诊断　鞍区囊性病变鉴别同病例 1。

5. 定性诊断　Rathke 囊肿。

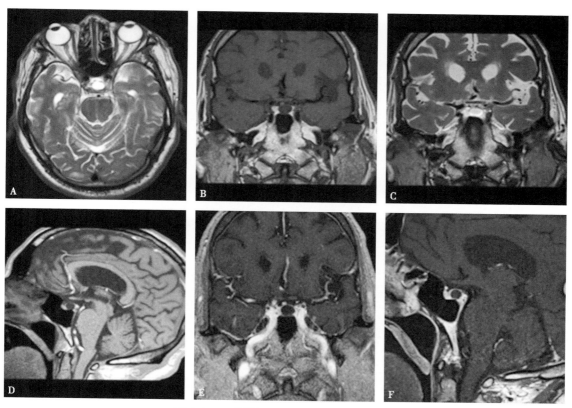

图 1-3-40　男性,75 岁。MRI 表现(A ~ F)

【疾病分析】

1. 临床与病理　拉特克囊肿又称 Rathke 囊肿或颅颊裂囊肿,位于垂体前叶的前部和中部之间的腔隙内;可见于任何年龄;多位于鞍内,少数可向鞍上生长而出现相应的视力障碍等症状。

2. 影像学特征　Rathke 囊肿信号多样,但极少钙化,囊肿内胶样小体为其特征性表现,T_1WI 可呈高或低信号,T_2WI 呈低信号(主要成分为蛋白质和胆固醇结晶);增强扫描病灶无强化;垂体柄受压前移。

3. 诊断要点　脑脊液样信号 /T_1WI 高信号;T_2WI 病灶内可见低信号胶样小体;增强未见强化。

第三十八节　脉络膜裂囊肿

病例　女性,55 岁。体检发现。查体:神经系统体征阴性。MRI 表现见图 1-3-41。

【诊断思路】

1. 临床特征　无明显临床特征。

2. 定位诊断　右侧颞部。

3. 征象分析　右侧颞叶内侧部见椭圆形液性异常信号,T_1WI 呈低信号,T_2WI 呈高信号,FLAIR 呈低信号,增强后无强化,境界清楚。

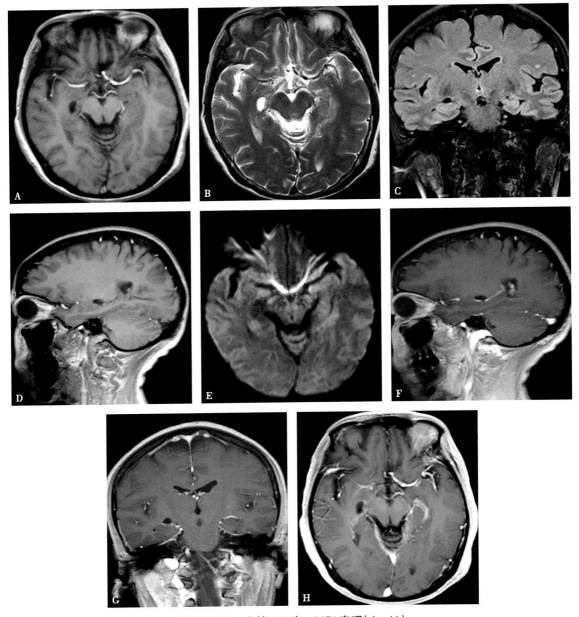

图 1-3-41　女性，55 岁。MRI 表现（A～H）

4. 鉴别诊断 颞部囊性病变应考虑以下疾病。

（1）软化灶：位于脑实质内，形态多不规则，张力低，侧脑室颞角及同侧环池常扩大，FLAIR序列上部分软化灶周围可见胶质增生形成的高信号环。本例不符合。

（2）脉络膜裂囊肿：颞叶内侧脉络膜裂内；信号与脑脊液一致，增强无强化。本例符合。

5. 定性诊断 右侧颞部脉络膜裂囊肿。

【疾病分析】

1. 临床与病理 脉络膜裂囊肿是在胚胎发育过程中沿脉络膜裂形成脑室脉络丛时发生障碍而形成。胚胎发育过程中,大脑半球内侧面皮质局限性增厚,形成海马嵴(海马原基),海马嵴下方的半球内侧壁薄弱,其表面富血管的软脑膜由此突入侧脑室形成侧脑室脉络丛,软脑膜突入侧脑室处形成脉络膜裂。随着大脑半球发育中侧脑室位置的变化,脉络膜裂的位置也相应地发生变化,最终位于海马的内上方;病理上具有原始室管膜和/或脉络膜丛的特征,其内衬有上皮组织。

2. 影像学特征 脉络膜裂囊肿好发于颞叶内侧脉络膜裂内,以右侧较多见;囊肿多呈圆形、椭圆形,沿脉络膜裂方向从后上至前下走行,居侧脑室下角的内侧、海马内上方,境界清楚,内无实性成分,T₁WI、T₂WI、FLAIR 及 DWI 上囊肿信号均与脑脊液信号一致,囊肿周围无水肿,增强扫描无强化,境界清楚。

3. 诊断要点 沿脉络膜裂方向从后上至前下走行;信号与脑脊液一致,增强后未见强化。

第三十九节 蛛网膜囊肿

病例 男性,10 岁。头晕 7 年余,1 年来意识丧失间断性发作。查体:神经系统体征阴性。MRI 表现见图 1-3-42。

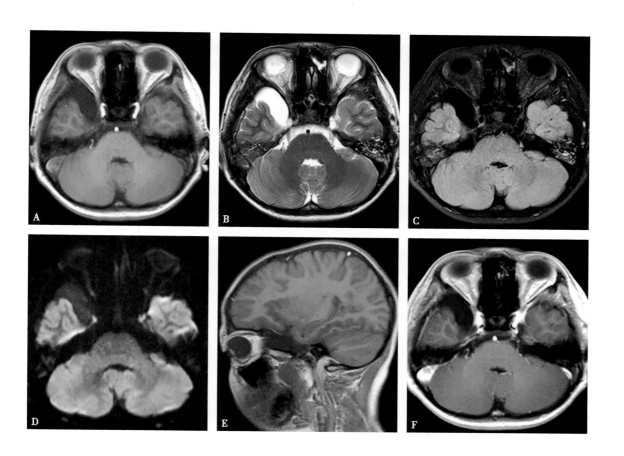

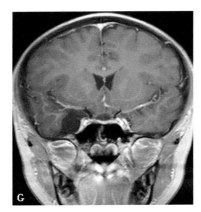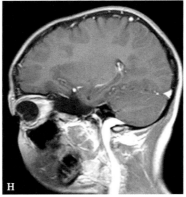

图 1-3-42 男性，10 岁。MRI 表现（A～H）

【诊断思路】

1. 临床特征 意识丧失间断性发作。

2. 定位诊断 右侧颅中窝外侧裂池处。

3. 征象分析

（1）右侧颅中窝见长椭圆形水样信号，T_1WI 呈低信号，T_2WI 呈高信号，FLAIR、DWI 均呈低信号，信号均匀，境界清楚，邻近脑实质及蝶骨受压。

（2）增强扫描未见强化，境界清楚。

4. 鉴别诊断 脑池区囊性病变应考虑以下疾病。

（1）表皮样囊肿：T_1WI 呈低信号，T_2WI 呈高信号，FLAIR 呈低信号但信号高于脑脊液，DWI 呈高信号，增强未见强化，边缘可呈分叶状，境界清楚；可致相邻颅骨骨质破坏。本例 DWI 呈低信号，不符合。

（2）蛛网膜囊肿：各序列信号均与脑脊液一致，DWI 无扩散受限，增强无强化。本例符合。

5. 定性诊断 蛛网膜囊肿。

【疾病分析】

1. 临床与病理 蛛网膜囊肿属于先天性良性颅内囊肿病变，是发育期蛛网膜分裂异常所致。囊壁多为蛛网膜、神经胶质及软脑膜，囊内有脑脊液样囊液。囊肿位于脑表面、脑裂及脑池部，不累及脑实质。病灶多为单发，少数多发；多见于儿童及青少年。患者多无症状，体积大者可同时压迫脑组织及颅骨，可产生神经症状及颅骨发育改变。

2. 影像学特征 在各序列上信号均与脑脊液一致，T_1WI 呈明显低信号，T_2WI 呈明显高信号，FLAIR 呈脑脊液样低信号，DWI 呈低信号；增强扫描未见强化，边缘光滑，境界清楚，可致相邻颅骨受压，见局限性光滑弧形压迹。

3. 诊断要点 多见于儿童及青少年；各序列信号与脑脊液一致，增强扫描无强化。

（邢 振 佘德君 杨谢锋 周晓芳 苏 妍 曹代荣）

推 荐 阅 读

[1] ASA S L，METE O，PERRY A，et al. Overview of the 2022 WHO classification of pituitary tumors. Endocr Pathol，2022，33（1）：6-26.

[2] BAIANO C，DELLA MONICA R，FRANCA R A，et al. Atypical teratoid rhabdoid tumor: a possible oriented

female pathology? Front Oncol, 2022, 12: 854437.

[3] CHONG A W, MCADORY L E, LOW D C Y, et al. Primary intraventricular tumors—imaging characteristics, post-treatment changes and relapses. Clin Imaging, 2022, 82: 38-52.

[4] LOUIS D N, PERRY A, WESSELING P, et al. The 2021 WHO classification of tumors of the central nervous system: a summary. Neuro Oncol, 2021, 23 (8): 1231-1251.

[5] REDDY N, ELLISON D W, SOARES B P, et al. Pediatric posterior fossa medulloblastoma: the role of diffusion imaging in identifying molecular groups. J Neuroimaging, 2020, 30 (4): 503-511.

第四章 颅内外伤性疾病

第一节 硬膜下血肿

病例 男性，36岁。外伤后3天。查体：神经系统体征阴性。MRI表现见图1-4-1。

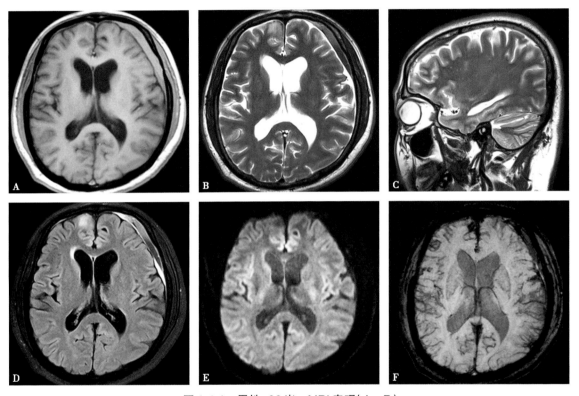

图1-4-1 男性，36岁。MRI表现（A～F）

【诊断思路】

1. 临床特征 青年男性，外伤史。

2. 定位诊断 左侧额顶部及右侧额部硬膜下间隙、右侧额叶脑实质。

3. 征象分析

（1）左侧额顶部及右侧额部颅板下方见新月形异常信号，T_1WI呈高信号，T_2WI及FLAIR呈高-低信号，DWI及SWI呈低信号，以左侧为著，境界清楚。

（2）右侧额叶见小片状异常信号，T_1WI呈稍低信号，病灶表面见弧形高信号，T_2WI及FLAIR呈高信号，DWI呈稍低信号，SWI呈低信号，边界不清。

4. 鉴别诊断 颅板下方异常信号灶应考虑以下疾病。

（1）硬膜外血肿：常位于着力点周围，多伴有同侧颅骨骨折，呈梭形，不跨颅缝，可跨中线和小脑幕；血肿内缘与邻近蛛网膜下腔、脑组织之间可见层状低信号硬脑膜分隔。本例病灶跨颅缝，不符合。

（2）外伤性硬膜下积液：表现为颅骨内板下方新月形脑脊液样异常信号，T_1WI 呈低信号，T_2WI 呈高信号，FLAIR 通常呈低信号。本例不符合。

（3）硬膜下血肿：常位于着力点对侧；呈新月形，可跨颅缝，不跨中线和小脑幕。本例符合。

5. 定性诊断 硬膜下血肿、脑挫裂伤。

【疾病分析】

1. 临床与病理 硬膜下血肿位于硬脑膜与蛛网膜之间，常见于对冲伤，多位于着力点对侧、大脑凸面，多由桥静脉撕裂引起。血肿通常呈新月形，范围广泛，可骑跨颅缝，但不跨中线和小脑幕。临床上急性硬膜下血肿患者常出现持续性昏迷、单侧瞳孔散大和其他脑压迫症状，通常无中间清醒期。

2. 影像学特征 硬膜下血肿通常呈新月形或带状，可跨颅缝，但不跨中线和小脑幕，范围广泛，较大者常有明显的占位效应，表现为邻近脑实质受压，同侧侧脑室变窄，中线结构向对侧偏移。血肿信号随时间变化：超急性期时，血肿内为细胞内含氧血红蛋白，T_1WI 及 T_2WI 均呈新月形等信号；急性期时，由于细胞内脱氧血红蛋白的存在，血肿 T_1WI 呈等或低信号，T_2WI 呈低信号；亚急性期早期时，血肿内为细胞内高铁血红蛋白，T_1WI 呈高信号，T_2WI 仍呈低信号；亚急性期晚期时，血肿内为细胞外高铁血红蛋白，T_1WI 及 T_2WI 均呈高信号；慢性期时，血肿 T_1WI 呈低信号，T_2WI 呈高信号。

3. 诊断要点 外伤史；硬膜下间隙；新月形或带形，不跨中线和小脑幕。

第二节 硬膜外血肿

病例 女性，16 岁。外伤后致头痛不适 3 天。查体：神志清楚，查体合作，无发热；双侧肢体肌力、肌张力正常；双侧肢体腱反射活跃对称，病理征未引出；颈软，双侧克尼格征阴性。MRI 表现见图 1-4-2。

【诊断思路】

1. 临床特征 年轻女性，外伤史。

2. 定位诊断 左侧顶部硬膜外间隙、左侧额部硬膜下间隙。

3. 征象分析

（1）左侧顶骨内板下方见双凸透镜状异常信号，境界清楚，T_1WI 呈混杂高信号，T_2WI 及 FLAIR 呈混杂低信号，DWI 及 SWI 呈低信号；相邻左侧额顶叶脑实质呈受压改变，左侧侧脑室受压变窄；病灶内缘见层状 T_2WI 低信号。

（2）左侧额部颅板下另见新月形异常信号，境界清楚，T_1WI 呈低信号，T_2WI 及 FLAIR 呈高信号，DWI 呈稍低信号，SWI 呈等信号。

4. 鉴别诊断 颅板下方异常信号灶应考虑以下疾病。

（1）硬膜下血肿：常继发于对冲伤，位于着力点对侧，呈新月形或带形，可跨颅缝，但不跨中线和小脑幕，范围广泛，常引起脑内结构受压移位。本例不跨颅缝，不符合。

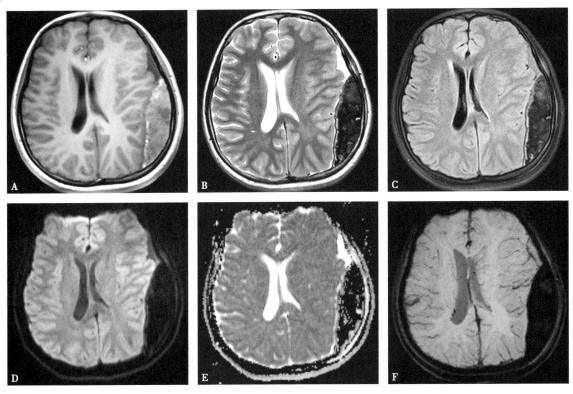

图 1-4-2　女性，16 岁。MRI 表现（ A～F ）

（2）硬膜外血肿：常位于着力点周围，多伴有同侧颅骨骨折，呈梭形，不跨颅缝，可跨中线和小脑幕；血肿内缘与邻近蛛网膜下腔、脑组织之间可见层状低信号硬脑膜分隔。本例病灶不跨颅缝，符合。

5. 定性诊断　硬膜外血肿、硬膜下积液。

【疾病分析】

1. 临床与病理　硬膜外血肿位于硬脑膜外层与颅骨内面之间，多见于着力点处，常伴颅骨骨折，位于颞部者多由于脑膜中动脉撕裂引起，位于幕上者可由脑膜中静脉、板障静脉或硬脑膜静脉窦损伤所致。硬膜外血肿呈梭形或双凸透镜状，境界清楚。临床表现为意识障碍、颅内压增高及局灶性神经症状，可以出现中间清醒期。

2. 影像学特征　硬膜外血肿呈梭形或双凸透镜状，不跨颅缝，可跨中线及天幕。血肿 MRI 信号随时间变化。血肿内缘与邻近蛛网膜下腔、脑组织之间可见层状 T_2WI 低信号，为硬脑膜。

3. 诊断要点　外伤史；硬膜外间隙；双凸透镜状，不跨颅缝，内缘见硬脑膜。

第三节　脑挫裂伤

病例　男性，28 岁。外伤后不省人事伴胡言乱语 4 余天。查体：神志不清；双眼轻度肿胀，右眼结膜下轻度出血；双侧膝腱反射减退；颈软，克尼格征阴性；左侧巴宾斯基征可疑阳性；右侧巴宾斯基征阴性。MRI 表现见图 1-4-3。

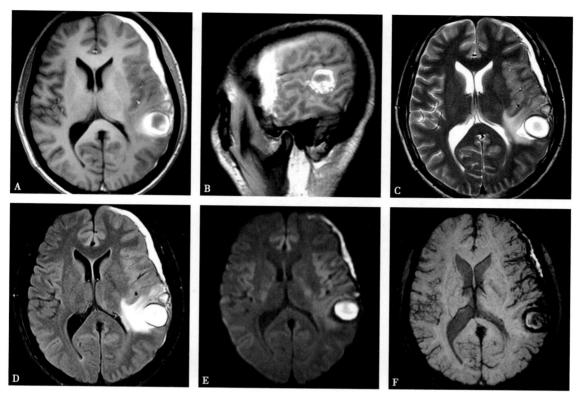

图 1-4-3 男性,28 岁。MRI 表现(A ~ F)

【诊断思路】

1. 临床特征 青年男性,外伤史,脑膜刺激征阳性。

2. 定位诊断 左侧颞顶叶脑实质、左侧额顶部硬膜下间隙。

3. 征象分析

(1)左侧颞顶叶见结节状异常信号,境界清楚,T_1WI、T_2WI 及 DWI 呈高信号,SWI 呈环形低信号,病灶周围见片状水肿,边界欠清,左侧侧脑室略受压变窄。

(2)左侧额顶部颅板下见带状异常信号,信号同脑内病灶。

4. 定性诊断 脑挫裂伤、硬膜下血肿。

【疾病分析】

1. 临床与病理 脑挫裂伤是颅脑外伤所致的脑组织局灶性损伤,包括脑挫伤和脑裂伤,多见于着力点及对冲部位,常见于额叶前下部和颞叶前下部。病理上脑挫伤是脑组织的损伤,形成皮质及皮质下白质点状出血灶,可融合形成较大的血肿;脑裂伤是脑组织、软脑膜和血管的断裂,两者多同时存在,周围脑组织常出现水肿。脑挫裂伤常同时伴有硬膜外血肿、硬膜下血肿和蛛网膜下腔出血。

2. 影像学特征 脑挫裂伤呈高 - 低信号,出血区 MRI 信号随时间变化;水肿区 T_1WI 呈低信号,T_2WI 呈高信号。

3. 诊断要点 外伤史;脑实质出血及水肿,呈高 - 低信号。

第四节　外伤性蛛网膜下腔出血

病例 男性，30 岁。外伤致全身多处疼痛 1 天。查体：神志清楚，查体配合；右侧眼睑肿胀，眶周皮下淤血；四肢肌力、肌张力正常，颈软，双侧克尼格征可疑阳性；双侧巴宾斯基征阴性。MRI 表现见图 1-4-4。

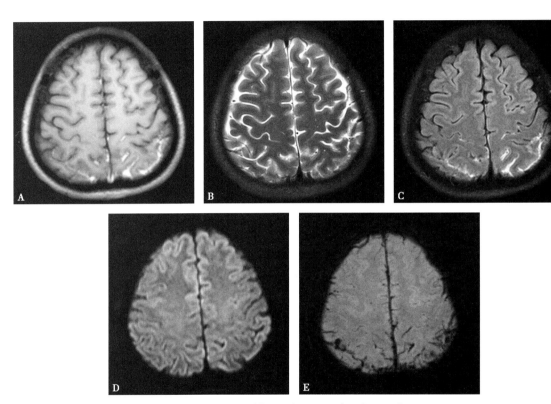

图 1-4-4　男性，30 岁。MRI 表现（A～E）

【诊断思路】

1. 临床特征　青年男性，外伤史，脑膜刺激征阳性。

2. 定位诊断　蛛网膜下腔。

3. 征象分析　双侧额顶部脑沟见多发异常信号，T_1WI、T_2WI 及 FLAIR 呈铸型样高信号，SWI 呈低信号。

4. 定性诊断　外伤性蛛网膜下腔出血。

【疾病分析】

1. 临床与病理　外伤性蛛网膜下腔出血是颅内血管破裂后血液流入蛛网膜下腔，通常位于着力点或对冲部位，常伴有硬膜下血肿及脑挫裂伤。出血多位于脑沟、鞍上池、外侧裂池和桥小脑角池等处。临床常有剧烈头痛、呕吐、意识障碍等症状。腰椎穿刺可见血性脑脊液。

2. 影像学特征　蛛网膜下腔出血表现为脑沟、脑池内局限或广泛的铸型样异常信号，FLAIR 呈高信号，SWI 呈低信号。常伴有脑室内出血，可致脑积水。

3. 诊断要点　外伤史；脑沟、脑池铸型样异常信号。

第五节　硬膜下积液

病例　男性，64岁。外伤致意识不清10余小时。查体：昏迷，查体欠合作；左侧瞳孔等大等圆，直径3mm，对光反射灵敏，右侧眼睑肿胀，瞳孔5mm，对光反射消失；病理征未引出。MRI表现见图1-4-5。

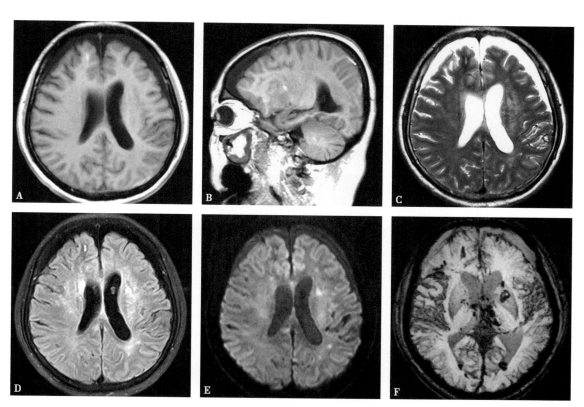

图1-4-5　男性，64岁。MRI表现（A～F）

【诊断思路】

1. 临床特征　老年男性，外伤史，意识不清。

2. 定位诊断　硬膜下间隙、脑实质。

3. 征象分析

（1）双侧额部颅板下见新月形异常信号，T_1WI呈低信号，T_2WI呈高信号，FLAIR及DWI呈低信号，邻近脑回受压变平。

（2）双侧额叶、左侧顶叶见多发斑点状异常信号，T_1WI呈稍低或高信号，T_2WI呈高信号，部分病灶DWI呈高信号；双侧额叶、基底节区、丘脑、双侧侧脑室后角见多发SWI低信号。

4. 鉴别诊断　硬膜下新月形异常信号灶应考虑以下疾病。

（1）慢性硬膜下血肿：T_1WI信号高于脑脊液，FLAIR呈高信号，增强血肿周围可见强化包膜。本例不符合。

（2）硬膜下积液：各序列信号改变均同脑脊液。本例符合。

5. 定性诊断　外伤性硬膜下积液、弥漫性轴索损伤、脑室积血。

【疾病分析】

1. 临床与病理　外伤性硬膜下积液又称为硬膜下水瘤，是外伤时蛛网膜出现小的撕裂，形成单向瓣口，脑脊液经破口流入并积聚于硬脑膜下腔，可转变为硬膜下血肿。临床上急性期可有颅内高压表现，亚急性期和慢性期可有视物模糊、复视和视盘水肿。

2. 影像学特征　外伤性硬膜下积液 MRI 上表现为单侧或双侧，呈新月形，信号与脑脊液相仿，T_1WI 呈低信号，T_2WI 呈高信号，FLAIR 多呈低信号，病灶邻近脑实质呈受压推移改变，脑沟变平或消失，大量积液时可出现显著的占位效应。

3. 诊断要点　外伤史；硬膜下间隙；信号与脑脊液相仿。

第六节　弥漫性轴索损伤

病例　女性，47 岁。车祸外伤后昏迷 42 天。查体：昏迷；四肢痛刺激伸直，肌张力高；双侧病理征阳性。MRI 表现见图 1-4-6。

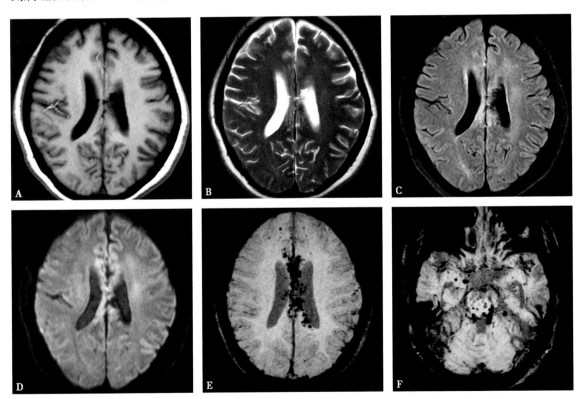

图 1-4-6　女性，47 岁。MRI 表现（A～F）

【诊断思路】

1. 临床特征　中年女性，明确外伤史，病理征阳性。

2. 定位诊断　胼胝体、脑干、脑灰质和白质交界处。

3. 征象分析　胼胝体见片状异常信号，T_1WI 呈低信号，T_2WI、FLAIR 及 DWI 均呈高信号，边界欠清；SWI 示脑干及胼胝体多发点状低信号，双侧额叶灰质和白质交界处见散在点状低信号。

4. 定性诊断 弥漫性轴索损伤。

【疾病分析】

1. 临床与病理 弥漫性轴索损伤是一种闭合性弥漫性颅脑损伤，是大脑受到剪切力作用导致皮质、髓质相对运动，引起相应部位撕裂和轴索损伤，通常位于额颞部灰质和白质交界处、胼胝体及脑干背侧。病理上见轴索肿胀、断裂和轴索回缩球，周围间质水肿，多发小出血灶。临床症状严重而影像表现轻，常出现昏迷、偏瘫、颈强直等症状。

2. 影像学特征 典型表现为灰质和白质交界处、胼胝体、脑干等处异常信影，非出血灶 T_1WI 呈低信号，T_2WI 呈高信号，DWI 急性期可呈高信号；出血灶 MRI 信号随时间变化，SWI 对出血灶有很高的检出能力，呈点状、片状低信号。

3. 诊断要点 外伤史；灰质和白质交界处、胼胝体、脑干信号异常；急性期非出血灶 DWI 呈高信号；出血灶 SWI 呈低信号。

第七节　外伤性脑梗死

病例 男性，2 岁 10 个月。跌落致右侧肢体无力 1 天余。查体：哭笑时口角向左侧歪斜，右侧鼻唇沟变浅，左侧鼻唇沟正常；右侧肢体肌力 1 级，左侧肢体肌力上下肢均 5 级；右侧膝腱、跟腱反射未引出，左侧膝腱、跟腱反射正常；余神经系统体征阴性。MRI 表现见图 1-4-7。

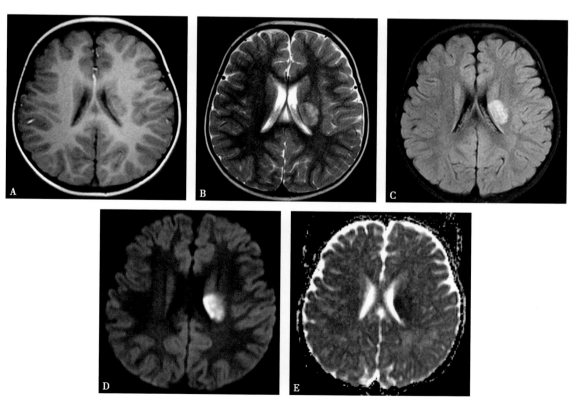

图 1-4-7　男性，2 岁 10 个月。MRI 表现（A～E）

【诊断思路】

1. 临床特征　学龄前期男童，外伤史，急性起病。

2. 定位诊断　左侧基底节区。

3. 征象分析

（1）左侧基底节区见片状异常信号，T_1WI 呈稍低信号，T_2WI 呈不均匀高信号，FLAIR 呈高信号。

（2）DWI 呈明显高信号，相应 ADC 图呈低信号，提示扩散受限。

4. 定性诊断　外伤性脑梗死。

【疾病分析】

1. 临床与病理　外伤性脑梗死是外伤性脑损伤最严重的继发性损伤之一，目前确切的机制尚未完全明确，可能产生机制包括颅内占位效应（如脑疝、血肿）引起的血管压迫、血管损伤（如夹层、断裂）、栓塞、脑血管痉挛、凝血功能障碍和全身低灌注等，大脑后动脉供血区的梗死最常见，其次为大脑前动脉和大脑中动脉供血区。临床上外伤性脑梗死可发生在外伤后数小时至数周内，通常于住院治疗期间确诊，患者可出现意识障碍、昏迷、头痛、局灶性神经功能缺损等症状，有病情加重的趋势。

2. 影像学特征　典型表现为受累血管呈受压、推移、狭窄或闭塞改变，梗死区分布与受累动脉供血区相一致。急性期，梗死区 T_1WI 呈低信号，T_2WI 呈高信号，DWI 呈高信号，ADC 图呈低信号；亚急性期，DWI 呈稍高信号，ADC 图呈等信号，增强可见脑回样强化；慢性期，DWI 呈低信号，ADC 图呈高信号。软化灶 FLAIR 呈低信号，周围胶质增生呈环形高信号。此外，MRI 可见脑水肿、脑疝、脑挫裂伤、血肿等表现。

3. 诊断要点　外伤史；脑组织缺血性改变。

第八节　外伤性颈内动脉海绵窦瘘

病例　男性，45 岁。外伤后左眼肿胀伴头痛 2 周。查体：头痛，呈闷胀痛，伴恶心、视物重影；神志清楚，查体配合；左眼肿胀，瞳孔圆形，直径约 4.5mm，对光反射消失，眼睑下垂，眼球固定，眼眶周围闻及血管杂音；余体征阴性。MRI 表现见图 1-4-8。

【诊断思路】

1. 临床特征　中年男性，外伤史，左眼肿胀突出，脑神经麻痹症状。

2. 定位诊断　海绵窦、眼眶。

3. 征象分析　左侧海绵窦扩大，T_2WI 见低信号的迂曲扩张流空血管，与邻近大脑中动脉海绵窦段相通，左侧眼上静脉明显扩张，左侧眼外肌增厚，眼球明显突出。

4. 定性诊断　外伤性颈内动脉海绵窦瘘。

【疾病分析】

1. 临床与病理　外伤性颈内动脉海绵窦瘘是由外伤引起的颈内动脉海绵窦段或其分支管壁破裂，与海绵窦之间形成异常的动静脉交通。临床常表现为外伤后出现血管杂音、搏动性突眼、复视、流泪、红眼、眼部异物感、视力下降和头痛等症状。

2. 影像学特征　典型 MRI 表现为患侧眼球突出，海绵窦扩大，外侧壁突出，眼上静脉增粗，眼外肌增厚，T_2WI 海绵窦及眼上静脉见低信号流空血管，动态增强扫描示患侧海绵窦于动脉期强化。

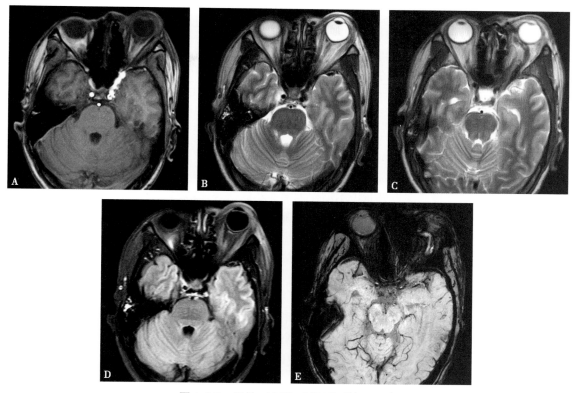

图 1-4-8 男性,45 岁。MRI 表现(A~E)

3. 诊断要点 外伤史,海绵窦扩大,眼上静脉增粗,患侧眼球突出。

（李猛城 曹代荣）

推 荐 阅 读

[1] BRUGGEMAN G F, HAITSMA I K, DIRVEN C M F, et al. Traumatic axonal injury（TAI）: definitions, pathophysiology and imaging—a narrative review. Acta Neurochirurgica, 2021, 163（1）: 31-44.

[2] HENDERSON A D, MILLER N R, Carotid-cavernous fistula: current concepts in aetiology, investigation, and management. Eye, 2018, 32（2）: 164-172.

[3] MALLON S, KWIECIEN J M, KARIS J P. Imaging of neurotrauma in acute and chronic settings. Curr Neuropharmacol, 2021, 19（8）: 1178-1190.

[4] SCHWEITZER A D, NIOGI S N, WHITLOW C T, et al. Traumatic brain injury: imaging patterns and complications. Radiographics, 2019, 39（6）: 1571-1595.

第五章　脑血管疾病

第一节　动静脉畸形

病例　男性，29 岁。突发性意识不清伴抽搐 5 小时。查体：浅昏迷，双侧肢体肌力、肌张力正常，双侧深浅感觉正常，双侧病理征未引出；脑膜刺激征阴性。CT 和 MRI 表现见图 1-5-1。

【诊断思路】

1. 临床特征　青年男性，意识障碍、癫痫发作。

2. 定位诊断　右侧额叶。

3. 征象分析

（1）右侧额叶结节，CT 平扫呈稍高密度，增强呈明显强化，CTA 见畸形血管团，见右侧大脑中动脉供血，并见增粗引流静脉汇入上矢状窦。

（2）右侧额叶见局限性高 - 低信号灶，T_2WI 见流空信号，FLAIR 呈低信号；增强见畸形血管团呈明显强化，并见粗大引流静脉。

（3）SWI 显示畸形血管团、引流静脉、出血灶呈低信号。

4. 鉴别诊断　颅内异常增粗血管应考虑以下疾病。

（1）动静脉瘘：可见供血动脉及粗大引流静脉，但供血动脉增粗不明显，无畸形血管团。本例见畸形血管团，不符合。

（2）动静脉畸形：可见增粗的供血动脉、畸形血管团和粗大引流静脉。本例符合。

5. 定性诊断　动静脉畸形。

【疾病分析】

1. 临床与病理　动静脉畸形多位于幕上，病灶由供血动脉、畸形血管团、引流静脉组成。发病年龄多在 20～40 岁，临床表现为头痛、抽搐和血管破裂出血的症状。

2. 影像学特征　动静脉畸形在 T_1WI 和 T_2WI 均表现为不规则迂曲流空血管影，呈蜂窝状低或无信号区，其内有血栓形成时见病灶内夹杂高信号；并可见增粗的供血动脉、扩张的引流静脉，常引流入上矢状窦。病灶破裂出血形成血肿时，局部脑实质见血肿信号，急性期 T_1WI 呈低信号、T_2WI 呈高信号，亚急性期 T_1WI、T_2WI 均呈高信号，慢性期 T_1WI 呈低信号、T_2WI 呈高信号。SWI 显示畸形血管团、引流静脉、出血灶呈低信号。MRA 或 CTA 亦可见畸形血管团。

3. 诊断要点　畸形血管团，可见增粗供血动脉及粗大引流静脉。

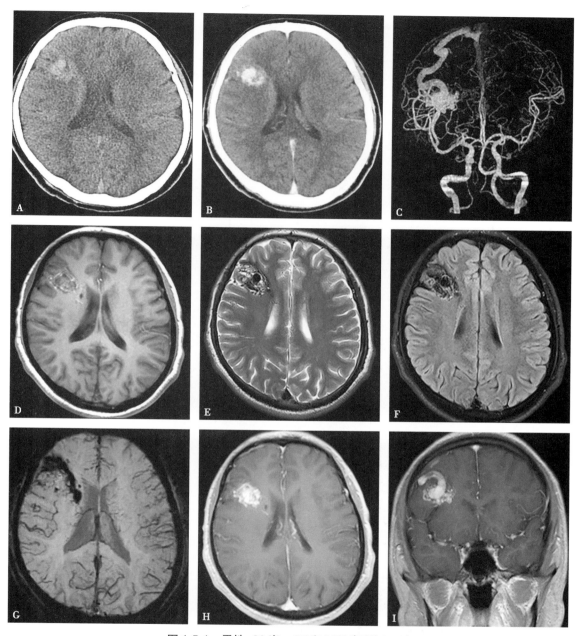

图 1-5-1 男性，29 岁。CT 和 MRI 表现(A～I)

第二节 静 脉 畸 形

病例 男性，8 岁。脑部外伤 2 个月，头晕 1 个月，嗜睡 4 天。查体：神经系统体征阴性。CT 和 MRI 表现见图 1-5-2。

【诊断思路】

1. 临床特征 男性儿童，头晕、嗜睡症状。

2. 定位诊断 右侧额叶。

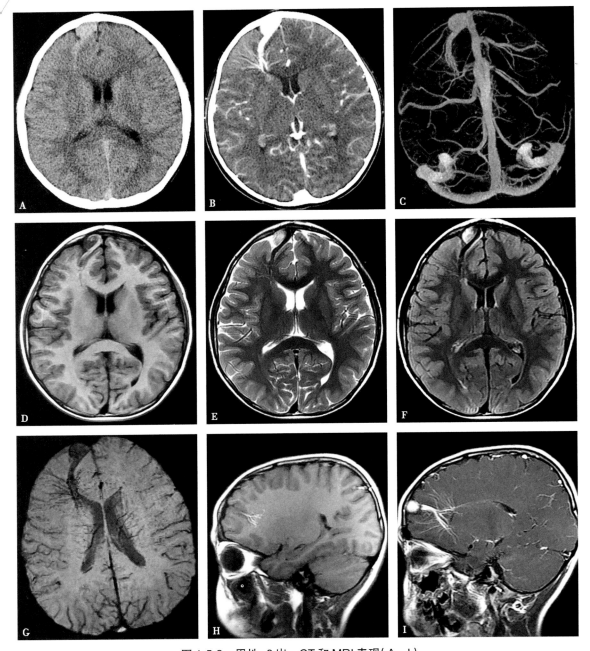

图 1-5-2 男性，8 岁。CT 和 MRI 表现（A～I）

3. 征象分析

（1）右侧额叶增粗血管影，远端呈"海蛇头"样改变；血管汇入上矢状窦，SWI 提示为静脉血成分。

（2）近脑表面处增粗血管呈瘤样膨隆，增强呈结节状显著强化。

4. 鉴别诊断 颅内单发增粗静脉应考虑以下疾病。

（1）动静脉畸形：见粗大供血动脉、畸形流空血管团及粗大引流静脉。本例不符合。

（2）静脉畸形：见增粗髓静脉影，远端见放射状小血管影，呈"海蛇头"样。本例符合。

5. 定性诊断 静脉畸形，伴静脉瘤形成。

【疾病分析】

1. 临床与病理 静脉畸形又称静脉血管瘤、发育性静脉异常，好发于脑实质深部近脑室的白质内，以侧脑室周围多见。由静脉发育在胚胎髓静脉阶段停止，汇入一支粗大的引流静脉所致。临床上大多数患者无症状，少数可有头痛、抽搐或局灶性神经功能障碍。

2. 影像学特征 平扫 T_1WI 和 T_2WI 呈线状低信号；增强扫描见扩张的髓静脉，远端见多发放射状细小血管影，呈"海蛇头"样改变；SWI病灶呈低信号。

3. 诊断要点 增粗引流静脉，远端呈"海蛇头"样改变。

第三节 海绵状血管瘤

病例 男性，30岁。突发性四肢抽搐30小时，伴意识不清1天。查体：神志不清，对答、理解力、计算力欠配合，双侧肌力、肌张力正常；双侧肢体痛、触觉无减退；颈软，克尼格征阴性；双侧腱反射正常，双侧巴宾斯基征阴性。CT和MRI表现见图1-5-3。

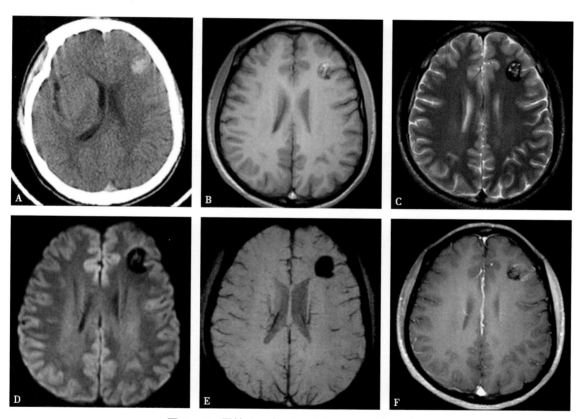

图1-5-3 男性，30岁。CT和MRI表现（A～F）

【诊断思路】

1. 临床特征 青年男性，突发症状，癫痫发作并意识障碍，肌力正常。

2. 定位诊断 左侧额叶。

3. 征象分析

（1）CT 平扫呈稍高密度。

（2）T_1WI 及 T_2WI 均见"爆米花"样改变；DWI、SWI 呈低信号。

（3）增强无明显强化。

（4）病灶边缘环形异常信号，T_1WI 及 T_2WI 均呈低信号。

4. 鉴别诊断 颅内类圆形出血灶应考虑以下疾病。

（1）肿瘤合并出血：肿瘤占位效应明显，瘤周水肿带范围可较大，出血灶周边无低信号环，增强肿瘤呈不规则团块状或环形强化。本例无低信号含铁血黄素环，不符合。

（2）海绵状血管瘤合并出血：出血灶周围 T_2WI 可见低信号含铁血黄素环。本例有少量新出血灶，T_1WI 呈高信号；另见陈旧性出血灶，T_2WI、DWI、SWI 均呈低信号，符合。

5. 定性诊断 海绵状血管瘤。

【疾病分析】

1. 临床与病理 海绵状血管瘤又称海绵型畸形。多发生于幕上，以颞叶及额叶为多见，幕下以脑桥及小脑半球多见。脑内的海绵状血管瘤由海绵状血窦构成，其内反复出血，可见不同时期的出血，周边见含铁血黄素沉积。该病可见于任何年龄，以 20～40 岁多见。常见症状为头痛、抽搐及局灶性神经功能障碍。

2. 征象分析 脑内海绵状血管瘤可见特征性的"爆米花"样改变，T_1WI 和 T_2WI 均呈混杂信号，中央呈不均匀高信号，周边见环形低信号含铁血黄素环。增强可呈不均匀强化。合并出血时可出现占位效应，急性出血灶周边仍可见部分低信号环。

3. 诊断要点 "爆米花"样信号；周边环形低信号含铁血黄素环。

第四节 硬脑膜动静脉瘘

病例 男性，40 岁。体检发现。查体：神经系统体征阴性。MRI 表现见图 1-5-4。

1. 临床特征 中年男性，无明显症状。

2. 定位诊断 颅中窝 - 颅后窝，硬脑膜旁。

3. 征象分析

（1）迂曲增粗血管影，未见血管团，位于硬脑膜旁。

（2）可见增粗引流静脉。

4. 鉴别诊断 颅内异常增粗血管应考虑以下疾病。

（1）动静脉畸形：可见团块状混杂信号的畸形血管团，供血动脉明显增粗，引流静脉扩张。本例未见畸形血管团，不符合。

（2）动静脉瘘：见供血动脉及粗大引流静脉，无畸形血管团。本例符合。

5. 定性诊断 硬脑膜动静脉瘘。

【疾病分析】

1. 临床与病理 硬脑膜动静脉瘘是在静脉窦壁构成的异常血管网，可见扩张的引流静脉。好发于颅底静脉窦，以横窦、乙状窦最常见，其次为海绵窦。供血动脉常为脑膜动脉。临床症状与病变部位有关，常见症状为头痛、颅内杂音和搏动性耳鸣等。

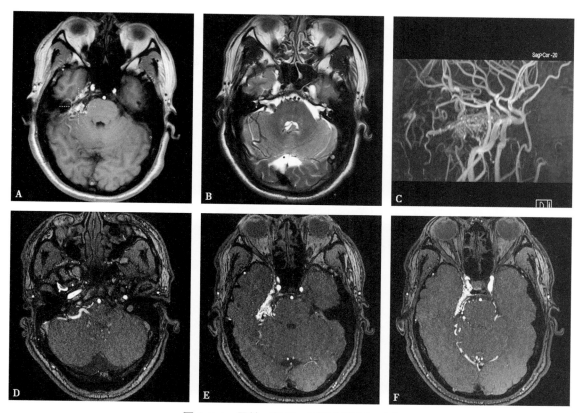

图 1-5-4　男性，40 岁。MRI 表现（A～F）

2. 影像学特征　硬脑膜动静脉瘘无畸形血管团，T_1WI 和 T_2WI 见扩张皮质静脉呈流空信号，常引流入横窦、海绵窦，病变静脉窦可狭窄或阻塞，供血动脉一般难以显示。可合并静脉性出血、静脉性脑梗死。

3. 诊断要点　迂曲血管影，未见畸形血管团，可见供血动脉及增粗引流静脉汇入硬脑膜或静脉窦。

第五节　动　脉　瘤

病例　女性，58 岁。反复头痛 1 年。查体：神志清楚；双侧瞳孔等大等圆，直径约 3mm，对光反射灵敏；四肢肌力、肌张力正常；双下肢巴宾斯基征未引出。CT 和 MRI 表现见图 1-5-5。

【诊断思路】

1. 临床特征　老年女性，反复头痛。

2. 定位诊断　右侧颈内动脉。

3. 征象分析

（1）右侧颈内动脉 C_6 段管腔不规则膨大。

（2）T_2WI 病灶部分可见流空信号，瘤体内见偏心性充盈缺损。

（3）血管壁高分辨率 MRI 提示瘤内血栓形成，瘤壁可见强化。

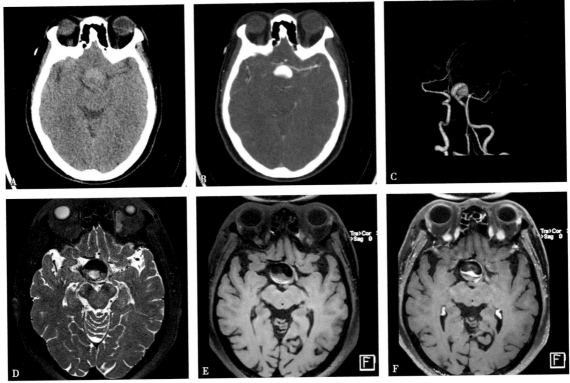

图 1-5-5　女性，58 岁。CT 和 MRI 表现（A ~ F）

4. 鉴别诊断　颅内类圆形高 - 低信号灶应考虑以下疾病。

（1）颅内肿瘤：一般病灶内无流空信号，增强强化程度及速度常低于血管。本例不符合。

（2）动脉瘤：瘤腔呈流空信号，可伴出血、涡流或血栓而呈混杂信号，增强呈显著强化。本例符合。

5. 定性诊断　右侧颈内动脉动脉瘤并部分血栓形成。

【疾病分析】

1. 临床与病理　颅内动脉瘤是颅内动脉的局限性异常扩张，以囊状动脉瘤多见。常发生于前交通动脉、后交通动脉起始处、大脑中动脉分叉处。临床可无症状，或因压迫邻近的脑神经出现动眼神经麻痹、三叉神经痛、面部感觉减退等症状；动脉瘤破裂可出现头部剧痛。

2. 影像学特征　CTA 及 MRA 可显示动脉瘤瘤腔，表现为血管腔局限性膨大，增强密度或信号与动脉一致，腔内血栓呈稍高信号。血管壁高分辨率 MRI 可进行动脉瘤"黑血"成像，直接显示瘤壁及瘤腔内血栓成分，部分瘤壁可出现强化，提示瘤壁存在炎症细胞浸润、新生血管生成。

3. 诊断要点　血管腔局限性扩张，CTA 强化程度或 MRA 信号与动脉一致；血管壁高分辨率 MRI 显示扩大的瘤腔，并提示瘤腔内有无合并血栓及瘤壁稳定性。

第六节　烟　雾　病

病例　女性，51 岁。反复头痛 1 年余。查体：神经系统体征阴性。CT 和 MRI 表现见图 1-5-6。

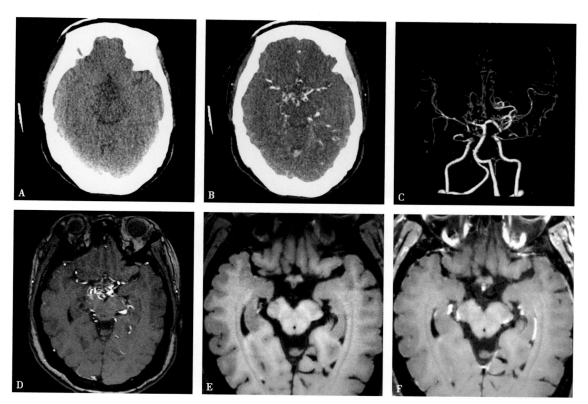

图 1-5-6 女性，51 岁。CT 和 MRI 表现（A ~ F）

【诊断思路】

1. 临床特征 老年女性，反复头痛。

2. 定位诊断 Willis 环区。

3. 征象分析

（1）双侧颈内动脉末段、双侧大脑中动脉起始段、双侧大脑前动脉起始段狭窄。

（2）Willis 环区见多发细小血管影。

4. 鉴别诊断 颈内动脉末端及其分支狭窄应考虑以下疾病。

（1）烟雾综合征：单侧或双侧颈内动脉末端、大脑前动脉起始段、大脑中动脉起始段病变，可双侧或单侧累及大脑后动脉系统，合并动脉粥样硬化、自身免疫性疾病、脑膜炎、多发性神经纤维瘤、颅内肿瘤、头部外伤、放射性损伤、结节性硬化症等病变。本例不符合。

（2）烟雾病：双侧颈内动脉末端及大脑前动脉、大脑中动脉起始部狭窄或闭塞，可继发脑缺血或颅内出血，无明确相关疾病。本例符合。

5. 定性诊断 烟雾病。

【疾病分析】

1. 临床与病理 烟雾病即 Moyamoya 病、脑底异常血管网症，主要累及双侧颈内动脉虹吸部及双侧大脑前动脉、大脑中动脉的近端，动脉呈进行性管腔狭窄或阻塞，脑底出现异常毛细血管网，形成多发脑实质及脑膜侧支循环，其管壁薄而脆弱，易发生阻塞致脑梗死，或出血致脑出血、蛛网膜下腔出血。临床幼儿可出现脑动脉缺血表现，如头痛、呕吐、发作性肢体瘫痪等；成人可发生颅内出血。

2. 影像学特征 CTA 或 MRA 可显示颈内动脉末端和 / 或大脑前动脉起始段和 / 或大脑中动脉起始段的狭窄或闭塞，常为双侧，还可显示周围多发细小的侧支循环影，表现为多发迂曲扩张小血管。血管壁高分辨率 MRI 可显示狭窄处管壁无增厚及强化，侧支循环管壁无增厚及强化。部分患者可见脑梗死、脑软化、脑出血等继发性改变。

3. 诊断要点 颈内动脉末端和 / 或大脑前动脉起始段和 / 或大脑中动脉起始段的狭窄或闭塞，成人双侧发病，儿童可为单侧发病；周围多发侧支循环形成；排除其他原因所致的动脉狭窄。

第七节 脑淀粉样血管病

病例 男性，75 岁。进行性智力减退 5 年余，加剧 2 个月。查体：嗜睡；营养中等，慢性面容；安静表情，对答不切题，查体不合作；肌张力增高；四肢腱反射正常，病理征阴性。MRI 表现见图 1-5-7。

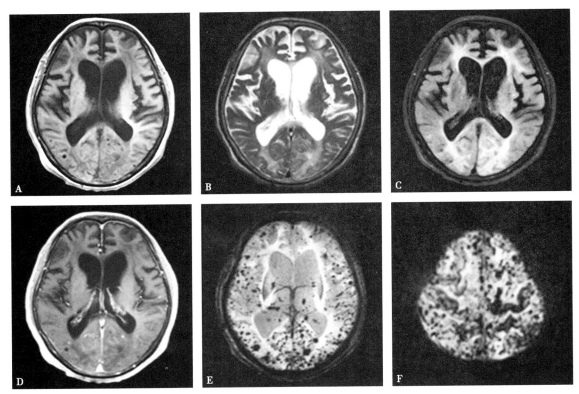

图 1-5-7 男性，75 岁。MRI 表现（A ~ F）

【诊断思路】

1. 临床特征 老年男性，进行性痴呆。

2. 定位诊断 脑皮质、脑沟。

3. 征象分析

（1）SWI 示脑皮质、皮质下弥漫多发点状低信号，提示微出血，以大脑后部为著。

（2）双侧额顶叶部分脑沟见线样低信号。

（3）脑萎缩；脑白质多发 FLAIR 高信号。

4. 鉴别诊断 SWI 示脑内多发微出血灶应考虑以下疾病。

（1）高血压相关脑内微出血：SWI 表现为双侧基底节区、双侧丘脑等脑深部组织的多发小点状低信号微出血。本例位置较浅表，不符合。

（2）脑淀粉样血管病：表现为皮质浅表的含铁血黄素沉积，SWI 呈多发点状低信号；可伴自发性颅内出血、自发性蛛网膜下腔出血。本例符合。

5. 定性诊断 脑淀粉样血管病。

【疾病分析】

1. 临床与病理 脑淀粉样血管病（cerebral amyloid angiopathy，CAA）是 60 岁以上老年人非高血压自发性脑出血的常见原因。大脑皮质中、小动脉管壁中有淀粉样蛋白沉积，有进行性多灶性出血。老年人多见随着年龄增长发病率逐渐升高。临床表现为痴呆、精神症状等。最常累及皮质动脉，因此所致脑出血的部位亦发生于皮质区。

2. 影像学特征 脑淀粉样血管病以 SWI 序列最为敏感。SWI 上可见浅表皮质及皮质下白质多发小点状低信号微出血灶，以大脑后部最易受累。合并血管破裂出血时，可见大脑皮质区的血肿征象，同时可出现脑萎缩、蛛网膜下腔出血、脑表面铁沉积。部分患者脑叶周围出现片状血管源性水肿信号，增强可有相应区域柔脑膜强化，提示存在脑血管淀粉样变血管炎或脑血管淀粉样变相关炎症可能。

3. 诊断要点 以脑叶周围、脑后部分布为主的微出血灶，可合并脑萎缩、蛛网膜下腔出血、脑表面铁沉积；脑叶周围出现片状血管源性水肿信号时，提示存在脑血管淀粉样变血管炎或脑血管淀粉样变相关炎症可能。

第八节　非外伤性血肿

病例 女性，58 岁。突发头痛伴视物模糊 1 天余。查体：视力粗侧下降，双颞侧视野缺损；颈软；四肢肌力、肌张力正常；右侧巴宾斯基征阳性；余病理征阴性。MRI 表现见图 1-5-8。

【诊断思路】

1. 临床特征 老年女性，突发症状，视力障碍，病理征阳性。

2. 定位诊断 右侧枕叶。

3. 征象分析

（1）右侧枕叶异常信号灶，T_1WI 呈不均匀高信号，T_2WI、FLAIR 呈低信号，DWI 呈中央低信号、周边高信号，病灶周围见窄带状水肿信号。

（2）SWI 病灶呈明显低信号。

（3）增强无强化。

4. 鉴别诊断 颅内单发出血灶应考虑以下疾病。

（1）肿瘤合并出血：肿瘤合并出血的血肿形态常不规则，病灶内可见实性成分，增强扫描可见实性成分异常强化，瘤周可见明显指样水肿。本例不符合。

（2）颅内血肿（亚急性期）：亚急性早期血肿 T_1WI 呈高信号，T_2WI 呈低信号，血肿周围未见其他实性成分。本例符合。

5. 定性诊断 亚急性早期颅内血肿。

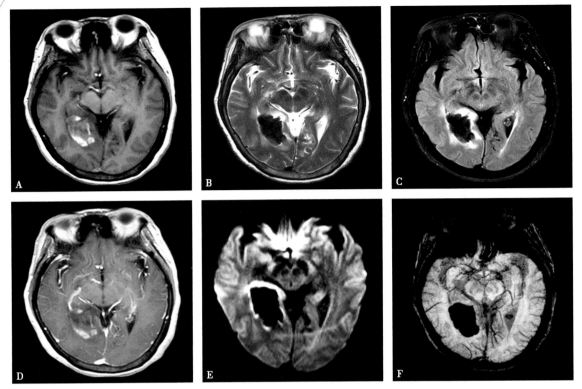

图 1-5-8　女性，58 岁。MRI 表现（A～F）

【疾病分析】

1. 临床与病理　非外伤性颅内血肿可由脑血管畸形、动脉瘤、脑血管淀粉样变等所致。颅内血肿的病理生理演变是动态发展的过程。超急性红细胞壁完整，内含氧合血红蛋白。急性期红细胞壁皱缩，内含去氧血红蛋白。亚急性早期，血肿周边为高铁血红蛋白，亚急性晚期，红细胞破裂，高铁血红蛋白释放到细胞外间隙；新生毛细血管构成血肿壁，但缺乏血脑屏障。慢性期血肿壁除毛细血管外，尚含有吞噬铁蛋白、含铁血黄素的巨噬细胞。临床症状视出血部位而不同。

2. 影像学特征　颅内血肿在超急性期 T_1WI 呈等信号，T_2WI 呈高信号。急性期血肿 T_1WI 呈等信号，T_2WI 呈低信号。亚急性早期血肿 T_1WI 呈周边高信号、中心等信号，T_2WI 呈低信号；亚急性晚期血肿 T_1WI 和 T_2WI 均呈高信号。慢性早期血肿 T_1WI 和 T_2WI 均呈高信号，但 T_2WI 外围见低信号含铁血黄素环；慢性晚期血肿 T_1WI 呈低信号，T_2WI 呈高信号。

3. 诊断要点　突发起病；病灶信号动态变化，增强无强化，排除脑血管畸形、动脉瘤等可能的病因。

第九节　急性缺血性脑梗死

病例　男性，76 岁。右侧肢体无力伴言语不能 5 小时。查体：神志清楚，反应迟钝，言语不能；右侧鼻唇沟稍浅；左侧肢体肌力 5 级，右侧肢体肌力 0 级，双下肢肌张力正常。MRI 表现见图 1-5-9。

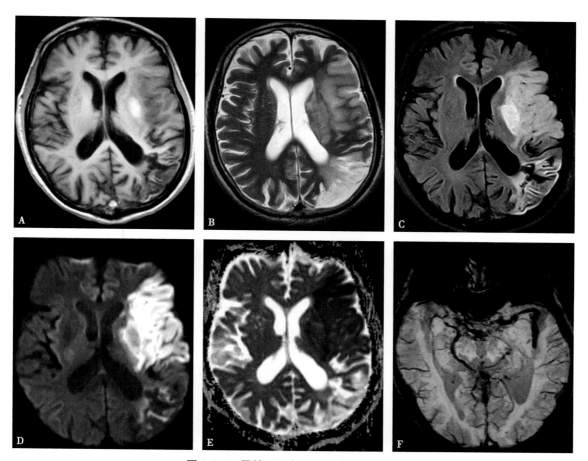

图 1-5-9 男性,76 岁。MRI 表现(A~F)

【诊断思路】

1. 临床特征 老年男性,急性起病,偏瘫症状。

2. 定位诊断 左侧额颞顶岛叶、左侧顶枕叶、左侧基底节区。

3. 征象分析

(1)左侧额颞顶岛叶、左侧基底节区见大片状异常信号灶,T_1WI 呈稍低信号,T_2WI 呈高信号,FLAIR 呈高信号,DWI(b=1 000s/mm^2)呈明显高信号,ADC 图呈低信号。

(2)左侧顶枕叶片状明显 T_1WI 低信号、T_2WI 高信号,FLAIR 呈低信号,周围见片状高信号,DWI 呈以低信号为主的混杂信号,局部脑沟增宽;SWI 呈低信号。

4. 鉴别诊断 脑内大片状异常信号灶应考虑以下疾病。

(1)脑炎:脑炎起病相对缓慢,可有感染等前驱因素,病灶分布与大血管供血区不一致,增强不呈脑回样强化。本例不符合。

(2)脑胶质瘤:脑胶质瘤多为慢性起病,占位效应明显,可伴指样水肿,病灶分布与大血管供血区不一致,增强强化形式多样。本例不符合。

(3)颅内大动脉供血区缺血性脑梗死:与大动脉供血区分布一致的大片状异常信号区,急性期 DWI 呈高信号,ADC 图呈低信号。本例符合。

5. 定性诊断 左侧额颞顶岛叶及基底节区急性缺血性脑梗死;左侧顶枕叶软化灶。

【疾病分析】

1. 临床与病理　缺血性脑梗死为持续性脑血流灌注下降，神经细胞发生缺血性梗死，呈细胞毒性水肿改变，多为脑血栓形成所致，也可为其他类型栓子。临床表现为轻度头痛，可伴眼球后部疼痛；一侧大动脉阻塞时，可出现偏身瘫痪、偏身感觉障碍和偏盲症状。

2. 影像学特征　缺血性脑梗死急性期 T_1WI 呈低信号，T_2WI 呈高信号，DWI 呈高信号，ADC 图呈低信号。亚急性脑梗死，DWI 呈稍高信号，ADC 图呈等信号，增强可见脑回样强化。慢性期脑梗死，DWI 呈低信号，ADC 图呈高信号。软化灶 FLAIR 呈低信号，周围高信号为胶质增生。脑梗死病灶分布与大动脉分布区一致。MRI 另可见栓塞动脉 T_1WI、T_2WI 上流空信号消失；急性期血栓在 SWI 磁敏感征阳性，呈条状低信号改变。

3. 诊断要点　突发起病；T_1WI 呈低信号，T_2WI 呈高信号，FLAIR 呈高信号，DWI 呈高信号，ADC 图呈低信号；病灶分布与脑动脉供血范围一致。

第十节　出血性脑梗死

病例　男性，56 岁。左侧肢体无力 10 天，右侧肢体无力 3 天，加重半天。查体：感觉性失语，反应迟钝；右侧鼻唇沟稍浅，右侧口角稍低，伸舌右偏；左侧肢体肌力 5⁻ 级，右侧肢体肌力 3⁻ 级，肌张力正常；左侧肢体腱反射（++），右侧肢体腱反射（+）；右侧偏身痛觉减退；双侧巴宾斯基征阳性；颈软，克尼格征阴性；有吞咽困难。MRI 表现见图 1-5-10。

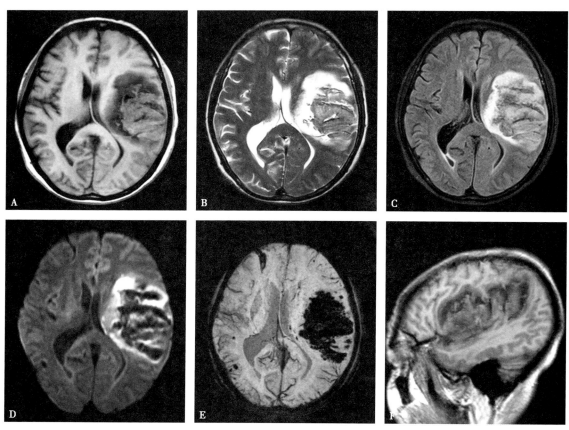

图 1-5-10　男性，56 岁。MRI 表现（A～F）

【诊断思路】

1. 临床特征 老年男性，偏瘫症状。

2. 定位诊断 左侧额颞顶岛叶。

3. 征象分析

（1）左侧额颞顶岛叶见斑片状异常信号灶，T_1WI 呈稍高 - 低信号，T_2WI 及 FLAIR 呈高 - 低信号。

（2）DWI 呈高 - 低信号，SWI 示病灶内大片低信号。

4. 鉴别诊断 脑内大片混杂信号灶应考虑以下疾病。

（1）肿瘤合并出血：肿瘤合并出血的血肿形态常不规则，病灶内可见实性成分，增强扫描可见实性成分异常强化，瘤周可见明显指样水肿。本例不符合。

（2）出血性脑梗死：分布多符合大动脉供血区域，片状梗死信号灶内见 T_1WI 低或高信号，DWI 高信号灶内见低信号，SWI 呈低信号。本例符合。

5. 定性诊断 左侧额颞顶岛叶出血性脑梗死。

【疾病分析】

1. 临床与病理 出血性脑梗死早期为血管再通后充血，血细胞渗出；梗死数天后，梗死区血管内皮细胞受损，出血与血管再通或梗死区再灌注有关。

2. 影像学特征 出血性脑梗死 T_1WI 呈低信号区内散在片状高信号，T_2WI 呈高信号区内散在片状低信号，DWI 呈不均匀高信号。其分布与大动脉供血区一致。

3. 诊断要点 病灶分布与脑动脉供血区域一致；DWI 局部扩散受限，内见 T_1WI 及 T_2WI 混杂信号，SWI 病灶内见低信号。

第十一节 高血压颅内微出血

病例 男性，73 岁。反复剧烈头晕半天。既往有高血压病史 20 余年，平素自服"降压药"治疗（具体不详），未规律监测血压。查体：血压 180/80mmHg；神经系统体征阴性。MRI 表现见图 1-5-11。

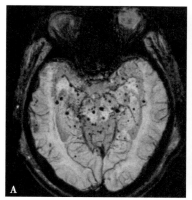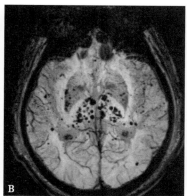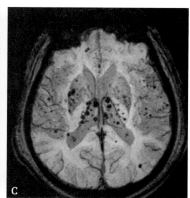

图 1-5-11 男性，73 岁。MRI 表现（A ~ C）

【诊断思路】

1. 临床特征 老年男性，长期高血压病史。

2. 定位诊断 脑干、双侧基底节区、双侧丘脑为主。

3. 征象分析 脑干、双侧基底节区、双侧丘脑多发 SWI 低信号微小结节；双侧颞叶及左侧顶叶散在 SWI 点状低信号灶。

4. 鉴别诊断 SWI 颅内多发微出血灶应考虑以下疾病。

（1）脑淀粉样血管病：微出血多位于脑叶皮质表面，以双侧大脑后部、颞叶为著。本例不符合。

（2）伴皮质下梗死和白质脑病的常染色体显性遗传性脑动脉病（cerebral autosome dominant arteriopathy with subcortical infarcts and leukoencephalopathy，CADASIL）：CADASIL 患者也可出现脑深部微出血灶，但多有家族病史，脑白质病变范围更广，且可有双侧外囊、颞极部位特征性脑白质病变。本例不符合。

（3）高血压颅内微出血：高血压病史；SWI 示脑内深部如基底节区、丘脑及脑干等多发点状低信号灶。本例符合。

5. 定性诊断 高血压颅内微出血。

【疾病分析】

1. 临床与病理 高血压颅内微出血患者有多年高血压病史，且血压控制情况欠佳。其可能的发生机制为长期高血压导致颅内血管壁损伤，引起血液成分渗漏。

2. 影像学特征 脑深部结构，如基底节区、丘脑、脑干等区域多发微出血灶，表现为 SWI 序列多发低信号结节，部分患者可合并脑叶周围微出血。

3. 诊断要点 高血压病史；脑深部区域多发 SWI 低信号结节。

第十二节 可逆性后部白质脑病综合征

病例 女性，27 岁。分娩后数天，反复抽搐伴头痛半天。查体：意识不清，精神倦怠；宫底 U-2 指，质硬；右上肢肌力 3 级，左上肢肌力 2 级，双上肢肌张力尚可，双下肢肌力 2 级，肌张力增高；双侧巴宾斯基征阴性。MRI 表现见图 1-5-12。

【诊断思路】

1. 临床特征 青年女性，分娩后数天，反复抽搐伴头痛症状，肌力减退。

2. 定位诊断 双顶枕叶白质区。

3. 征象分析

（1）双侧大脑半球后部白质区片状 T_1WI 低信号、T_2WI 高信号灶，对称分布。

（2）DWI 呈高信号，ADC 图呈高信号，提示扩散未见受限。

（3）短期治疗后影像学表现明显好转。

4. 鉴别诊断 双侧大脑半球后部异常信号灶应考虑以下疾病。

（1）脑梗死：细胞毒性水肿，DWI 呈高信号，ADC 图呈低信号。本例不符合。

（2）可逆性后部白质脑病综合征：多位于双侧顶枕叶白质区，血管源性水肿，DWI 呈等或低信号，ADC 图呈高信号。本例符合。

5. 定性诊断 可逆性后部白质脑病综合征。

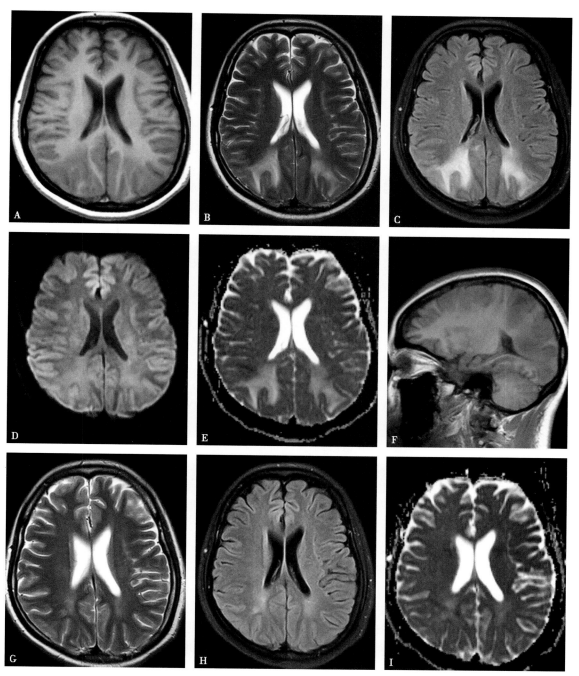

图 1-5-12 女性，27 岁。MRI 表现
A～F. 首诊影像；G～I. 短期治疗后复查影像。

【疾病分析】

1. 临床与病理 可逆性后部白质脑病综合征（reversible posterior leukoencephalopathy syndrome，RPLS）常见病因为高血压、子痫前期或子痫、肾功能衰竭，是高血压脑病所致的双侧大脑半球后部病变。大脑半球后部由后循环供血，较前循环缺乏丰富的交感神经支配，因此在血压急剧升高时对维持脑血管的自我调节能力较差，更易出现因血管渗透性增加而引起的血管源性脑水肿改变。临床表现为突发血压增高，头痛、呕吐、意识障碍、癫痫等，症状和体征大多随着血压的控制而较快消失，是可逆性病变。

2. 影像学特征 可逆性后部白质脑病综合征MRI表现为双侧顶枕叶大脑皮质下白质片状异常信号，T_1WI呈低信号，T_2WI呈高信号，DWI呈等或低信号，ADC图呈高信号，境界不清，病灶多呈对称性分布。治疗后病灶可在短期内明显缩小。

3. 诊断要点 以双侧大脑半球后部分布为主，病灶对称分布；DWI无扩散受限；短期治疗后影像表现明显好转。

第十三节　脑浅表静脉血栓

病例 男性，62岁。左下肢麻木无力2周。查体：神志清楚，脑神经未见异常；左上肢肌力4级，左下肢肌力2$^-$级，右侧肢体肌力5级，四肢肌张力正常；腱反射对称活跃；双侧查多克征阳性；共济运动正常，左下肢痛触觉减退；颏胸距2横指，双侧克尼格征阴性。脑脊液培养提示隐球菌感染。CT和MRI表现见图1-5-13。

【诊断思路】

1. 临床特征 老年男性，肢体无力，肢体感觉障碍，病理征阳性，脑脊液提示隐球菌感染。

2. 定位诊断 右侧额顶叶。

3. 征象分析

（1）CTV提示上矢状窦局部狭窄，邻近浅表静脉未见显影。

（2）右侧额顶叶见T_1WI低信号、FLAIR高信号灶，局部DWI呈高信号，ADC图部分呈高信号、部分呈低信号。

（3）增强可见病灶区域脑沟内线样强化。

（4）血管壁高分辨率MRI示右侧部分浅表静脉内血栓形成，累及上矢状窦。

4. 鉴别诊断 脑浅表部位片状异常信号灶应考虑以下疾病。

（1）动脉性脑梗死：分布于大动脉供血区，多位于大脑半球深部。本例不符合。

（2）脑肿瘤：多有占位效应，起病缓慢，周围可见爪样水肿。本例不符合。

（3）脑浅表静脉血栓：脑浅表区异常信号灶；浅表静脉狭窄或闭塞。本例符合。

5. 定性诊断 脑浅表静脉血栓。

【疾病分析】

1. 临床与病理 静脉窦血栓形成后，脑静脉阻塞引起静脉血回流障碍，出现脑淤血、脑水肿、皮质静脉性栓塞、血管周围斑点状出血和脑软化。血栓常见部位为上矢状窦，其次是横窦、乙状窦及海绵窦，部分可为浅表静脉受累。临床表现为颅内压增高、意识不清、肢体强直等。

2. 影像学特征 静脉窦血栓、浅表静脉血栓可导致相应引流区域脑梗死，表现为T_1WI低信号、T_2WI高信号，DWI呈高信号，ADC图呈低信号；也可出现血管源性脑水肿、脑出血等表现；CTV、MRV表现为静脉窦或浅表静脉充盈缺损、闭塞。高分辨率血管壁成像（high-resolution magnetic resonance vessel wall imaging，HR-VWI）可直接显示脑静脉系统内血栓填充。超急性期（<12小时）血栓为T_1WI等信号、T_2WI高信号；急性期（12小时～2天）血栓呈T_1WI等信号、T_2WI低信号；亚急性早期（2～7天）呈T_1WI高信号、T_2WI低信号，增强无强化；亚急性晚期（8～30天）呈T_1WI高信号、T_2WI高信号，增强可见强化；慢性期（≥31天）呈T_1WI等-稍低信号、T_2WI低信号，增强可见强化。

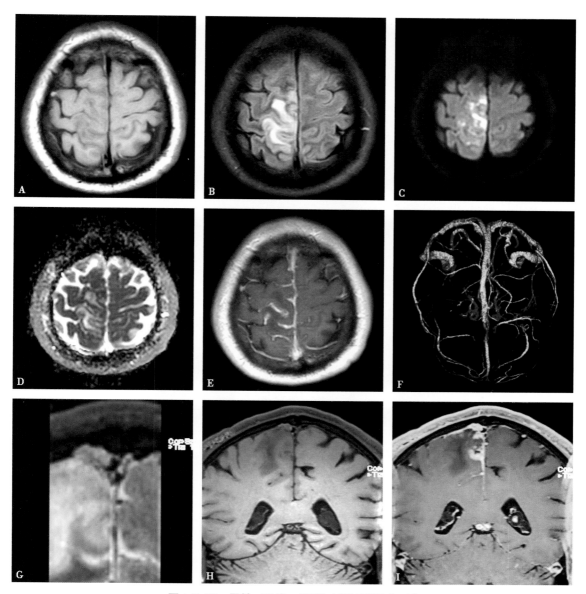

图 1-5-13　男性，62 岁。CT 和 MRI 表现（A～I）

3. 诊断要点　病灶以脑叶浅表区域分布为主，可同时包含细胞毒性水肿、血管源性水肿、脑出血，CTV 或 MRV 提示静脉狭窄或闭塞，HR-VWI 提示静脉内血栓形成。

第十四节　脑表面铁质沉积症

病例　女性，38 岁。脑肿瘤术后 1 年。查体：神经系统体征阴性。CT 和 MRI 表现见图 1-5-14。

【诊断思路】

1. 临床特征　脑肿瘤手术史。

2. 定位诊断　脑实质表面。

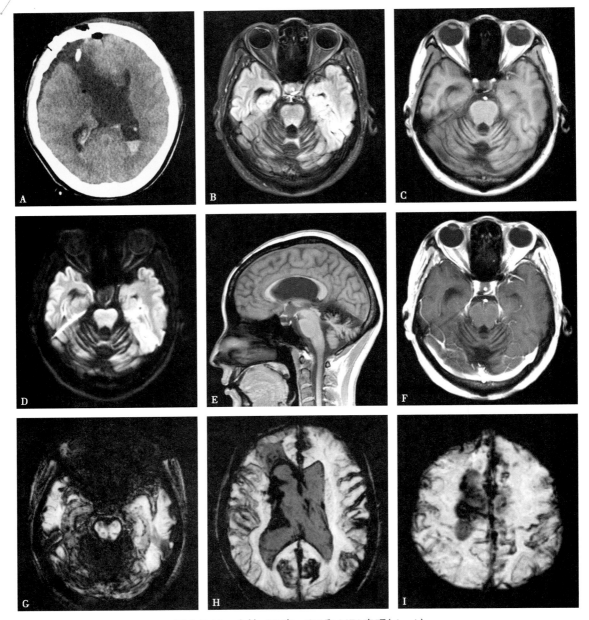

图 1-5-14 女性，38岁。CT 和 MRI 表现（A~I）

3. 征象分析

（1）既往 CT 提示脑室积血，蛛网膜下腔出血。

（2）小脑表面脑沟内见铸型异常信号灶，T_1WI、T_2WI 均呈低信号，增强无强化，小脑萎缩。

（3）SWI 提示全脑脑沟、脑池、脑室表面铸型低信号，部分脑沟见"双轨"状分布低信号。

4. 鉴别诊断 脑沟内异常信号灶应考虑以下疾病。

（1）蛛网膜下腔出血：多发生在脑出血后数天内，CT 可呈高密度，FLAIR 部分提示脑沟内高信号，短期随诊可见出血逐渐减少。本例不符合。

（2）脑表面铁质沉积症：可见脑表面线样 T_1WI、T_2WI 低信号灶，SWI 呈低信号。本例符合。

5. **定性诊断**　脑表面铁质沉积症。

【疾病分析】

1. **临床与病理**　脑表面铁质沉积症是指血液分解产物含铁血黄素局限在蛛网膜下腔、软脑膜或大脑皮质表面的一种病理过程，与一系列特征性临床症状明确相关，包括短暂性局灶性神经样发作、缓慢进行性感觉神经性听力损伤、小脑共济失调等。

2. **影像学特征**　脑表面铁质沉积表现为沿脑表面分布的 T_1WI、T_2WI 低信号，以小脑、脑干常见，但也可累及幕上脑表面；SWI 序列对病灶显示具有较明显的优势；可合并小脑萎缩的表现；增强一般无明显强化。

3. **诊断要点**　具有蛛网膜下腔出血病史或可导致长期、慢性脑出血的相关病变（如脑淀粉样血管病、家族性海绵状血管瘤等）病史；脑表面线样异常信号灶，T_1WI、T_2WI、SWI 为低信号。

第十五节　伴皮质下梗死和白质脑病的常染色体显性遗传性脑动脉病

病例　男性，53 岁。行动迟缓伴言语含糊 2 年。查体：神志清楚；双侧瞳孔等大等圆，直径约 3mm，对光反射灵敏，言语含糊，余脑神经检查未见异常；四肢肌力、肌张力正常；腱反射对称活跃；共济运动正常，深浅感觉正常；颈软，双侧克尼格征阴性。*NOTCH3* 基因突变状态检测结果提示：2 号及 25 号外显子突变。MRI 表现见图 1-5-15。

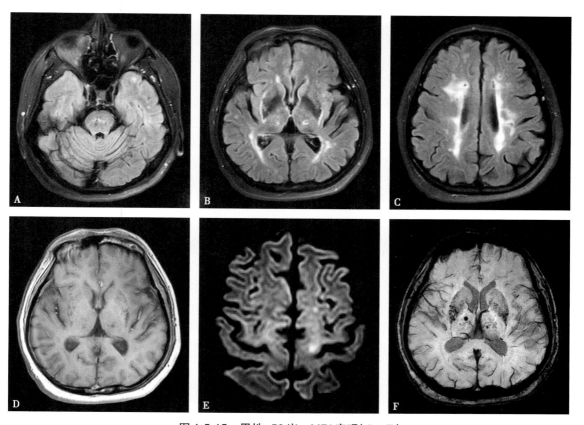

图 1-5-15　男性，53 岁。MRI 表现（A～F）

【诊断思路】

1. 临床特征 老年男性，行动及言语障碍，肌力正常。

2. 定位诊断 双侧大脑半球。

3. 征象分析

（1）双侧颞极、双侧基底节区、双侧额顶叶白质区多发FLAIR高信号及小软化灶。

（2）病灶累及双侧外囊、双侧颞极。

（3）DWI提示左额顶叶皮质下脑梗死。

（4）SWI提示双侧基底节区、丘脑微出血灶。

4. 鉴别诊断 脑白质多发病变应考虑以下疾病。

（1）高血压相关脑白质病变：多分布于额顶叶白质区，累及双侧外囊、颞极少见，分布较为不对称。本例不符合。

（2）多发性硬化：病变多位于胼胝体、半卵圆中心、脊髓、脑干、小脑等部位，病变变化相对较快，时间-空间异质性明显。本例不符合。

（3）代谢性脑病：可表现为对称分布的脑白质FLAIR高信号，但一般无皮质下梗死、脑深部微出血等表现。本例不符合。

（4）伴皮质下梗死和白质脑病的常染色体显性遗传性脑动脉病：颅内白质区多发点片状或T_1WI低信号、T_2WI高信号灶，常累及双侧颞极白质区，外囊、脑干及胼胝体可受累。本例符合。

5. 定性诊断 伴皮质下梗死和白质脑病的常染色体显性遗传性脑动脉病。

【疾病分析】

1. 临床与病理 伴皮质下梗死和白质脑病的常染色体显性遗传性脑动脉病（CADASIL）是一种成年发病的单基因遗传性脑小血管病。其致病基因为 *NOTCH3* 基因。临床表现为偏头痛、反复卒中发作或短暂性脑缺血发作、认知障碍，症状有逐渐加重的趋势。主要病理特点为小血管壁内嗜锇颗粒沉积、多发腔隙性脑梗死、广泛白质脱髓鞘。

2. 影像学特征 侧脑室周围、深部白质区、颞极对称性分布的T_2WI和FLAIR高信号，以双侧外囊-内囊前肢轴位高信号（"人"字征）、颞极白质高信号（O'Sulliva征）为特征性表现，自半卵圆中心开始，逐渐向基底节区、颞极、胼胝体发展；多发腔隙性脑梗死；脑深部微出血。

3. 诊断要点 侧脑室周围、脑深部、颞极对称分布FLAIR高信号；多发腔隙性脑梗死；脑深部微出血灶。

第十六节 颅内动脉血栓

病例 男性，35岁。突发头晕、乏力10天，意识不清1天余。查体：神志清楚；角膜反射、头眼反射消失，瞳孔等大等圆，左侧直径2mm，右侧直径1.5mm，对光反射灵敏，咳嗽反射存在，余脑神经查体欠合作；四肢肌张力增高，疼痛刺激可见肢体伸直；腱反射对称亢进；双侧巴宾斯基征可疑阳性；共济失调，深浅感觉欠合作；颈软，双侧克尼格征阴性。MRI表现见图1-5-16。

【诊断思路】

1. 临床特征 中年男性，突发起病，意识障碍、病理征阳性。

2. 定位诊断 脑干、基底动脉、椎动脉。

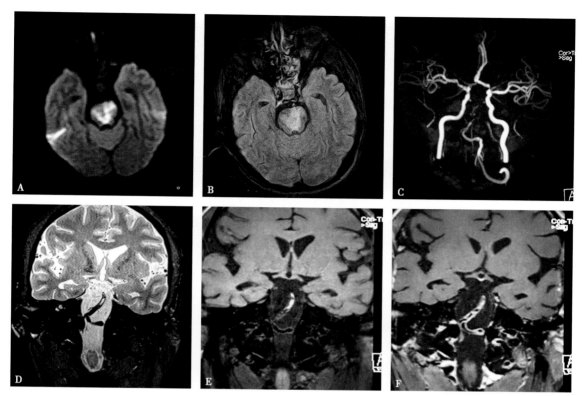

图 1-5-16　男性，35 岁。MRI 表现（A～F）

3. 征象分析

（1）脑干急性脑梗死。

（2）MRA 基底动脉未见显示。

（3）HR-VWI 提示基底动脉管腔内异常信号充填，T_1WI、T_2WI 均呈高信号，基底动脉及左椎动脉血管壁增厚并强化。

4. 鉴别诊断　动脉管腔内异常信号灶应考虑以下疾病。

（1）动脉夹层：多可见内移内膜瓣、血管腔"双腔"样改变、壁内血肿等表现，短期随诊变化明显。本例不符合。

（2）动脉粥样硬化斑块：表现为管壁偏心性增厚，可见 T_1WI 低信号的脂质核心、T_1WI 高信号的斑块内出血等，管腔多存在，增强部分斑块可见不同程度强化，短期随诊变化不明显。本例不符合。

（3）动脉血栓：T_2WI 或 FLAIR 可见局部血管流空信号消失；急性期 DWI 可呈高信号，MRA 提示管腔闭塞；HR-VWI 提示管腔内异常信号充填。本例符合。

5. 定性诊断　基底动脉血栓。

【疾病分析】

1. 临床与病理　颅内动脉血栓常由血液高凝状态、动脉粥样硬化斑块破裂、心源性或静脉性栓子脱落等造成，多急性起病，表现为缺血性脑卒中发作，如偏瘫、偏语、偏身感觉障碍、意识障碍等。血栓成分早期多由血液内红细胞、白细胞、血小板组成，晚期可含有较多纤维成分。

2. 影像学特征　相应供血区域脑梗死，T_1WI 呈低信号，T_2WI 呈高信号，DWI 呈高信号，ADC 图呈低信号；MRA 或 CTA 提示相应节段管腔无显影；HR-VWI 提示管腔内见异常信号填充，急性期 T_1WI 呈等信号、T_2WI 呈高信号，亚急性期 T_1WI、T_2WI 均呈高信号，慢性期 T_1WI 呈等信号，T_2WI 呈等 - 稍高信号，部分可见不同程度强化。

3. 诊断要点　DWI 提示供血区域脑梗死；MRA 或 CTA 提示管腔闭塞；HR-VWI 提示管腔内异常信号填充。

第十七节　颅内动脉夹层

病例　男性，36 岁。突发右侧颜面部麻木伴头晕 2 周余。查体：神志清楚，言语清晰；右侧眼裂小；双侧瞳孔不等大，左侧约 3.0mm，右侧约 2.0mm，对光反射灵敏，眼球各向运动尚充分，未见眼震；右侧颜面部针刺觉减退；双侧鼻唇沟对称；咽反射正常；伸舌居中；四肢肌力、肌张力正常；腱反射对称活跃，病理征未引出；右侧指鼻试验欠稳准；双侧肢体针刺觉对称存在；无颈抵抗，双侧克尼格征阴性。MRI 表现见图 1-5-17。

【诊断思路】

1. 临床特征　中年男性，突发起病，偏瘫、偏身感觉障碍。

2. 定位诊断　右侧椎动脉 V4 段。

3. 征象分析

（1）右侧椎动脉 V_4 段 MRA 可见"双腔"样改变，内膜片内移。

（2）HR-VWI 示右侧椎动脉 V_4 段局部管壁偏心性增厚，T_1WI、T_2WI 均呈高信号。

（3）血管外径增宽，内径狭窄。

（4）3 个月后复查提示病灶完全吸收。

4. 鉴别诊断

（1）动脉粥样硬化斑块：动脉粥样硬化斑块表现为管壁偏心性增厚，可见 T_1WI 低信号脂质核心、T_1WI 高信号斑块内出血等，管腔多存在，增强部分斑块可见不同程度强化，短期随诊变化不明显。本例不符合。

（2）动脉炎：多表现为管壁向心性均匀增厚，增强可见明显强化，激素治疗后病灶可明显好转。本例不符合。

（3）可逆性动脉收缩综合征：表现为管腔均匀增厚，增强多无强化，短期随诊复查可见病变节段完全恢复正常。本例不符合。

（4）动脉夹层：多可见内移内膜瓣、血管腔"双腔"样改变、壁内血肿等表现，短期随诊变化明显。本例符合。

5. 定性诊断　右侧椎动脉夹层。

【疾病分析】

1. 临床与病理　颅内动脉夹层常导致急性缺血性脑卒中发作，典型表现包括偏瘫、偏语、偏身感觉障碍、意识障碍等；中青年患者常见。该病为血液成分经过血管内膜破口进入血管壁或由于壁间滋养血管破裂导致血液成分进入血管壁，使相应节段血管管腔狭窄，从而发生远端供血区域缺血性卒中。

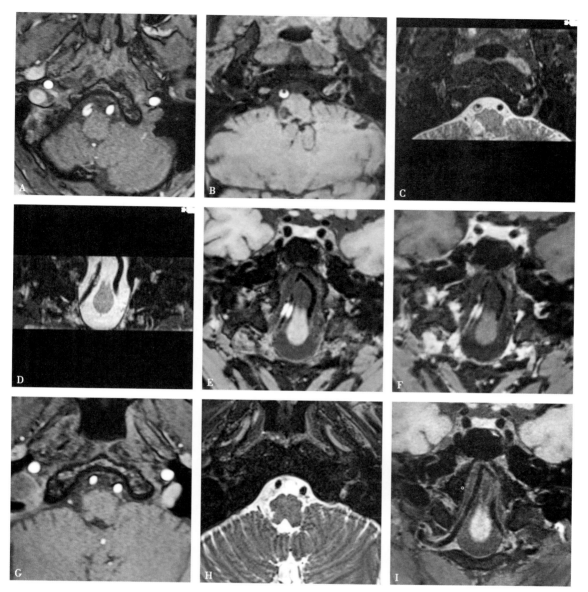

图 1-5-17　男性，36 岁。MRI 表现

A～F. 首诊图像；G～I. 3 个月后复查图像。

2. 影像学特征　相应供血区域急性脑梗死，T_1WI 呈低信号，T_2WI 呈高信号，DWI 呈高信号，ADC 图呈低信号；MRA 或 CTA 提示相应节段管腔狭窄或无显影、"双腔"样改变；HR-VWI 示血管壁内膜内移，局部管腔"双腔"样改变，或可见"新月"形壁内血肿形成，血肿信号表现与颅内血肿变化类似，内膜相对光整，部分病例可见细小的内膜破口；短期随诊可见壁内血肿或假腔明显吸收、好转；病灶可同时多发，以双侧椎动脉、基底动脉常见。

3. 诊断要点　供血区域急性脑梗死；MRA 或 CTA 提示管腔狭窄或"双腔"样改变，内膜片内移；HR-VWI 提示内膜片内移，管腔"双腔"样改变，或壁内血肿形成。

（郭　伟　邢　振）

推 荐 阅 读

[1]　CZAP A L，SHETH S A. Overview of imaging modalities in stroke. Neurology，2021，97：S42-S51.

[2]　DUERING M，BIESSELS G J，BRODTMANN A，et al. Neuroimaing standards for research into small vessel disease-advances since 2013. Lancet Neurol，2023，22（7）：602-618.

[3]　HALLER S，HAACKE E M，THURNHER M M，et al. Susceptibility-weighted imaging：technical essentials and clinical neurologic applications. Radiology，2021，299（1）：3-26.

[4]　YOUNG C C，BONOW R H，BARROS G，et al. Magnetic resonance vessel wall imaging in cerebrovascular diseases. Neurosurg Focus，2019，47（6）：E4.

[5]　ZAFAR A，FIANI B，HADI H，et al. Cerebral vascular malformations and their imaging modalities. Neurol Sci，2020，41（9）：2407-2421.

第六章 脱髓鞘疾病

第一节 肾上腺脑白质营养不良

病例 男性，19 岁。反应迟钝、记忆力下降 1 年余。查体：反应迟钝；双眼球各个方向无运动障碍，可见细小水平眼震；四肢肌张力正常，肌力 5 级；腱反射左侧稍高于右侧，未引出病理征；右侧肢体、左侧面部及躯体痛觉可疑减退。MRI 表现见图 1-6-1。

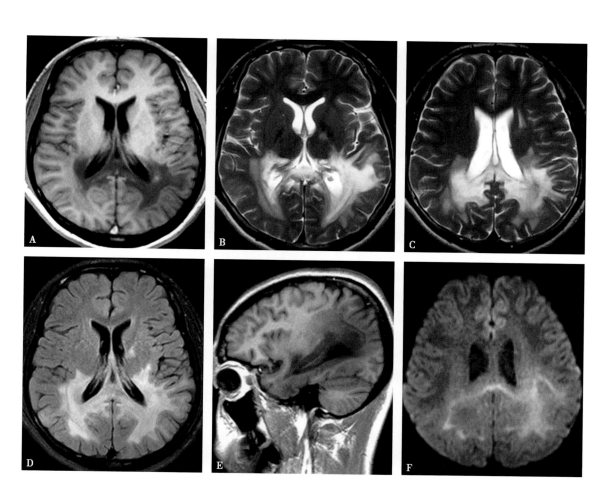

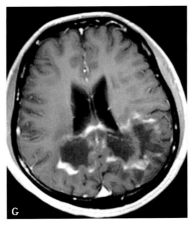
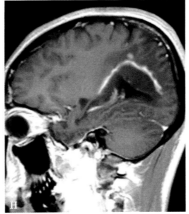
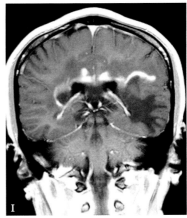

图 1-6-1　男性，19 岁。MRI 表现（A～I）

【诊断思路】

1. 临床特征　年轻男性，反应迟钝、记忆力下降。

2. 定位诊断　双侧侧脑室后角旁白质区、胼胝体压部。

3. 征象分析

（1）平扫示双侧侧脑室后角旁白质区及胼胝体压部对称分布的片状异常信号，T_1WI 呈低信号，T_2WI 及 FLAIR 呈高信号，DWI 边缘呈稍高信号，境界不清。

（2）增强扫描病灶中心未见强化，边缘可见花边样强化。

4. 定性诊断　肾上腺脑白质营养不良。

【疾病分析】

1. 临床与病理　肾上腺脑白质营养不良为常染色体隐性遗传性疾病，因缺乏溶酶体过氧化物酶，导致极长链脂肪酸在脑白质和肾上腺皮质内沉积，产生肾上腺皮质功能减退和中枢神经系统功能损伤。本病好发于顶叶、枕叶、颞叶等处的脑白质，病理改变为对称性髓鞘脱失，伴显著胶质增生。病变由外向内分三个病理区域：外部为髓鞘变性区；中间为充满脂质的巨噬细胞区，见袖套状小单核细胞沿血管周围浸润；内部为胶质纤维化带。

2. 影像学特征　双侧侧脑室三角区周围的颞叶、顶叶、枕叶白质区见大片状对称性异常信号，并通过胼胝体压部相连续，呈"蝶翼状"分布。T_1WI 呈低信号，T_2WI 呈高信号。增强扫描病灶周围呈"花边状"强化，强化带为髓鞘变性区及巨噬细胞区，即活动性髓鞘脱失区；强化带外围可见不强化的低信号水肿带。

3. 诊断要点　双侧侧脑室后角旁白质区；"蝶翼征"；花边样强化。

第二节　多发性硬化

病例　女性，24 岁。反复头晕、双下肢无力 3 年余。查体：双侧水平眼震；左侧肢体上肢肌力 4 级，下肢肌力 3 级，右侧肢体肌力 5 级；左侧肢体痛觉减退；双侧腱反射对称活跃；双侧巴宾斯基征阳性；右侧查多克征阳性，左侧查多克征可疑阳性；左侧指鼻欠稳准。颅脑及颈髓MRI 表现见图 1-6-2。

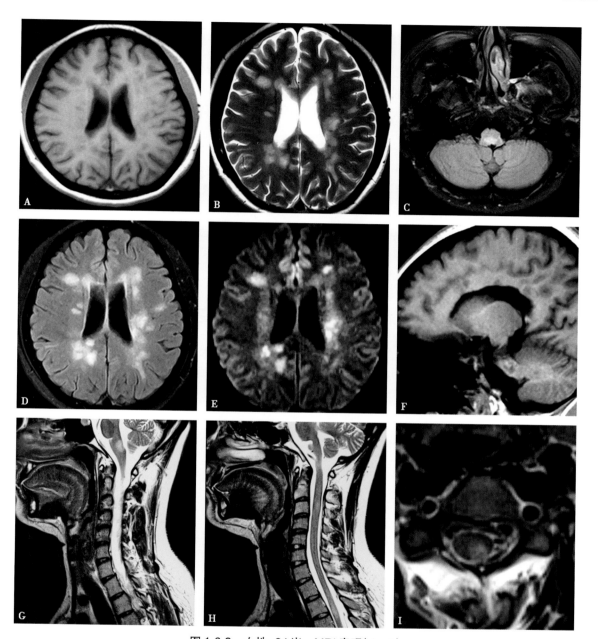

图 1-6-2 女性,24 岁。MRI 表现(A~I)

【诊断思路】

1. **临床特征** 年轻女性,头晕、双下肢无力。

2. **定位诊断** 双侧侧脑室周围白质区,延髓,颈髓。

3. **征象分析**

(1)双侧侧脑室周围白质区、延髓见多发结节状、斑片状异常信号,T_1WI 呈低信号,T_2WI 及 FLAIR 呈高信号,DWI 呈高信号,边界欠清晰,病灶未见明显占位效应。

(2)T_2WI 示 $C_{2\sim3}$、$T_{1\sim3}$ 水平脊髓短节段片状高信号,累及后索和左侧外侧索。

4. 定性诊断 多发性硬化。

【疾病分析】

1. 临床与病理 多发性硬化好发于侧脑室旁脑白质。病理改变为髓鞘崩解和细胞增生，病灶以小静脉为中心浸润，一般于20～40岁起病，女性多于男性。病灶散在、多发，常自然缓解和复发。临床常见运动乏力、感觉异常、视感度减退、复视等症状。脑脊液电泳可见 IgG 寡克隆带阳性，AQP4-IgG 阴性。

2. 影像学特征 颅脑见多发、散在病灶，多发生于侧脑室周围白质，典型病灶呈长圆形，其长轴与侧脑室长轴垂直，称"直角脱髓鞘征"。可累及皮质与皮质下 U 形纤维。在矢状位薄层 FLAIR 见胼胝体下缘点线征；脑干及小脑半球白质区均可累及。增强扫描急性期病灶常见强化，静止期与慢性期病变常不强化。脊髓病灶呈短节段（<2个椎体高度），累及白质后索或侧索，病灶常散在且多发。视神经病灶 <1/2 视神经长度，不累及视交叉。

3. 诊断要点 侧脑室周围白质；"直角脱髓鞘征""胼胝体下缘点线征"；脊髓病灶为短节段，多小于2个椎体高度；视神经病灶范围较小。

第三节 瘤样脱髓鞘病变

病例 女性，50岁。言语含糊伴右上肢无力半月余。查体：四肢肌力、肌张力正常；腱反射对称活跃，病理征未引出；共济运动正常，深浅感觉正常；颈软，双侧克尼格征阴性。MRI 表现见图 1-6-3。

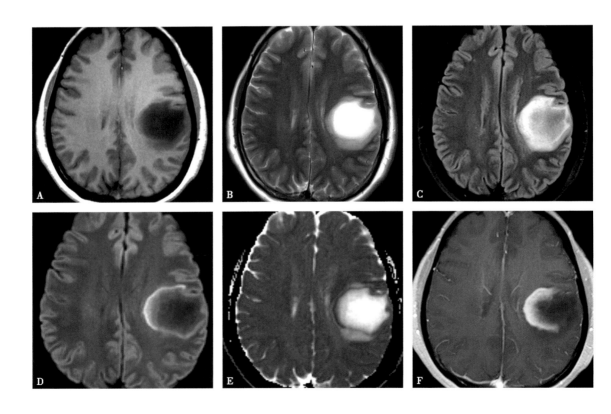

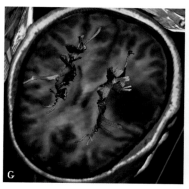
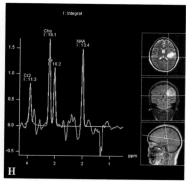
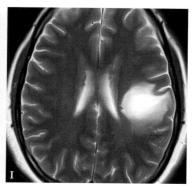
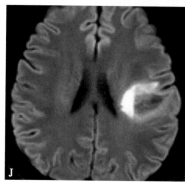
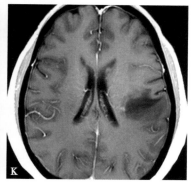

图1-6-3 女性，50岁。MRI表现

A～H. 首诊图像；I～K. 激素治疗后1个月复查图像。

【诊断思路】

1. 临床特征 女性，言语含糊伴右上肢无力症状。

2. 定位诊断 左侧额叶白质区。

3. 征象分析

（1）左侧额叶见团块状异常信号灶，T_1WI 呈低信号，T_2WI、FLAIR 呈高信号，DWI 病灶呈开环状弧形高信号，相应 ADC 图信号减低，增强扫描呈开环状明显强化，强化欠均匀，境界欠清。

（2）多体素 MRS（TE＝135ms）将体素置于环形强化的病灶处，部分病灶 Hunter 角稍倒置，Cho/NAA 为 0.48。

（3）扩散张量成像（diffusion tensor imaging，DTI）显示病灶处纤维束受推移改变，未见破坏。

（4）激素治疗后 1 个月复查，病灶较前明显缩小，环形强化征象消失，局部仅见少许斑点状强化影。

4. 定性诊断 瘤样脱髓鞘病变。

【疾病分析】

1. 临床与病理 瘤样脱髓鞘病变，既往称为瘤样炎性脱髓鞘病变，或脱髓鞘假瘤（demyelinating pseudotumor，DPT）。本病由 Van der Velden 1979 年首次报道，病理生理机制目前尚未完全明确；可发病于 5～80 岁，20～50 岁为发病高峰；多为急性或亚急性起病，常有头痛、头晕、恶心、呕吐等颅内高压症状。

2. 影像学特征　多位于白质内，也可累及灰质和白质交界、基底节、脑干甚至下丘脑。占位效应和周围水肿程度通常较恶性肿瘤轻；T_1WI 呈低信号，T_2WI 呈高信号，DWI 呈高信号；增强明显强化，可呈环形、结节样或斑片样强化，典型表现为"开环样强化"，环的强化部分为脱髓鞘的边界，好发于白质侧，而环的灰质侧常为环的缺口侧，可能由于有髓纤维的存在，中心无强化的核心部位代表炎症的慢性期；强化程度与巨噬细胞的浸润程度和受累白质血脑屏障的破坏程度有关。功能成像：瘤样脱髓鞘病变与脑内高级别胶质瘤或淋巴瘤比较，MRS 的 Cho/NAA 常无增高或轻度增高，不出现脂质（Lip）峰或乳酸（Lac）峰。DTI 显示病灶处白质纤维束常呈推移改变，未见破坏中断。病灶虽明显强化，但 PWI 呈低灌注。

3. 诊断要点　多位于白质区；"开环样强化"，缺口位于灰质侧；低灌注。

第四节　视神经脊髓炎谱系疾病

病例　男性，18 岁。反复发热、头痛 17 天，不省人事 1 天。查体：神志嗜睡；双侧瞳孔等大等圆，直径约 3.5mm，直接及间接对光反射灵敏，余脑神经查体欠合作；四肢肌力粗测 3 级，左上肢肌张力增高；腱反射对称活跃，双侧病理征阳性；共济运动欠合作，深浅感觉欠合作；颈强直，颏颈距 4 横指，双侧克尼格征阳性。颅脑及颈髓 MRI 表现见图 1-6-4。

【诊断思路】

1. 临床特征　年轻男性，发热、头痛，不省人事。

2. 定位诊断　双侧侧脑室周围白质区、第四脑室周围白质区。

3. 征象分析

（1）双侧侧脑室周围及第四脑室周围白质区见多发结节状、斑片状异常信号，T_1WI 呈稍低信号，T_2WI 及 FLAIR 呈高信号，DWI 呈稍高信号，增强未见明显强化，边界欠清晰，病灶未见明显占位效应。

（2）颈椎 T_2WI 示 C_1～T_1 水平颈胸段脊髓长节段片状高信号，病灶累及中央灰质。

4. 定性诊断　视神经脊髓炎谱系疾病。

【疾病分析】

1. 临床与病理　视神经脊髓炎谱系疾病（neuromyelitis optica spectrum disorders，NMOSD）是一种免疫介导的以视神经和脊髓受累为主的中枢神经系统炎性脱髓鞘疾病，女性常见，复发及致残率高于多发性硬化。患者血清 AQP4-IgG 阳性，若 AQP4-IgG 阴性，必须符合至少 1 个以下表现：长节段横贯性脊髓炎或极后区综合征；空间播散；MRI 征象支持。NMOSD 发病机制通常是由自身反应性抗 AQP4 抗体补体激活系统所致的炎性脱髓鞘改变，AQP4 抗原在脑室旁区域高表达，因此 NMOSD 病灶好发于脑室旁白质。

2. 影像学特征　颅脑发病部位以第三脑室和第四脑室周围、中脑导水管旁组织、脑干背侧、沿室管膜走行、丘脑及下丘脑常见；皮质病灶少见。脊髓病灶多长节段（≥3 个椎体高度），累及灰质及部分白质，常出现"亮点征"。视神经病灶＞1/2 视神经长度，更容易累及视神经的颅内段，可延伸至视交叉，增强后轻度均匀强化，慢性期视神经萎缩。

3. 诊断要点　第三、四脑室周围和中脑导水管旁组织、脑干背侧水通道蛋白富集区；脊髓病灶为长节段，≥3 个椎体高度；视神经病灶范围较大。

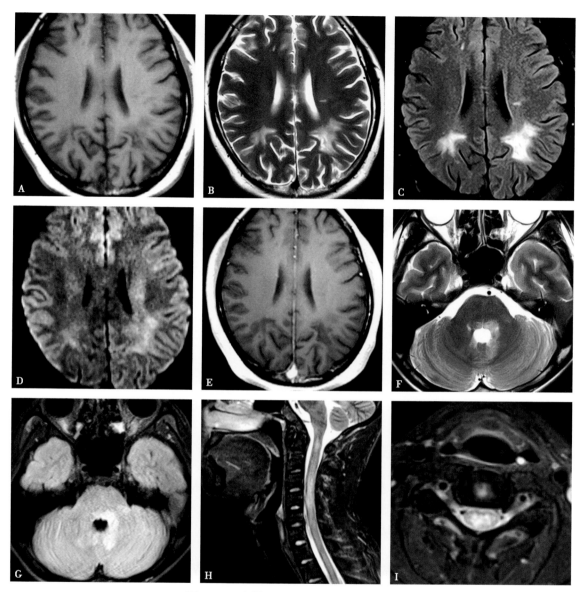

图 1-6-4 男性，18 岁。MRI 表现（A～I）

第五节 髓鞘少突胶质细胞糖蛋白抗体相关脑炎

病例 女性，32 岁。左侧肢体无力 3 年余，反应迟钝 10 余天。查体：四肢肌力、肌张力正常；左侧膝反射亢进，余腱反射对称活跃，双侧病理征未引出。髓鞘少突胶质细胞糖蛋白（myelin oligodendrocyte glycoprotein，MOG）抗体检测呈阳性，副肿瘤和 NMO 谱抗体阴性。脑脊液常规、细胞无异常。指数专用（ALB＋IgG）：脑脊液 IgG 88.70mg/L（↑），脑脊液白蛋白452.00mg/L（↑），脑脊液白蛋白指数 11.62（↑）；脑脊液电泳分析：脑脊液 IgG 88.70mg/L（↑）。MRI 表现见图 1-6-5。

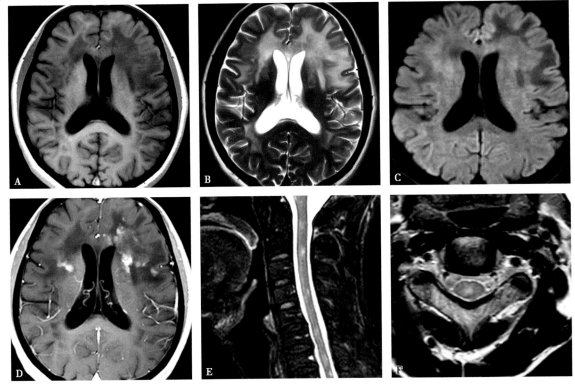

图 1-6-5 女性，32 岁。MRI 表现（A ~ F）

【诊断思路】

1. 临床特征 年轻女性；左侧肢体无力，反应迟钝症状；MOG 抗体阳性，脑脊液免疫球蛋白增高。

2. 定位诊断 双侧额叶白质区。

3. 征象分析

（1）双侧额叶见大片状异常信号灶，T_1WI 呈稍低信号，T_2WI 呈高信号，FLAIR 呈高 - 低信号，增强病灶内见斑片状明显强化。

（2）颈段脊髓内见长节段条片状 T_2WI 稍高信号，病灶累及中央灰质。

4. 定性诊断 MOG 抗体相关脑炎。

【疾病分析】

1. 临床与病理 髓鞘少突胶质细胞糖蛋白抗体相关脑炎又称 MOG 抗体相关脑炎。在 AQP4-IgG 阴性患者中存在部分髓鞘少突胶质细胞糖蛋白抗体（MOG-IgG）阳性的患者，预后较 NMOSD 患者好，男性较女性常见，患者年龄较 NMOSD 患者小，临床表现各异，以视神经炎最常见。

2. 影像学特征 脑内病变范围常较大，可累及深部灰质、脑干、小脑脚及第四脑室周围的脑实质。脊髓以胸腰段与脊髓圆锥受累常见。双侧视神经前段受累常见。

3. 诊断要点 脑白质片状异常信号灶，范围较大；可累及脊髓下段、视神经前段。

第六节 急性播散性脑脊髓炎

病例 女性，51岁。头晕1月余，左侧肢体无力10余天。1个月前服用"盐酸伊托必利片、复方阿嗪米特肠溶片"后出现全身皮疹，伴头晕、头痛、恶心、欲吐、四肢乏力，无意识不清，无肢体抽搐。查体：神经系统体征阴性。MRI表现见图1-6-6。

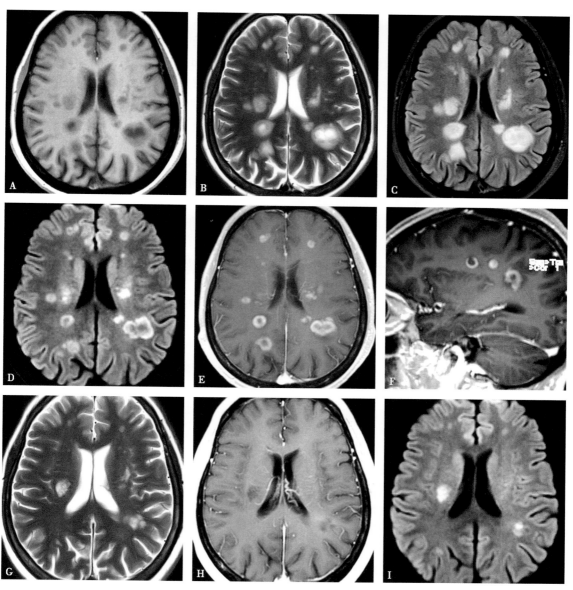

图1-6-6 女性，51岁。MRI表现
A~F. 首诊图像；G~I. 治疗后图像。

【诊断思路】

1. 临床特征 头晕、左侧肢体无力症状；服药后皮疹史。

2. 定位诊断 双侧大脑半球白质区、基底节区。

3. 征象分析

（1）双侧大脑半球白质区、基底节区多发大小不一结节状异常信号，T₁WI 呈稍低信号，T₂WI 及 FLAIR 呈高信号，部分病灶呈"煎蛋征"，DWI 呈环形高信号，增强后可见环形强化，部分呈开环样强化。

（2）治疗后复查，双侧大脑半球白质区、右侧基底节区大部分病灶较前缩小，DWI 信号较前减低，现大部分病灶未见强化。

4. 定性诊断 急性播散性脑脊髓炎。

【疾病分析】

1. 临床与病理 急性播散性脑脊髓炎（acute disseminated encephalomyelitis，ADEM）是发生于病毒感染或疫苗接种后脑和脊髓的脱髓鞘病变。病理为血管周围炎性细胞浸润和严重脱髓鞘，可发生于大脑、脑干及小脑的白质区。临床起病急，常有前驱感染症状及疫苗接种史，首发症状常为发热、头痛、呕吐等。病变进展迅速，可有不同程度不同部位病变的临床症状。

2. 影像学特征 MRI 表现为双侧大脑半球白质散在多发病灶，T₁WI 呈低信号，T₂WI 呈高信号，DWI 呈类圆形或环形高信号，病灶大小不一，双侧分布但不对称。"煎蛋征"是该病常见征象。增强可无强化、轻度强化或明显强化。

3. 诊断要点 双侧大脑半球白质区，病灶较大，双侧分布但不对称；DWI 可呈高信号。

第七节 脑桥中央髓鞘溶解症

病例 男性，57 岁。突发视物模糊，左侧肢体无力 1 天。查体：言语含糊，左侧口角较低；四肢肌张力正常，左上肢肌力 4 级，左下肢肌力 3 级，右侧肢体肌力正常；左侧腱反射亢进，左侧病理征阳性；左侧偏身痛觉减退。MRI 表现见图 1-6-7。

【诊断思路】

1. 临床特征 老年人，突发视物模糊、左侧肢体无力症状。

2. 定位诊断 脑桥。

3. 征象分析

（1）T₂WI 脑桥右侧部高信号，DWI 呈高信号。

（2）发病 2 个月后复查，病灶范围较前增大。

（3）发病 5 个月后复查，脑桥仍见片状异常信号，T₁WI 呈低信号，T₂WI 呈高信号，FLAIR 呈高信号，其内信号不均匀，边界模糊，DWI 呈等信号。

4. 定性诊断 脑桥中央髓鞘溶解症。

【疾病分析】

1. 临床与病理 脑桥中央髓鞘溶解症（central pontine myelinolysis，CPM）也称为渗透性脱髓鞘综合征，是中枢神经系统的急性非炎性脱髓鞘疾病。累及脑桥者，位于脑桥基底部，在脑桥内对称性分布，可累及脑桥外的敏感区域，如基底节区、海马、丘脑、大脑脚、桥臂、内囊、外囊等。脑桥中央髓鞘溶解综合征可能与快速纠正低钠血症、慢性酒精中毒、肝硬化、肝移植、低钾血症、低钠血症等有关。脱髓鞘从正中向外蔓延，常不侵犯脑桥周边腹外侧纤维。临床表现为构音障碍、恶心、呕吐、吞咽困难、假性延髓性麻痹及特殊的意识障碍等。

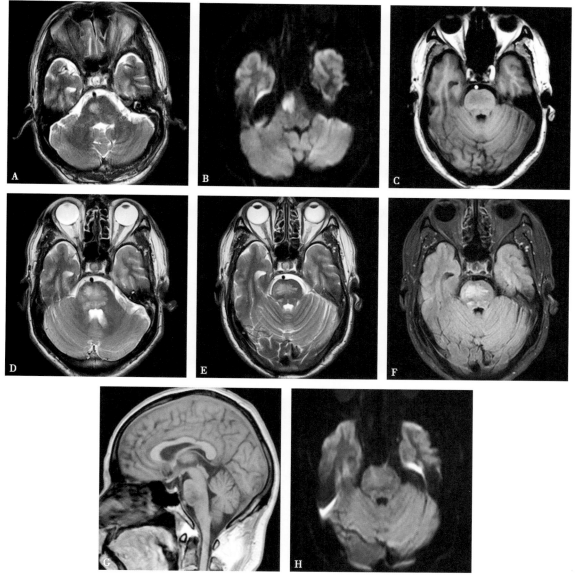

图 1-6-7　男性，57 岁。MRI 表现

A～B. 首诊图像；C～D. 发病 2 个月后复查图像；E～H. 发病 5 个月后复查图像。

2. 影像学特征　MRI 在 CPM 的早期诊断中至关重要，典型者应考虑 1～3 周后复查 MRI，临床症状完全消失后，MRI 征象可持续存在数个月。脑桥病变较小的患者也可能临床无症状。MRI 表现：脑桥中央区片状异常信号，T_1WI 呈低信号，T_2WI 呈高信号，DWI 呈等或高信号，形成"猪鼻征""三叉戟征"，增强多无明显强化，或周边环形强化，脑桥边缘不受累；脑桥外病灶累及基底节区、丘脑、皮质下白质、小脑及胼胝体等，病灶对称，一般不符合血管走行与分布，无占位及出血征象。

3. 诊断要点　多有慢性酒精中毒、低钠血症纠正过快病史；脑桥中央区病灶，脑桥边缘不受累；脑桥外多累及基底节、丘脑。

（刘　颖　邢　振）

推 荐 阅 读

[1] CLARKE L，ARNETT S，LILLEY K，et al. Magnetic resonance imaging in neuromyelitis optica spectrum disorder. Clin Exp Immunol，2021，206（3）：251-265.

[2] DUTRA B G，DA ROCHA A J，NUNES R H，et al. Neuromyelitis optica spectrum disorders：spectrum of MR imaging findings and their differential diagnosis. Radiographics，2018，38（1）：169-193.

[3] FILIPPI M，PREZIOSA P，BANWELL B L，et al. Assessment of lesions on magnetic resonance imaging in multiple sclerosis：practical guidelines. Brain，2019，142（7）：1858-1875.

[4] SARBU N，SHIH R Y，JONES R V，et al. White matter diseases with radiologic-pathologic correlation. Radiographics，2016，36（5）：1426-1447.

[5] SCIACCA S，LYNCH J，DAVAGNANAM I，et al. Midbrain，pons，and medulla：anatomy and syndromes. Radiographics，2019，39（4）：1110-1125.

脑变性、代谢及中毒性脑病

第一节　肝豆状核变性

病例　女性，22 岁。言语含糊、吞咽困难 6 年，四肢肌张力高，肌力正常。查体：言语含糊；角膜见 K-F 环；咽反射迟钝；四肢肌力正常，双上肢平举见细颤；右手指过伸畸形；右侧肢体肌张力稍增高，右上肢轮替动作笨拙；指鼻试验欠准、跟膝胫试验欠稳。MRI 表现见图 1-7-1。

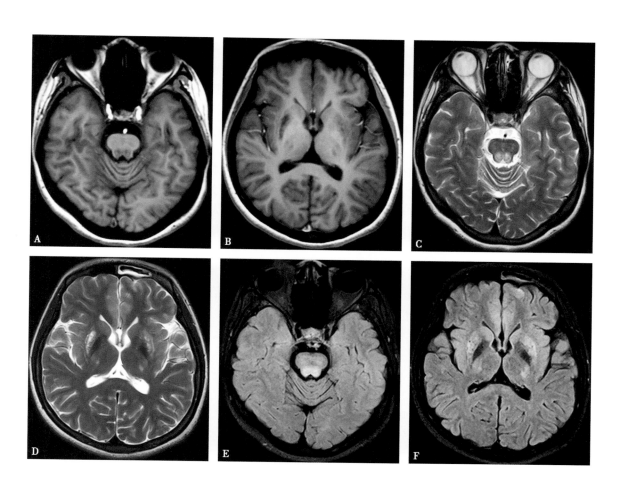

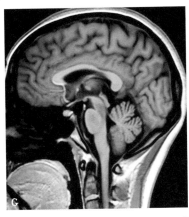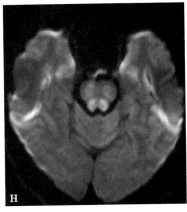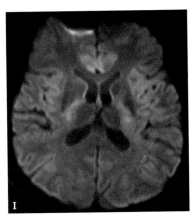

图 1-7-1　女性，22 岁。MRI 表现（A～I）

【诊断思路】

1. 临床特征　年轻女性；言语含糊、吞咽困难症状；四肢肌张力高，角膜见 K-F 环。

2. 定位诊断　双侧壳核，丘脑，脑干。

3. 征象分析　双侧壳核、双侧背侧丘脑、中脑及脑桥背侧见对称分布的异常信号灶，T_1WI 呈低信号，T_2WI 及 FLAIR 呈高信号，DWI 亦呈高信号；而双侧苍白球 T_1WI 及 T_2WI 均呈低信号。

4. 定性诊断　肝豆状核变性。

【疾病分析】

1. 临床与病理　肝豆状核变性又称 Wilson 病，是常染色体隐性遗传性疾病，因铜代谢障碍引起的肝硬化和脑变性疾病。铜在豆状核、尾状核、丘脑等处沉积，引起局部脑组织水肿，神经元变性，神经核团萎缩，神经纤维脱髓鞘改变。临床表现为进行性加剧的肢体震颤、肌强直、构音困难、精神症状、肝硬化和 K-F 环，实验室检查为尿铜量增多，血清总铜量和血清铜蓝蛋白降低。

2. 影像学特征　肝豆状核变性最常累及豆状核、尾状核，其次是丘脑和脑干，病灶多对称性分布。T_1WI 呈等或稍低信号，亦可呈高信号；T_2WI 多呈高信号，亦可呈低信号。增强扫描病灶无强化。可继发皮质弥漫性脑萎缩。

3. 诊断要点　肢体震颤症状；豆状核、尾状核对称性受累。

第二节　线粒体脑肌病

病例　男性，25 岁。反复四肢抽搐 7 年余，面部抽搐 4 天。7 年来，患者偶感一侧肢体或面部抽搐，在此期间意识清楚，数分钟后即恢复。查体：神经系统体征阴性。MRI 表现见图 1-7-2。

【诊断思路】

1. 临床特征　年轻男性，癫痫症状多年。

2. 定位诊断　左侧顶枕叶。

3. 征象分析

（1）左侧顶枕叶见片状、脑回状 T_1WI 低信号、T_2WI 高信号灶，DWI 呈明显高信号，增强扫描病灶未见强化，可见扩张血管影。

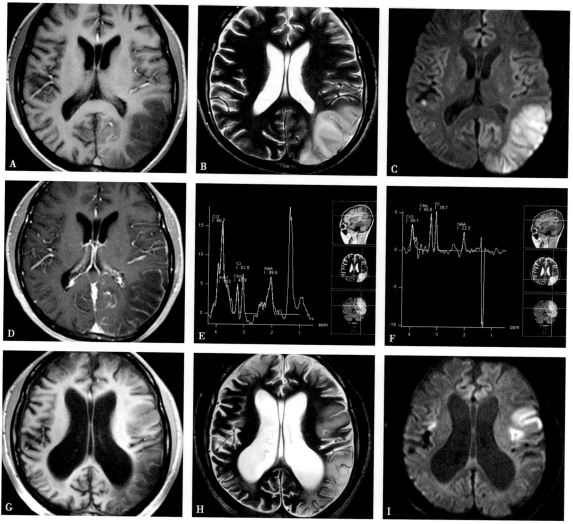

图 1-7-2　男性，25 岁。MRI 表现

A～F. 首诊图像；G～I. 8 年后第二次发病图像。

（2）颅脑 MRS 单体素：TE＝30ms 时，于 1.33ppm 处可见高耸的乳酸（Lac）双峰，TE＝135ms 时，于 1.33ppm 处可见倒置的 Lac 双峰。

（3）第二次发病，双侧大脑半球见大片状异常信号灶，T_2WI 呈高信号，脑沟明显增宽，提示脑萎缩；右侧岛叶与左侧额叶皮质及皮质下 DWI 见条片状高信号灶，余病灶 DWI 呈等低信号。

4. 鉴别诊断　脑内大片状 DWI 高信号灶应考虑以下疾病。

（1）脑梗死：大动脉闭塞所致大动脉供血区域异常信号灶，DWI 急性期信号明显增高，而后逐渐演变为稍高信号、等信号。本例不符合。

（2）线粒体脑肌病：大脑半球后部，非大动脉分布区；DWI 持续高信号；MRS 见 Lac 峰。本例符合。

5. 定性诊断　线粒体脑肌病。

【疾病分析】

1. 临床与病理　线粒体脑肌病伴高乳酸血症和脑卒中样发作（mitochondrial encephalomyopathy with lactic acidosis and stroke-like episode，MELAS）是最常见的线粒体病之一，是母系遗传线粒体病。诊断标准包括：40 岁以前至少发病一次；癫痫和痴呆为临床表现；急性期影像学检查可见与症状相符合的病灶；血或脑脊液的乳酸增高；肌肉活检是诊断依据。临床出现呕吐和反复卒中发作。病变早期侵犯脑灰质，亦可见深部灰质与周围白质同时受累，病理上见皮质变性、坏死伴胶质增生、水肿，神经元丧失，基底节铁、钙沉积。

2. 影像学特征　MELAS 发病部位为大脑半球后部，双侧顶枕叶及颞叶多见，呈对称性或非对称性地分布于皮质和皮质下；病灶与动脉分布不一致。病灶于 T_1WI 呈明显低信号，T_2WI 呈明显高信号，DWI 呈高信号，MRS 于 1.33ppm 处可见 Lac 峰（双峰）；一般不强化或轻度强化，若出现脑回样强化，考虑与血脑屏障破坏和高灌注有关，提示预后差。可伴基底节钙化；弥漫性进行性脑萎缩；增强可见不规则斑片状强化。

3. 诊断要点　大脑半球后部，非大动脉供血分布区；DWI 持续高信号；MRS 见 Lac 峰。

第三节　多系统萎缩 C 型

病例　男性，44 岁。头晕、言语含糊 1 年余，共济失调。查体：言语含糊；双眼水平眼震；双侧指鼻试验、快速轮替动作阳性，跟膝胫试验阳性，闭目难立征阳性；下肢肌力 4^- 级，上肢肌力 4^+ 级；双手意向性震颤；多克征阳性。MRI 表现见图 1-7-3。

【诊断思路】

1. 临床特征　头晕、言语含糊、共济失调症状。

2. 定位诊断　小脑、脑干。

3. 征象分析

（1）小脑体积变小，脑沟增宽，脑桥及延髓形态变小，桥臂变细，延髓池、桥前池及桥小脑角池增宽，T_2WI 及 FLAIR 脑桥中央见纵行及横行条状高信号，呈"十"字征。

（2）脑干形态变小，脑桥腹侧变平直。

4. 定性诊断　多系统萎缩 C 型。

【疾病分析】

1. 临床与病理　多系统萎缩（multiple system atrophy，MSA）是自主神经功能障碍的一类疾病，病因不明，病理主要表现为少突胶质细胞胞质内出现以 α- 突出核蛋白异常集聚体为核心成分的包涵体，分为两种临床类型：以帕金森综合征为主要临床表现的 MSA-P 型和以小脑共济失调为主要表现的 MSA-C 型。MSA-C 型也称为橄榄桥小脑萎缩（olivopontocerebellar atrophy，OPCA），主要表现为脑桥、小脑及延髓橄榄核萎缩，临床表现为步态共济失调伴小脑性构音障碍、肢体共济失调或小脑性眼动障碍。

2. 影像学特征　小脑萎缩，小脑脑沟增宽，小脑上池、桥小脑角池、小脑延髓池扩大；脑桥萎缩，出现"十"字征（形成的原因是脑桥核及桥横纤维变性，神经胶质增生使其含水量增加）。桥臂变细，亦可出现 T_2WI 信号增高，桥前池扩大；中脑萎缩，大脑脚变细，环池增大。矢状位因延髓橄榄体隆凸萎缩，表现为脑桥和延髓之间的腹侧变平拉直。"十"字征分期如下：0 期为正常；Ⅰ期为脑桥开始出现垂直的高信号；Ⅱ期为出现清晰的垂直高信号；Ⅲ期为继垂直线后开始出现水平高信号；Ⅳ期为清晰的垂直线和水平线同时出现；Ⅴ期为水平线前方的脑桥腹侧出现高信号，或脑桥基底部萎缩引起的腹侧脑桥体积缩小。

3. 诊断要点　MSA-C 型小脑及脑干萎缩，可见"十"字征。

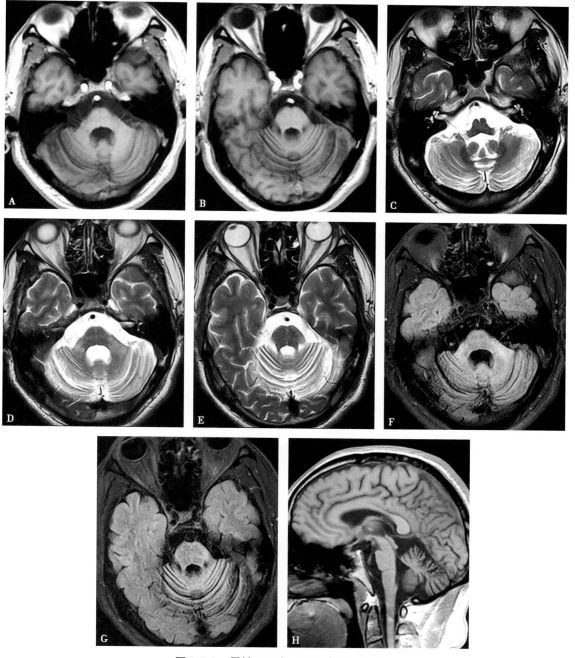

图 1-7-3 男性，44 岁。MRI 表现（A～H）

第四节 多系统萎缩 P 型

病例 女性，60 岁。肢体僵硬、行动迟缓 1 年余，喉鸣 2 月余。1 年前无明显诱因出现四肢僵硬，初起右侧肢体明显，逐渐累及四肢，表现为动作缓慢，精细动作欠灵活，偶双手不自主抖动，伴面部表情减少，伴大便难解，小便偶有失禁，咳嗽且夜间易发，伴头晕，改变体位时明显，并逐渐出现行走困难。患者表现为起步困难，抬头困难，无吞咽困难、饮水呛咳，无四肢抽搐，4 个月前就诊，诊断为"帕金森综合征可能"，给予"美多巴、森福罗、金刚烷胺"等治疗后症状缓解不明显，2 个月前无明显诱因出现呼吸困难，吸气时喉鸣音明显。MRI 表现见图 1-7-4。

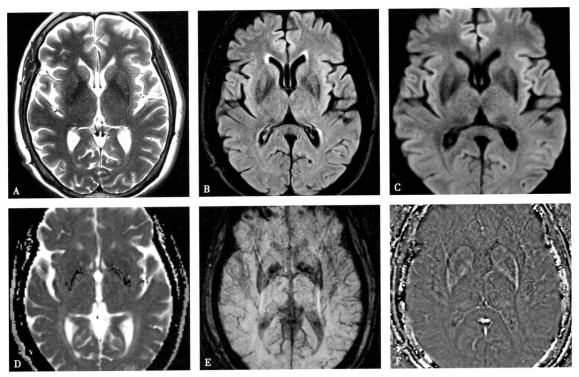

图 1-7-4　女性，60 岁。MRI 表现（A～F）

【诊断思路】

1. 临床特征　老年女性，肢体僵硬，行动迟缓，行走困难。

2. 定位诊断　壳核。

3. 征象分析　壳核稍小，T_2WI 信号减低，T_2WI 及 FLAIR 壳核外侧缘见条状高信号，DWI 呈低信号，SWI 的 MIP 图呈低信号，相位图呈高信号。

4. 定性诊断　多系统萎缩 P 型。

【疾病分析】

1. 临床与病理　MSA-P 型患者临床主要是帕金森综合征的表现，运动迟缓、肌强直、不典型的动作性震颤，常出现自主神经功能紊乱，一个重要的特点是对左旋多巴类药物反应不佳。

2. 影像学特征　壳核萎缩，表现为壳核变小、厚度变薄，壳核弧度消失、变直；壳核于 T_2WI 呈低信号，是由于铁沉积形成；壳核背外侧可见等于或低于苍白球信号的异常信号；出现"壳核裂隙征"，即壳核外侧边缘 T_2WI 高信号环。

3. 诊断要点　壳核萎缩，壳核 T_2WI 低信号，"壳核裂隙征"。

第五节 进行性核上性麻痹

病例 女性,50岁。步态不稳2年余,加重伴言语含糊1年余。查体:言语含糊;双侧眼球垂直运动不能,水平运动正常,见可疑眼震;左上肢肌力5级,右上肢、双下肢肌力4级,四肢肌张力增高;四肢腱反射亢进,双侧指鼻试验、跟膝胫试验尚可;右侧霍夫曼征阳性,左侧可疑阳性,双侧巴宾斯基征未引出;颈强直。MRI表现见图1-7-5。

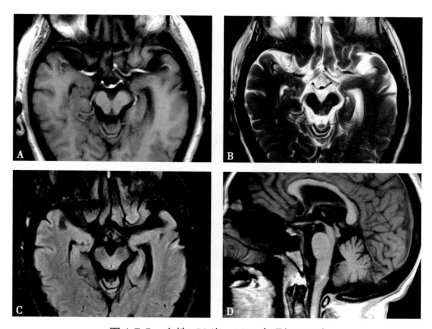

图1-7-5 女性,50岁。MRI表现(A~D)

【诊断思路】

1. 临床特征 老年人;步态不稳、言语含糊症状;四肢肌张力增高。

2. 定位诊断 中脑。

3. 征象分析

(1)中脑形态变小,桥前池增宽,环池增宽,脚间池扩大,中脑导水管周围见片状异常信号,T_1WI 呈稍低信号,T_2WI 及 FLAIR 呈稍高信号。

(2)矢状位中脑前部变尖,见"鸟嘴征"。

4. 鉴别诊断 需要与MSA-C型鉴别,MSA-C型表现为脑桥萎缩,脑桥可见"十"字征,小脑中脚及小脑半球明显萎缩,而中脑未见萎缩。

5. 定性诊断 进行性核上性麻痹。

【疾病分析】

1. 临床与病理 进行性核上性麻痹(progressive supranuclear palsy,PSP)是神经退行性病变,以脑桥及中脑神经元变性、神经元纤维缠结为主要病理改变。PSP多在55~70岁发病,临床也可表现为帕金森病特征，常以姿势平衡障碍、无故向后跌倒为首发症状，随后出现构音障碍、运动迟缓、认知障碍、垂直性核上性麻痹。

2. 影像学特征 中脑萎缩是 PSP 最常见的影像学表现。MRI 正中矢状位可见中脑被盖萎缩，形态变尖，呈"鸟嘴征"，中脑导水管扩大、脚间池和四叠体池增宽。第三脑室后部扩大、外侧裂增宽、额叶及颞叶前部萎缩。T_2WI 上部分患者可显示脑干被盖、顶盖弥漫性高信号。脑桥不常受累，小脑形态及信号未见异常。

3. 诊断要点 中脑萎缩，可见"鸟嘴征"。

第六节　脊髓小脑共济失调Ⅲ型

病例 女性，46 岁。步态不稳伴言语含糊、双眼视物重影 3 年余。查体：神志清楚，反应迟钝，言语含糊，行动迟缓；双眼垂直眼震；吞咽困难；双下肢无力；共济失调等级量表（SARA）评分为 12 分。MRI 表现见图 1-7-6。

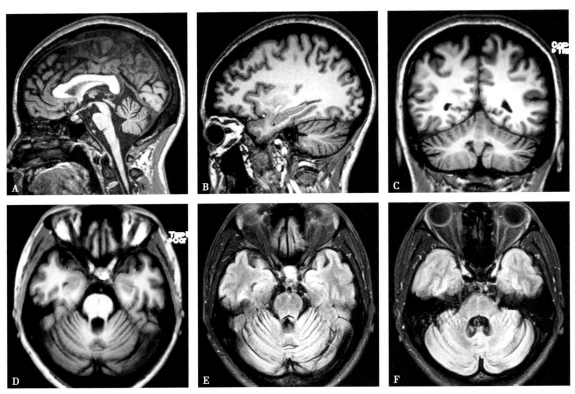

图 1-7-6　女性，46 岁。MRI 表现（A~F）

【诊断思路】

1. 临床特征 女性；步态不稳、言语含糊、双眼视物重影；双眼垂直眼震；SARA 评分为 12 分。

2. 定位诊断 小脑、颈段脊髓。

3. 征象分析　双侧小脑半球、小脑蚓部脑回变细，脑沟增宽、加深；脑干体积缩小，形态变细，第四脑室扩大，桥前池增宽。颈段脊髓明显变细。

4. 定性诊断　脊髓小脑性共济失调Ⅲ型。

【疾病分析】

1. 临床与病理　脊髓小脑共济失调（spinocerebellar ataxia，SCA）是一组罕见的具有高度异质性的常染色体显性遗传性运动障碍性疾病，确诊需要依赖基因检测。迄今为止，已经有35个致病基因和超过40种不同的基因亚型被确定，不同SCA亚型的发病机制和临床表现各有特点。SCAⅢ型是中国乃至全世界范围内最为常见的SCA亚型（占20%～50%），其致病机制是ATXN3基因编码区的胞嘧啶-腺嘌呤-鸟嘌呤（CAG）三核苷酸出现异常重复扩增，病理上可见小脑、脑干、脊髓、基底神经节和大脑皮质变性萎缩，最突出的临床表现是进行性的步态和肢体共济失调，常伴有吞咽困难、构音障碍、锥体束征、眼外肌麻痹、肌张力障碍、痉挛状态和周围神经病变等症状。

2. 影像学特征　SCAⅢ型主要表现为不同程度的小脑及脑干萎缩，小脑半球及小脑蚓部脑回变细，脑沟增宽、加深；齿状核体积缩小；小脑脚和脑干变细，第四脑室扩大；随病情进展，还可见额叶和颞叶萎缩。少数病例可见脑桥 T_2WI 高信号，类似于"十字面包征"（脑桥核及桥横纤维变性和神经胶质增生）。

3. 诊断要点　小脑、脑干、脊髓萎缩。

第七节　阿尔茨海默病

病例　女性，78岁。记忆力下降，生活无法自理5年。查体：神志清楚；双上肢肌力正常，双下肢肌力3级；病理征阴性。MRI表现见图1-7-7。

【诊断思路】

1. 临床特征　老年人；认知功能障碍。

2. 定位诊断　海马、内侧颞叶。

3. 征象分析　双侧海马及内侧颞叶体积明显缩小，双侧侧脑室颞角明显扩大，FLAIR双侧海马信号未见异常增高。

4. 定性诊断　阿尔茨海默病。

【疾病分析】

1. 临床与病理　阿尔茨海默病（Alzheimer disease，AD）是一种起病隐匿的进行性进展的神经退行性病变。临床表现为记忆障碍、失语、失用、失认、视空间技能损害、执行功能障碍及人格和行为改变等全面性痴呆表现；该病的具体病因迄今未知，有文献报道与脑内Tau蛋白聚集有关。

2. 影像学特征　MRI主要用于排除其他可能导致痴呆的中枢神经系统疾病。AD表现为脑皮质明显萎缩，特别是海马及内侧颞叶，信号无异常。

3. 诊断要点　脑皮质明显萎缩，以海马及内侧颞叶为著。

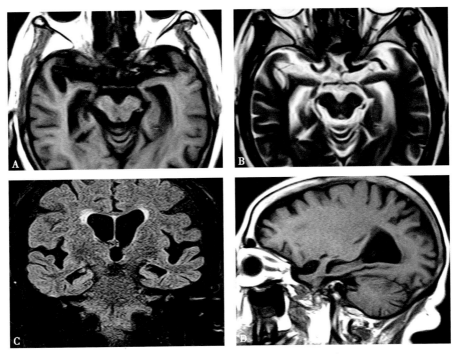

图 1-7-7　女性，78 岁。MRI 表现（A～D）

第八节　韦尼克脑病

病例　女性，28 岁。2 个月前有车祸外伤史，外院行结肠破裂手术治疗。查体：意识不清，反应迟钝，言语含糊，饮水呛咳；双眼水平活动受限；四肢肌张力减弱，双上肢体肌力 3⁻ 级，双下肢肌力 2 级，四肢肌张力增高；颈抵抗，颏下两横指，克尼格征可疑阳性。MRI 表现见图 1-7-8。

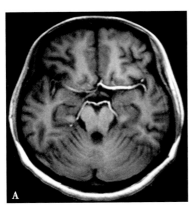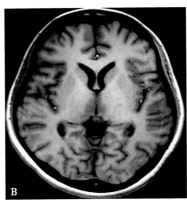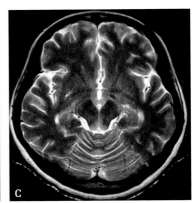

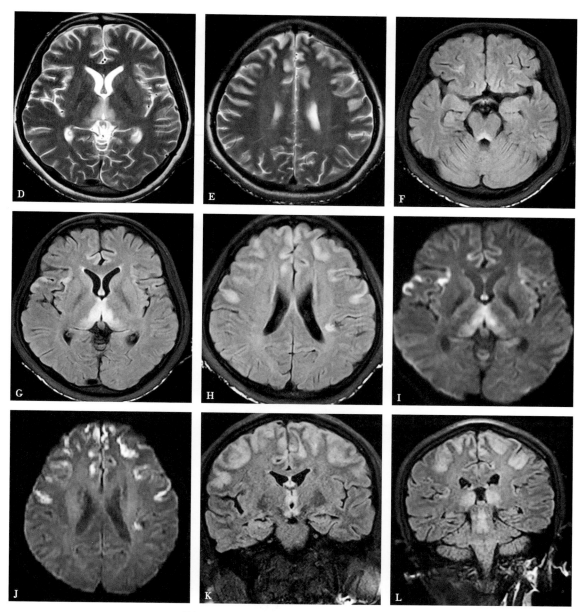

图 1-7-8 女性，28 岁。MRI 表现（A～L）

【诊断思路】

1. 临床特征 有外科手术治疗史；双眼水平活动受限。

2. 定位诊断 脑干中脑导水管旁、双侧丘脑第三脑室旁、双侧额颞叶。

3. 征象分析 中脑导水管旁及第三脑室旁灰质、双侧额颞叶皮质见片状异常信号，T_1WI 呈低信号，T_2WI、FLAIR 及 DWI 呈高信号，境界不清，以双侧额叶为著。

4. 定性诊断 韦尼克（Wernicke）脑病。

【疾病分析】

1. 临床与病理 韦尼克脑病为维生素 B_1 缺乏所致的中枢神经系统疾病，常见于慢性酒精中毒，亦见于各种营养不良、长期胃肠外营养和妊娠剧吐，如及时诊断和治疗，患者可完全恢复。本病发生于 30～70 岁，男性较多。维生素 B_1 缺乏可导致脑组织乳酸酸中毒、血脑屏障破坏、细胞毒性水肿及谷氨酸等兴奋性神经递质增多。病变累及中脑导水管周围、第三脑室周围和乳头体等糖代谢快且对维生素 B_1 不敏感的部位，呈双侧对称性分布；大脑皮质、小脑齿状核、脑桥被盖等亦可被累及。病理上早期为星形细胞和少突胶质细胞肿胀，以后见脱髓鞘、微血管增生、胶质细胞增生等。临床典型表现为眼肌麻痹（累及动眼神经、滑车神经、外展神经）、共济失调和精神错乱"三联征"。

2. 影像学特征　中脑导水管、第三脑室周围、第四脑室周围、乳头体对称分布的异常信号，T_1WI 呈低信号，T_2WI 及 FLAIR 呈高信号，病灶急性期 DWI 呈高信号，若存在血脑屏障破坏，增强扫描可见强化。MRI 表现正常也不能排除韦尼克脑病。

3. 诊断要点　中脑导水管、第三脑室周围、第四脑室周围、乳头体对称分布异常信号灶，DWI 呈高信号。

第九节　苯中毒性脑病

病例　女性，29 岁。从事油漆工作 6 年余，头晕、呕吐 10 天。查体：神经系统体征阴性。MRI 表现见图 1-7-9。

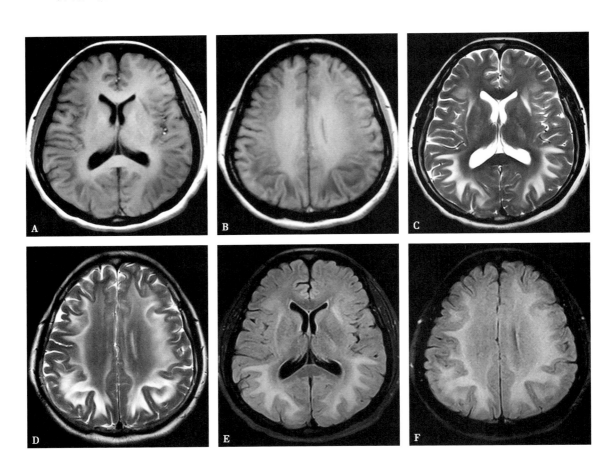

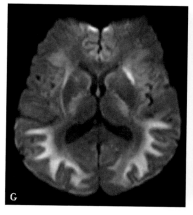
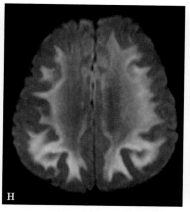
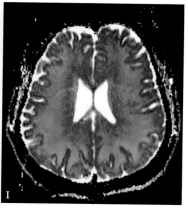

图 1-7-9　女性，29 岁。MRI 表现（A～I）

【诊断思路】

1. 临床特征　长期接触油漆史。

2. 定位诊断　双侧大脑半球白质区、基底节区。

3. 征象分析　双侧大脑半球白质区、基底节区见对称分布的异常信号，T_1WI 呈低信号，T_2WI 及 FLAIR 呈高信号，DWI 呈高信号，境界欠清。

4. 定性诊断　苯中毒性脑病。

【疾病分析】

1. 临床与病理　中毒性脑病包括内源性毒性物质和外源性毒性物质中毒，内源性毒性物质如糖尿病酮症酸中毒、尿毒症脑病、肝性脑病等；外源性毒性物质为接触苯蒸气、一氧化碳或药物、化学毒物等。苯中毒性脑病是以中枢神经系统的抑制作用为主要表现的疾病。苯的毒性代谢产物可引起生物膜脂质过氧化，产生自由基，导致血脑屏障开放，血浆大分子蛋白质渗出，并沿白质纤维束蔓延。临床可表现为头痛、头晕、恶心及类似感冒症状等。

2. 影像学特征　病变累及双侧大脑皮质下、半卵圆中心、放射冠区、内囊等白质纤维投射系统及双侧基底节区苍白球、豆状核、小脑齿状核等灰质核团，呈双侧对称性分布。T_1WI 呈低或稍高信号，T_2WI、FLAIR 呈弥漫性对称性高信号，延伸入皮质下，灰质和白质界限清楚，在双侧半卵圆中心层面呈"向日葵"状。由于病变为血脑屏障受损的血管源性脑水肿，因此 DWI 呈高信号，ADC 图亦呈高信号。增强扫描无明显强化。

3. 诊断要点　苯接触史；弥漫性皮质下白质对称性异常信号。

第十节　一氧化碳中毒性脑病

病例　男性，51 岁。本次入院前 52 天于室内烧木炭取暖后出现不省人事、呼之不应。当时入院持续约 8 小时后神志转清而出院，无肢体无力、反应迟钝。24 天前出现反应迟钝，渐进性出现计算错误、远近记忆力障碍、不认识家人、逻辑混乱、不懂饥饿和饱食、在公共场所小便，伴四肢不自主活动、步态不稳。MRI 表现见图 1-7-10。

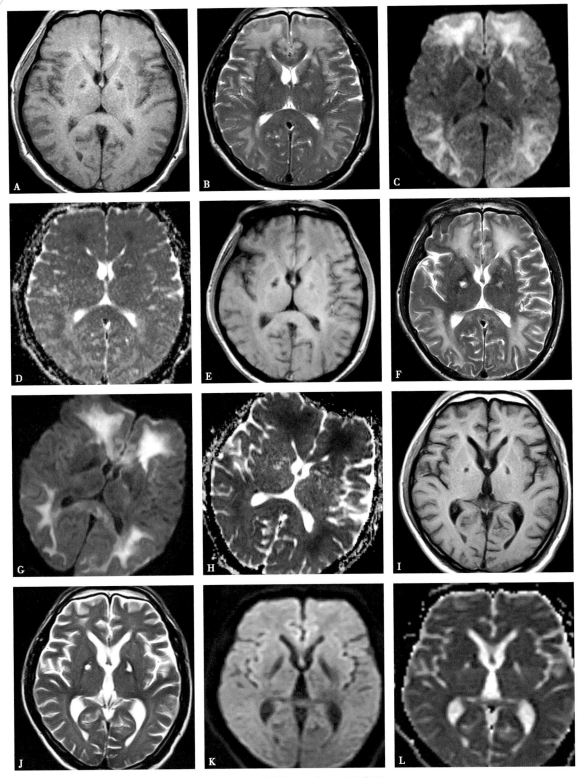

图 1-7-10 男性，51 岁。MRI 表现

A～D. 首诊图像；E～H. 治疗后 1 个月图像；I～L. 治疗后 13 个月图像。

【诊断思路】

1. 临床特征　一氧化碳中毒史；反应迟钝、认知障碍症状。

2. 定位诊断　双侧侧脑室旁白质，苍白球。

3. 征象分析

（1）首诊示双侧大脑半球肿胀，脑沟变浅、消失，双侧侧脑室旁白质及苍白球 T_2WI 弥漫对称性信号增高，DWI 呈高信号，相应 ADC 图呈低信号。

（2）治疗后 1 个月，脑肿胀较前好转，苍白球病灶 T_2WI 信号增高，脑室旁白质病灶范围较前扩大，DWI 呈明显高信号，相应 ADC 图呈明显低信号。

（3）治疗后 13 个月，双侧大脑半球未见肿胀，脑室旁白质信号未见明显异常，苍白球病灶 T_1WI 呈低信号、T_2WI 呈高信号，DWI 未见扩散受限。

4. 定性诊断　一氧化碳中毒性脑病。

【疾病分析】

1. 临床与病理　当空气中一氧化碳达到一定浓度，与血中的血红蛋白结合形成碳氧血红蛋白时，影响血红蛋白的携氧功能，致使大脑处于缺氧状态，引起细胞代谢异常，进而导致细胞内水肿，以及脑血管通透性增加导致细胞外水肿。一氧化碳中毒性脑病早期病理变化以灰质病变为主：缺氧所致的急性脑水肿、毛细血管和静脉扩张及出血、坏死，易出现基底节区损害，以苍白球为主，其次为尾状核、壳核和丘脑。一氧化碳中毒的患者首发和迟发症状都是神经系统症状。

2. 影像学特征　MRI 能直观反映一氧化碳中毒后早期脑组织的改变，还可以及时发现迟发性脑病，判断脑损伤程度并预测患者的预后，指导临床治疗。T_2WI 与 FLAIR 序列病灶呈稍高信号，出血使病灶边缘出现异常信号；T_1WI 呈高信号，由缺血坏死、点状出血及血红蛋白降解物沉积所致。超急性期及急性期 DWI 呈高信号，ADC 图呈低信号，与急性一氧化碳中毒所致的细胞毒性水肿有关；慢性期 DWI 呈低信号。由于缺氧所致的细胞内水肿是可逆性过程，因此经高压氧及改善脑循环治疗后，急性期脑实质 DWI 高信号范围缩小甚至恢复正常。临床治愈患者复查可见大脑皮质和脑室周围白质、半卵圆中心异常信号范围缩小，表明脑白质脱髓鞘为可逆性改变。一般通过高压氧、脱水、营养神经等治疗可恢复正常，部分严重者脑白质可发生进行性脱髓鞘。

3. 诊断要点　一氧化碳中毒史；对称性分布，常累及苍白球，大脑半球白质；DWI 扩散受限。

第十一节　沃　勒　变　性

病例　女性，61 岁。发作性不省人事、肢体抽搐 3 个月，再发 1 天。1 年前曾发生脑梗死。查体：意识清，精神萎靡；左侧鼻唇沟浅，伸舌偏左；左侧上下肢肌张力低，腱反射低，左侧上下肢肌力 0 级，右侧上下肢肌力 5$^-$ 级；痛觉检查大致正常；左侧病理征阳性；有吞咽困难。MRI 表现见图 1-7-11。

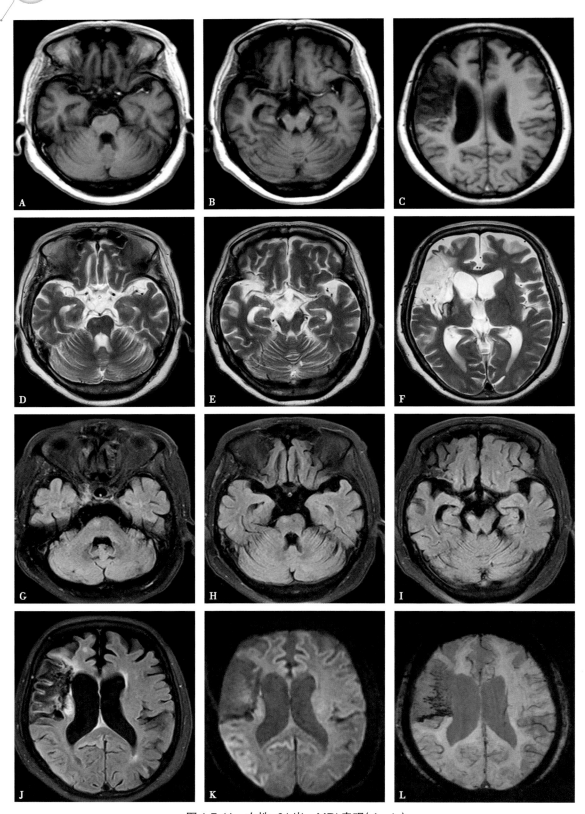

图 1-7-11　女性，61 岁。MRI 表现（A ~ L）

【诊断思路】

1. 临床特征 既往脑梗死病史；一侧肢体偏瘫。

2. 定位诊断 右侧额叶 - 基底节区 - 岛叶，脑干。

3. 征象分析

（1）右侧额叶 - 基底节区 - 岛叶见大片状异常信号，T_1WI 呈低信号，T_2WI 呈高信号，FLAIR 呈低信号、周围见片状高信号，DWI 呈低信号，SWI 病灶内见多发低信号，病灶境界清楚，相邻右侧侧脑室牵拉扩大。

（2）中脑、脑桥右侧部体积变小，脑干腹侧及右侧内囊后肢见片状异常信号，T_1WI 呈低信号，T_2WI 及 FLAIR 呈高信号。

4. 定性诊断 软化灶，伴同侧脑干及内囊后肢沃勒变性。

【疾病分析】

1. 临床与病理 沃勒变性（Wallerian degeneration，WD）是一种常见的继发于原发性脑损伤（脑出血、脑梗死、脑外伤、脑肿瘤、脑术后改变等）的顺行性远端神经元变性。病理改变为大脑损伤后，脑内神经元死亡，远端轴索、神经元和髓鞘发生变性，破坏了神经元与锥体细胞的联系，锥体束营养来源中断，导致 WD。WD 顺神经纤维束向下发展，经过内囊、中脑、脑桥、延髓，最后沿锥体束到达脊髓。WD 病理上分四期，根据原发损伤后的不同时间出现的脱髓鞘和胶质增生而分期。临床表现主要是锥体束征，包括对侧偏瘫、肌张力增高、震颤等。出现 WD 的脑损伤患者，预后较差。患者无年龄与性别特征。

2. 影像学特征 继发于多种脑部病变后，脑梗死最常见。病灶表现为沿锥体束走行的信号异常，病灶同侧的大脑脚、脑桥和延髓萎缩一般无强化。DWI 可早于其他常规序列发现 WD，早期 WD 的 DWI 呈高信号。沃勒变性分四期。第一期约 4 周，影像无异常；第二期为起病后 4～14 周，变性区髓鞘蛋白破坏而脂质完整，脂质蛋白质比值增加，T_1WI 呈高信号、T_2WI 呈低信号；第三期为起病后数月至一年，髓鞘脂质亦破坏，伴胶质增生，T_1WI 呈低信号、T_2WI 呈高信号；第四期为起病后一年至数年，变性区萎缩，信号可无异常。

3. 诊断要点 大脑半球软化灶，伴同侧脑干腹侧异常信号。

第十二节 肥大性下橄榄核变性

> **病例** 男性，55 岁。头晕伴言语含糊、步态不稳 2 年余。查体：构音障碍；掌颏反射阳性；小脑共济失调。MRI 表现见图 1-7-12。

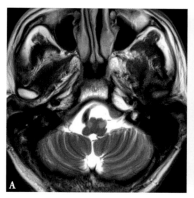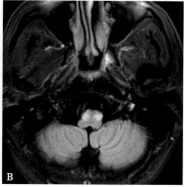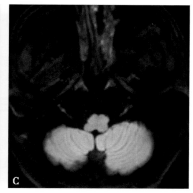

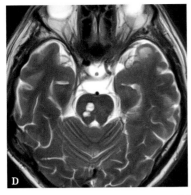
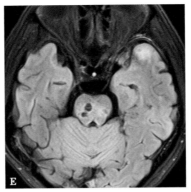
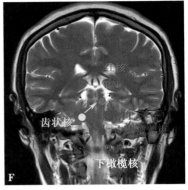

图 1-7-12 男性，55 岁。MRI 表现（A～F）

【诊断思路】

1. 临床特征 头晕、言语含糊、步态不稳症状。

2. 定位诊断 延髓、脑桥、左侧颞叶。

3. 征象分析 延髓下橄榄核区增大，信号异常，T_2WI、FLAIR、DWI 呈稍高信号；脑桥中央另见两个类圆形 T_2WI 稍高信号，境界清楚；左侧颞叶见一处斑片状 T_2WI 稍高信号，边界欠清，DWI 呈低信号。

4. 定性诊断 肥大性下橄榄核变性；脑桥及左侧颞叶软化灶。

【疾病分析】

1. 临床与病理 肥大性下橄榄核变性（hypertrophic olivary degeneration，HOD）是涉及齿状核-红核-橄榄核环路的神经元变性疾病中的一种少见类型；绝大多数继发于中脑、脑桥或小脑病变（如出血、梗死、肿瘤等）后的一段时间。该病好发于中老年患者，以脑桥出血最常见。下橄榄核的传入信号受损（下橄榄核-红核-齿状核构成的 Guillain-Mollaret Traingle/ 格莫三角受损），下橄榄核神经元失抑制。临床表现为软腭阵挛（SPT）、眼震、复视、共济失调、肢体阵挛或粗大震颤。

2. 影像学特征 MRI 检查对 HOD 的诊断具有特异性。延髓腹外侧单侧或双侧下橄榄 T_1WI 呈等或稍低信号，T_2WI 呈高或稍高信号，FLAIR、DWI 及 ADC 图呈等或稍高信号，增强扫描无强化。下橄榄核高信号改变最早发生在发病后 1 个月，发病后 4～6 个月下橄榄核可出现肥大，当发病时间超过 3～4 年，下橄榄核 T_2WI 仍呈高信号，但体积缩小。下橄榄核的高信号最长可持续到病变后 13 年。HOD 可分为 3 个时期：①不伴有肥大的下橄榄核，延髓 T_2WI 呈高信号；②伴有肥大的延髓下橄榄核且 T_2WI 呈高信号；③下橄榄核肥大消退，延髓 T_2WI 持续呈高信号。

3. 诊断要点 中脑、脑桥或小脑软化灶，伴下橄榄核异常信号，其形态可肥大。

第十三节 遗传性痉挛性截瘫 11 型

病例 男性，71 岁。肢体僵硬伴运动迟缓 9 年。查体：神志清楚，面具脸；行走呈拖曳步态，右上肢不自主性抖动；四肢肌张力增高，肌力 5 级；共济运动正常，闭目难立征阴性，病理征未引出；脑膜刺激征阴性。颅脑及脊髓 MRI 表现见图 1-7-13。

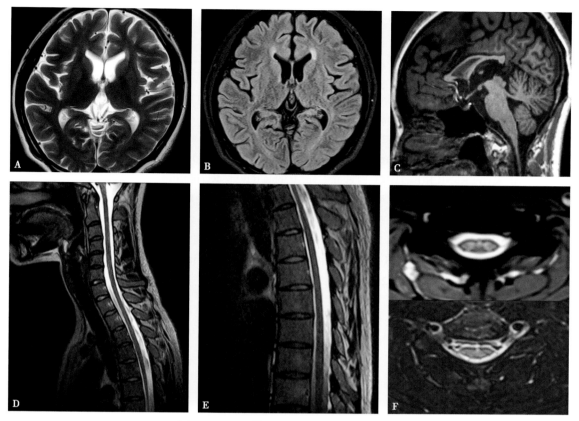

图 1-7-13 男性，71 岁。MRI 表现（A～F）

【诊断思路】

1. 临床特征 双下肢进行性行走困难。

2. 定位诊断 胼胝体，颈髓及胸髓。

3. 征象分析 胼胝体明显变薄，累及胼胝体膝部、压部及体部；双侧侧脑室体部分离，FLAIR 序列显示双侧侧脑室前角周围脑白质斑片状稍高信号，呈"兔耳征"改变。颈段及胸段脊髓稍变细，信号未见明显异常。

4. 定性诊断 遗传性痉挛性截瘫 11 型（SPG11）。

【疾病分析】

1. 临床与病理 遗传性痉挛性截瘫（hereditary spastic paraplegia，HSP；spastic paraparetic gait，SPG）是一类以皮质脊髓束与后索进行性退行性变性为特征的遗传性疾病。确诊依据基因诊断，依据发现顺序目前分为 SPG 1～83 型。患者通常表现为双下肢肌张力增高，腱反射亢进，病理反射阳性，呈剪刀步态；儿童到中年起病，病程进展缓慢，由肢体僵硬到痉挛步态，逐渐发展为使用助行器，最后丧失行走能力；部分患者出现感觉障碍及膀胱功能异常。

2. 影像学特征 MRI 可以初步排除痉挛性截瘫患者的常见病因，如压迫性、炎症性、感染性或血管性脊髓炎，也有助于确定 SPG 分型。部分 SPG 分型患者具有特殊的 MRI 征象，如 SPG4、SPG7、SPG11 型患者出现胼胝体变薄，SPG7 型患者出现小脑萎缩，SPG11、SPG15 型患者出现的白质异常信号称为"兔耳征"，SPG4、SPG5、SPG6、SPG8 型患者出现脊髓明显萎缩。

3. 诊断要点　可有胼胝体变薄、小脑萎缩、脊髓萎缩。

（刘　颖　李　坚）

推 荐 阅 读

[1] BEPPU T. The role of MR imaging in assessment of brain damage from carbon monoxide poisoning: a review of the literature. AJNR Am J Neuroradiol, 2014, 35（4）: 625-631.

[2] DA GRACA F F, DE REZENDE T J R, VASCONCELLOS L F R, et al. Neuroimaging in hereditary spastic paraplegias: current use and future perspectives. Front Neurol, 2019, 9: 1117.

[3] GOYAL M, VERSNICK E, TUITE P, et al. Hypertrophic olivary degeneration: meta analysis of the temporal evolution of MR findings. AJNR Am J Neuroradiol, 2000, 21（6）: 1073-1077.

[4] KLAES A, RECKZIEGEL E, FRANCA M C, et al. MR imaging in spinocerebellar ataxias: a systematic review. AJNR Am J Neuroradiol, 2016, 37（8）: 1405-1412.

[5] SARBU N, SHIH R Y, JONES R V, et al. White matter diseases with radiologic-pathologic correlation. Radiographics, 2016, 36（5）: 1426-1447.

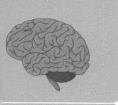

进阶篇：
各部位常见颅脑疾病多模态磁共振成像病例讨论

第二篇

第一章 大脑半球皮质病变

病例1 男性，53岁。反复发热、咳嗽、咳痰5天。查体：神志清楚，反应迟钝，对答不切题；颈软，病理征阴性。MRI表现见图2-1-1。

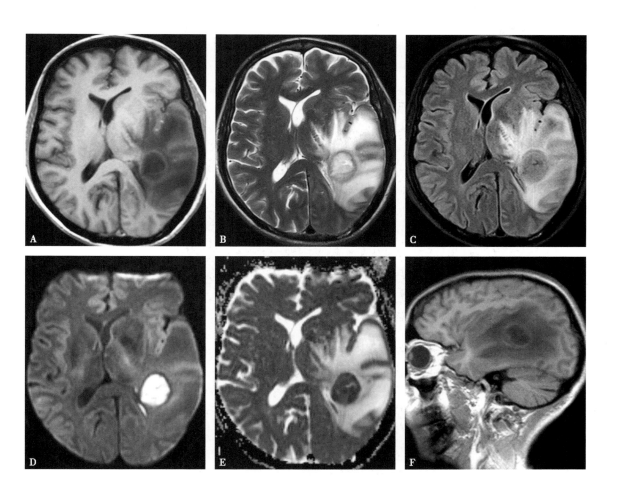

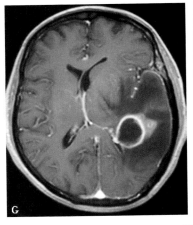
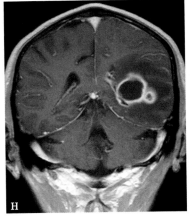
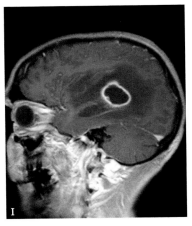

图2-1-1　男性，53岁。MRI表现（A～I）

【征象分析】　左侧颞顶叶见一处类圆形异常信号，T_1WI呈稍低信号，T_2WI呈稍高信号，DWI中央呈明显高信号，ADC图中央呈明显低信号，增强呈环形强化，壁较光整，病灶境界清楚，周围见大片状水肿带；冠状位示病灶旁有一个子灶；与病灶相邻的左侧侧脑室后角内见一处条形DWI高信号，ADC图呈低信号；增强示左侧侧脑室脉络丛稍增厚并强化。

【诊断】　左侧颞顶叶脑脓肿，伴脑室炎，脑室内积脓。

【诊断要点】　发热；DWI中央扩散受限；环形强化。

病例2　女性，18岁。发热，头痛半个月，反应迟钝1周。查体：神志清楚；左眼结膜下出血，眼底见视盘水肿；四肢肌力、肌张力正常，双侧腱反射对称（++），病理征未引出；颈稍抵抗，颏胸距2横指，克尼格征阴性；共济检查欠合作。CT和MRI表现见图2-1-2。

【征象分析】　CT平扫示左侧颞叶-基底节区不规则片状高-低密度。MRI平扫示左侧颞叶-基底节区不规则片状异常信号，T_1WI、T_2WI、FLAIR及DWI均呈高-低信号，SWI示病灶内多发片状低信号，境界不清。

【诊断】　左侧颞叶-基底节区出血坏死性脑炎。

【诊断要点】　发热、头痛；脑实质内出血、坏死病灶。

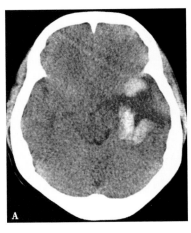
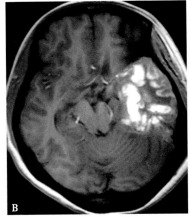
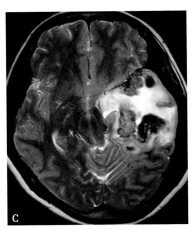

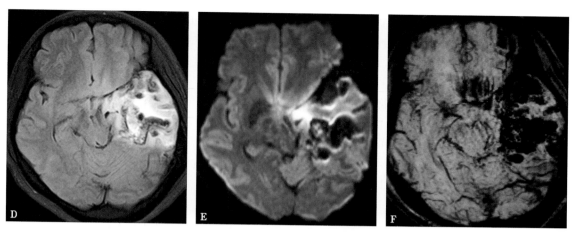

图 2-1-2　女性，18 岁。CT 和 MRI 表现(A ~ F)

病例 3　女性，86 岁。突发不省人事，右侧肢体无力。查体：浅昏迷；双眼向左侧凝视，双侧瞳孔对光反射迟钝；右侧肢体肌力 1 级，左侧肢体肌力 5 级，右侧肢体肌张力减低，右侧腱反射稍迟钝，右侧疼痛刺激无反应；右侧巴宾斯基征、查多克征阳性。CT 和 MRI 表现见图 2-1-3。

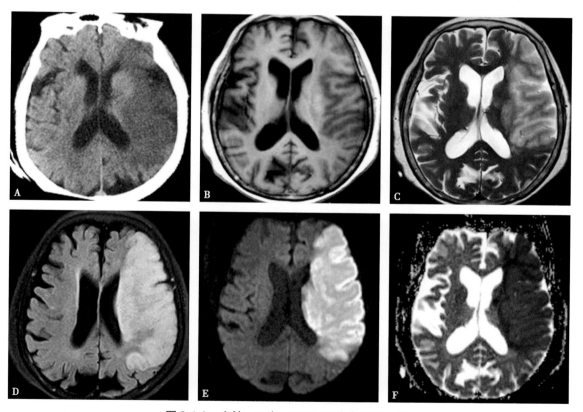

图 2-1-3　女性，86 岁。CT 和 MRI 表现(A ~ F)

【征象分析】　CT 平扫示左侧额颞顶岛叶 - 基底节区大片状低密度区，局部脑回肿胀、脑沟变浅，灰质和白质分界不清，病灶境界清楚。MRI 平扫示左侧额颞顶岛叶 - 基底节区相当于左侧大脑中动脉供血区大片状异常信号，T₁WI 呈稍低信号，T₂WI 及 FLAIR 呈高信号，局部脑回肿胀，脑沟变浅，灰质和白质分界不清，DWI 呈明显高信号，ADC 图呈低信号，病灶境界清楚。

【诊断】 左侧额颞顶岛叶 - 基底节区急性脑梗死。

【诊断要点】 大动脉供血区；DWI 扩散受限。

病例 4 男性，18 岁。头痛伴呕吐、发热 3 天。查体：神志清楚，反应迟钝，时间、地点定向力障碍；双侧瞳孔等大等圆，对光反射灵敏；颈软；四肢肌力、肌张力正常；腱反射对称活跃，病理征阴性。MRI 表现见图 2-1-4。

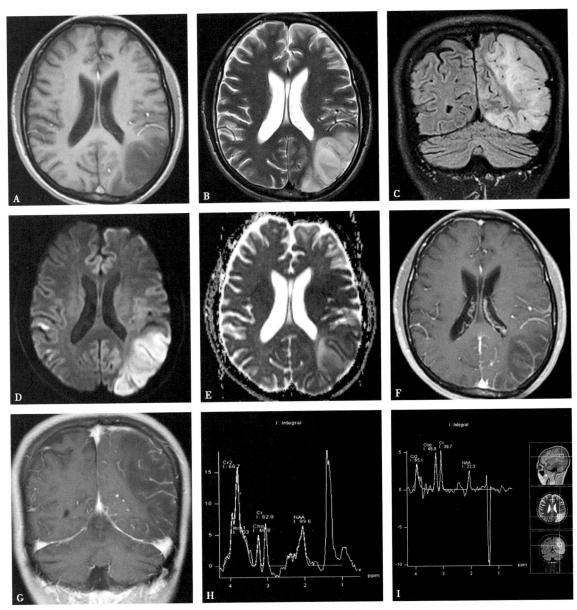

图 2-1-4 男性，18 岁。MRI 表现（A ~ I）

【征象分析】 左侧颞顶叶皮质及皮质下区、右侧颞叶皮质见片状、点状异常信号，T_1WI 呈低信号，T_2WI 及 FLAIR 呈高信号，DWI 呈高信号，ADC 图部分呈低信号，增强未见强化，境界清楚；单体素（TE＝30ms）ROI 置于左侧顶叶病灶处，NAA/Cr＝1.59，1.33ppm 处可见高耸乳酸（Lac）峰。单体素（TE＝135ms）ROI 置于左侧顶叶病灶处，NAA/Cr＝0.56，1.33ppm 处可见倒置 Lac 峰。

【诊断】 线粒体脑肌病。

【诊断要点】 头痛、呕吐；后部（颞顶枕叶）皮质或皮质下；不符合血管分布区；MRS 可见倒置 Lac 峰。

病例 5 女性，出生后 7 个月 6 天，双耳听力差。查体：神志清楚；双侧瞳孔等大等圆，对光反射灵敏；颈软；四肢肌力、肌张力正常；腱反射对称活跃，病理征阴性。MRI 表现见图 2-1-5。

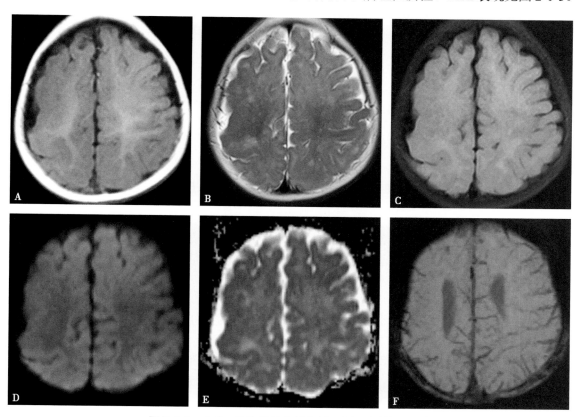

图 2-1-5 女性，出生后 7 个月 6 天。MRI 表现（A～F）

【征象分析】 右侧额顶叶皮质增厚，脑回宽大，脑沟减少，信号未见明显异常。

【诊断】 右侧额顶叶巨脑回畸形。

【诊断要点】 脑皮质增厚；脑回宽大。

病例 6 女性，10 岁。发作性四肢无力伴意识不清 7 年余。查体：神志清楚；双侧瞳孔等大等圆，对光反射灵敏；颈软；四肢肌力、肌张力正常；腱反射对称活跃，病理征阴性。MRI 表现见图 2-1-6。

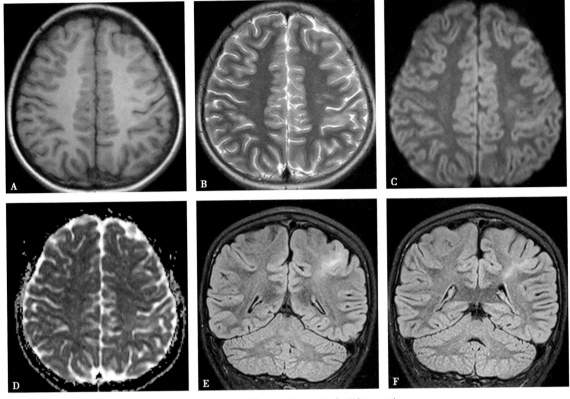

图 2-1-6　女性，10 岁。MRI 表现（A～F）

【征象分析】　左侧顶叶局部灰质和白质分界模糊，皮质、皮质下见条片状异常信号，T_1WI 呈等信号，T_2WI、FLAIR 呈稍高信号，DWI 及 ADC 图呈稍高信号，异常信号从皮质向脑室延伸，即伴"拖尾征"。

【诊断】　左侧顶叶局灶性皮质发育不良。

【诊断要点】　灰质和白质分界模糊；皮质、皮质下 T_2WI、FLAIR 信号增高；"拖尾征"。

病例 7　女性，69 岁。头晕、头痛 1 月余。3 年前有脑梗死病史。查体：神志清楚；双侧瞳孔等大等圆，对光反射灵敏；颈软；四肢肌力、肌张力正常；腱反射对称活跃，病理征阴性。MRI 表现见图 2-1-7。

【征象分析】　左侧顶叶皮质见线状/脑回样异常信号，T_1WI 呈高信号，T_2WI 呈稍高信号，FLAIR 呈高信号，DWI 呈等信号，ADC 图呈高信号。皮质下见片状异常信号，T_1WI 呈低信号，T_2WI 呈高信号，FLAIR 呈低信号，DWI 呈低信号，ADC 图呈高信号。局部脑萎缩，邻近左侧侧脑室后角稍扩张。

【诊断】　左侧顶叶皮质层状坏死、软化灶。

【诊断要点】　皮质线状/脑回样 T_1WI 高信号；局部脑萎缩。

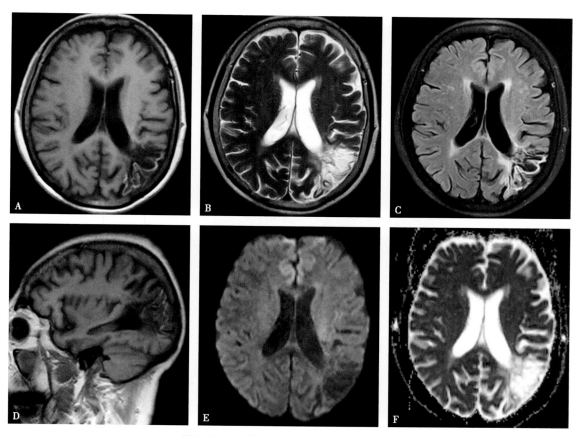

图 2-1-7　女性，69 岁。MRI 表现（A～F）

病例 8　女性，34 岁。反复癫痫 20 余年，发现双肾错构瘤 5 年。查体：神经系统体征阴性。MRI 表现见图 2-1-8。

【征象分析】　双侧额叶、双侧枕叶、双侧顶叶及右侧颞叶脑皮质区见多发散在结节状、小片状异常信号灶，T_1WI 呈稍低信号，T_2WI 及 FLAIR 呈高信号，DWI 未见扩散受限，SWI 未见低信号。双侧侧脑室室管膜下见多发结节，T_1WI 呈低信号、T_2WI 及 FLAIR 呈高信号。

【诊断】　结节性硬化。

【诊断要点】　癫痫病史；皮质区多发结节；室管膜下多发结节。

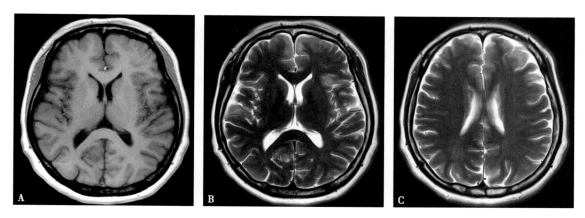

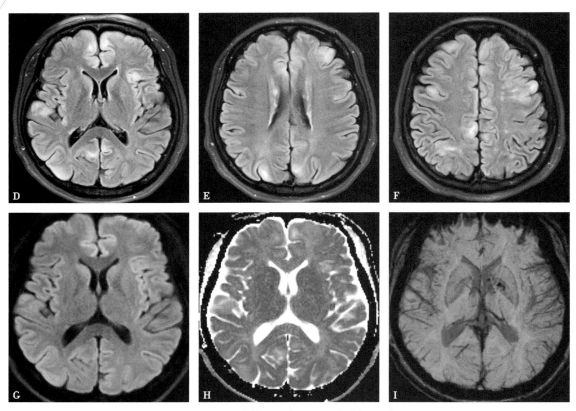

图 2-1-8　女性，34 岁。MRI 表现（A～I）

大脑半球皮质病变影像诊断思维导图见图 2-1-9。

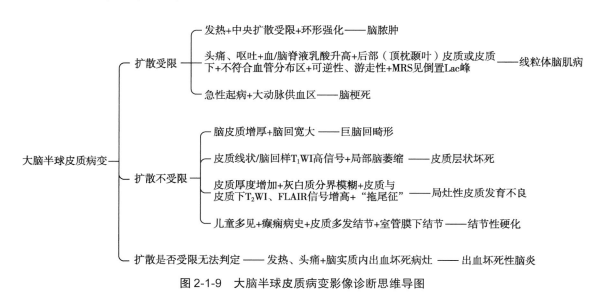

图 2-1-9　大脑半球皮质病变影像诊断思维导图

病例 1　男性，66 岁。全身乏力伴精神行为异常 20 余天。外院 MRI 考虑脱髓鞘病变，已用激素治疗 2 周复查。查体：神经系统体征阴性。MRI 表现见图 2-2-1。

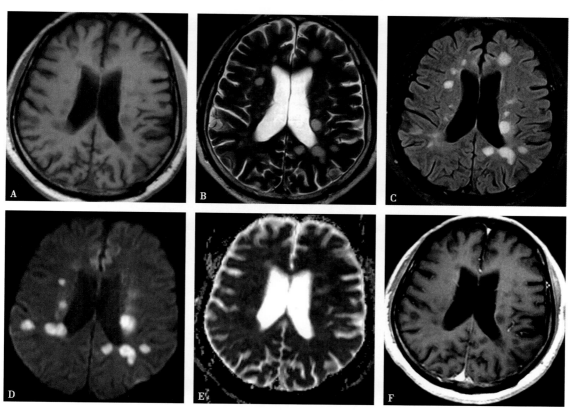

图 2-2-1　男性，66 岁。MRI 表现（A ~ F）

【征象分析】　双侧额顶叶白质区见多发大小不等圆形、类圆形、斑点状异常信号，T_1WI 呈低信号，T_2WI 及 FLAIR 呈高信号，DWI 呈明显高信号，ADC 图呈稍低信号，增强未见强化，境界清楚，较大病灶位于左侧额顶叶侧脑室后角旁。

【诊断】　急性播散性脑脊髓炎。

【诊断要点】　白质区病变；双侧多发但不对称；DWI 扩散受限。

病例 2　男性，17 岁。反复意识不清，四肢抽搐 10 余年。查体：神经系统体征阴性。MRI 表现见图 2-2-2。

【征象分析】　双侧侧脑室旁见散在小斑片状异常信号，T_1WI 呈低信号，T_2WI 及 FLAIR 呈高信号，DWI 呈稍高信号，境界清楚，双侧侧脑室后角形态稍大，后角周围脑白质容量减少。

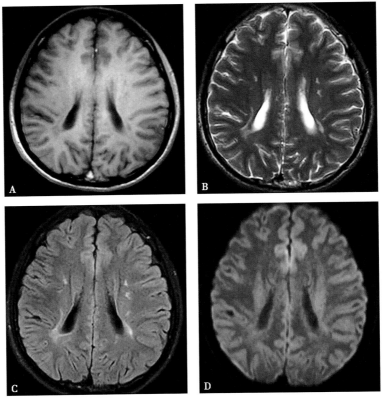

图 2-2-2　男性，17 岁。MRI 表现（A ~ D）

【诊断】　脑室周围白质软化症。

【诊断要点】　出生窒息史；白质区软化灶。

病例3　女性，26 岁。剖宫产术后，血压升高，出现意识障碍。查体：神志清楚，反应迟钝，言语含糊；颈软；膝腱反射存在，病理反射未引出。MRI 表现见图 2-2-3。

【征象分析】　双侧颞顶枕叶、左侧额叶见多发斑片状异常信号，双侧颞顶枕叶病灶较为对称，T_1WI 呈低信号，T_2WI 及 FLAIR 呈高信号，ADC 图呈高信号，相邻脑沟变浅。治疗后 7 天复查，病灶较前明显吸收。

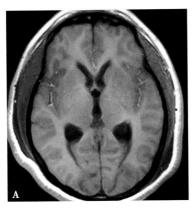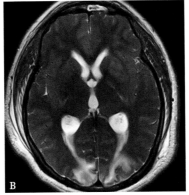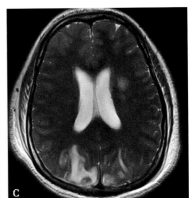

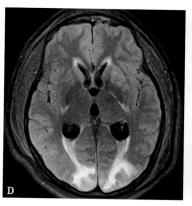
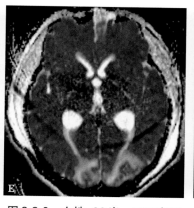
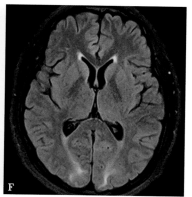

图 2-2-3 女性，26 岁。MRI 表现

A～E. 首诊图像；F. 治疗后 7 天图像。

【诊断】 可逆性后部白质脑病综合征。

【诊断要点】 高血压病史；双侧颞顶枕叶对称性血管源性水肿；治疗后好转。

病例 4 男性，38 岁。外伤致头痛、头晕 1 天；查体：神志清楚；右侧前额见头皮肿胀；右眼上、下眼睑青紫；四肢肌力 5 级，肌张力正常；双侧膝腱、跟腱反射对称；颈软，无抵抗，脑膜刺激征阴性；余病理征阴性。MRI 表现见图 2-2-4。

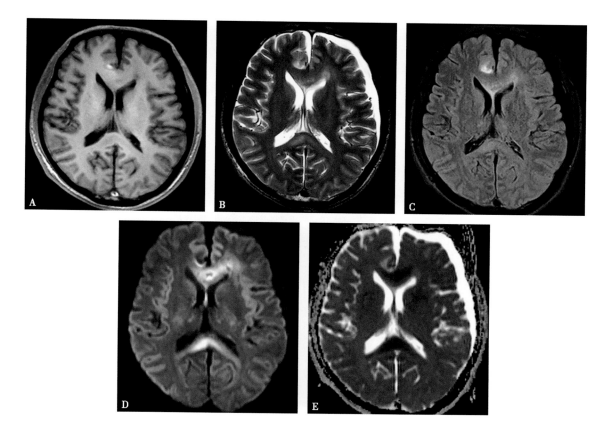

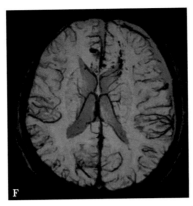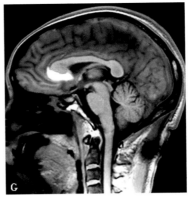

图 2-2-4 男性，38 岁。MRI 表现（A~G）

【征象分析】 胼胝体膝部及压部外形饱满，T_1WI 呈稍低信号，T_2WI 呈稍高信号，DWI 呈高信号，ADC 图呈低信号。右侧额叶灰质和白质交界处见斑片状异常信号，T_1WI 以高信号为主，T_2WI、DWI 呈高 - 低信号，SWI 呈低信号，境界清楚。SWI 示左侧额叶及胼胝体膝部多发点状低信号。左侧额颞部颅骨内板下方见新月形异常信号，T_1WI 呈低信号，T_2WI 呈高信号，FLAIR 呈低信号，境界清楚。

【诊断】 弥漫性轴索损伤；左侧额颞部硬膜下积液。

【诊断要点】 外伤史；胼胝体、灰质和白质交界区；DWI 扩散受限；SWI 呈低信号。

病例 5 女性，28 岁。苯中毒史，突发头晕 1 周，加重伴反应迟钝 3 天。查体：神志清楚，反应迟钝；双侧瞳孔等大等圆，对光反射灵敏；颈软；四肢肌力、肌张力正常；腱反射对称活跃，病理征阴性。MRI 表现见图 2-2-5。

【征象分析】 双侧大脑半球白质区、内囊、外囊及基底节区弥漫性、对称性、片状异常信号，T_1WI 呈低信号，T_2WI 呈高信号，FLAIR 及 DWI 呈高信号，增强无强化；脑回肿胀明显、脑沟变浅，脑池、脑室变小。

【诊断】 苯中毒性脑病。

【诊断要点】 苯接触史；白质区弥漫性对称性病变。

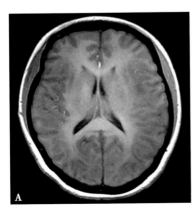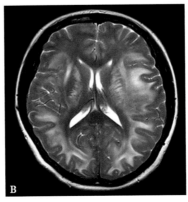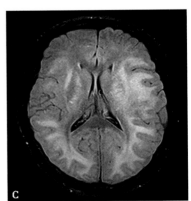

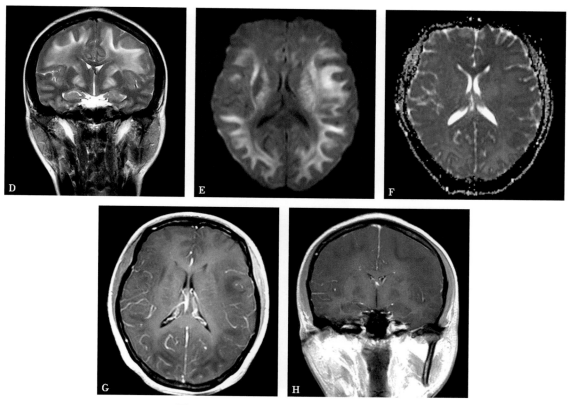

图 2-2-5 女性，28 岁。MRI 表现（A～H）

病例6 男性，25 岁。言语不流利 10 天。查体：神志清楚；双侧瞳孔等大等圆，直径约 3.0mm，对光反射灵敏；四肢肌力及肌张力正常；腱反射对称活跃；颈软；双侧巴宾斯基征及克尼格征阴性。MRI 表现见图 2-2-6。

【征象分析】 左侧额叶白质区见类圆形异常信号，T_1WI 呈低信号，T_2WI 及 FLAIR 呈高信号，其内信号不均匀；DWI 呈高信号，ADC 图亦呈高信号；增强病灶呈开环状强化；SWI 病灶内未见出血灶。单体素 MRS（TE＝30ms）Cho/NAA＝0.56；单体素 MRS（TE＝135ms）Cho/NAA＝1.88，可见倒置 Lac 峰。脑血容量略增高，脑血流量（CBF）无明显增高，MTT 延长。

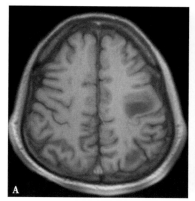
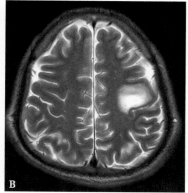
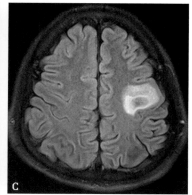

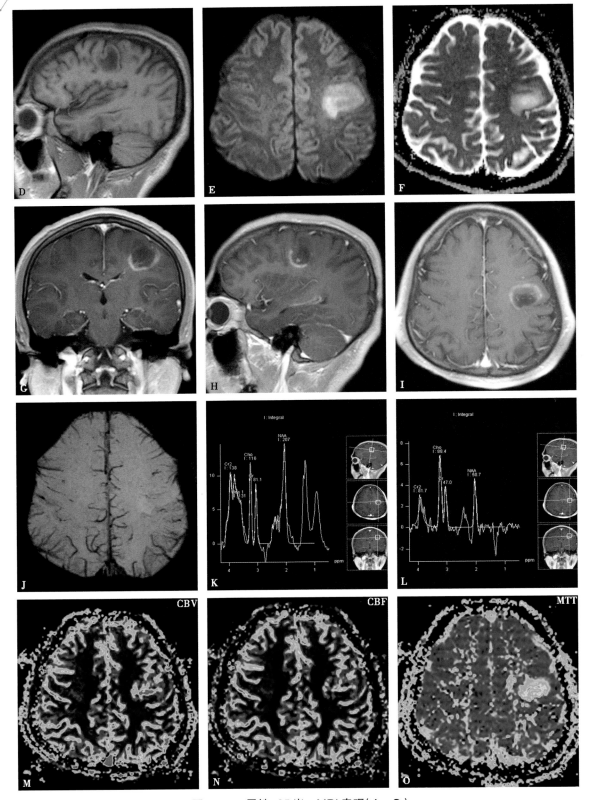

图 2-2-6 男性，25 岁。MRI 表现（A ~ O）

【诊断】　左侧额叶瘤样脱髓鞘病变。

【诊断要点】　白质区病灶；开环状强化；DWI 无扩散受限。

大脑半球白质病变影像诊断思维导图见图 2-2-7。

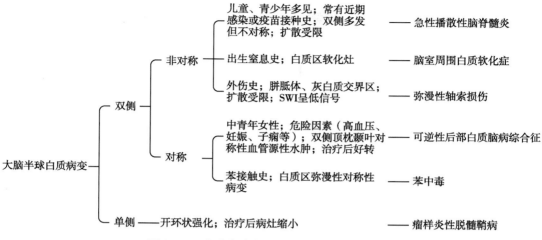

图 2-2-7　大脑半球白质病变影像诊断思维导图

第三章　基底节区病变

【病例 1】　女性，20 岁。左肢体颤抖 1 年，言语含糊半年，吞咽困难 1 周。查体：角膜可见 K-F 环；双侧咽反射迟钝；四肢肌力正常，左侧上下肢肌张力稍高；腱反射对称（++）；浅深感觉正常；左侧指鼻试验欠准，跟膝胫试验不稳，左侧轮替动作笨拙。MRI 表现见图 2-3-1。

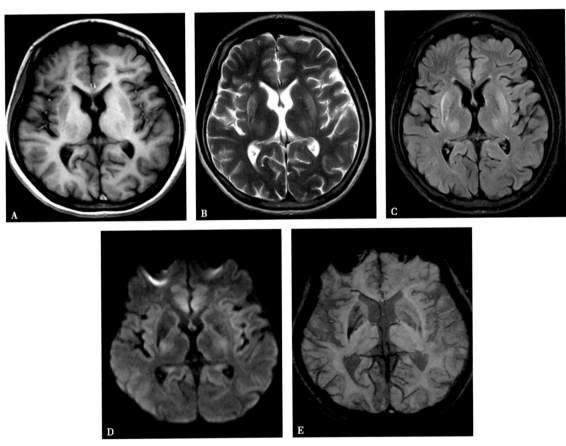

图 2-3-1　女性，20 岁。MRI 表现（A～E）

【征象分析】　双侧豆状核、丘脑见对称性异常信号，T_1WI 呈稍低信号，T_2WI 及 FLAIR 呈稍高信号，DWI 呈低 - 稍高信号，SWI 示右侧豆状核见斑片状低信号。

【诊断】　肝豆状核变性。

【诊断要点】　角膜 K-F 环；双侧豆状核、丘脑对称性分布。

【病例 2】　男性，26 岁。突发头痛 3 月余。查体：双侧额纹不对称，左侧鼻唇沟较对侧浅，口角向右歪斜，伸舌左偏；颈软；右侧肢体肌力、肌张力尚可；左侧肢体肌力 4+ 级，肌张力可；左侧巴宾斯基征阳性,右侧病理征未引出。MRI表现见图2-3-2。

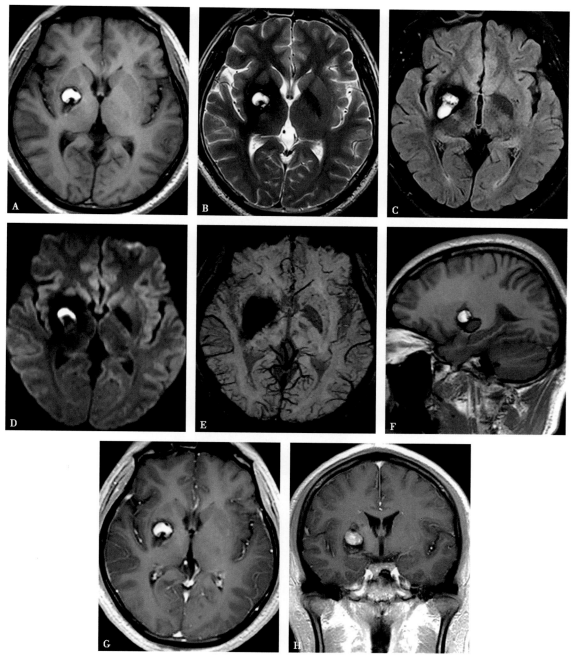

图2-3-2 男性,26岁。MRI表现(A~H)

【征象分析】 右侧基底节区见一处类圆形异常信号,T$_1$WI、T$_2$WI、FLAIR及DWI序列均呈中心明显高信号、周边明显低信号环绕,SWI呈低信号,增强病灶部分呈轻度强化。

【诊断】 右侧基底节区海绵状血管瘤合并出血。

【诊断要点】 出血灶伴含铁血黄素环。

病例3 女性，10岁。外伤性右肢无力1天。查体：右侧肢体肌力2级，左侧肢体肌力5级，双侧肢体肌张力正常；腱反射对称活跃；右侧偏身痛、温觉减退，深感觉正常；双侧克尼格征阴性，右侧巴宾斯基征阳性，左侧巴宾斯基征阴性。MRI表现见图2-3-3。

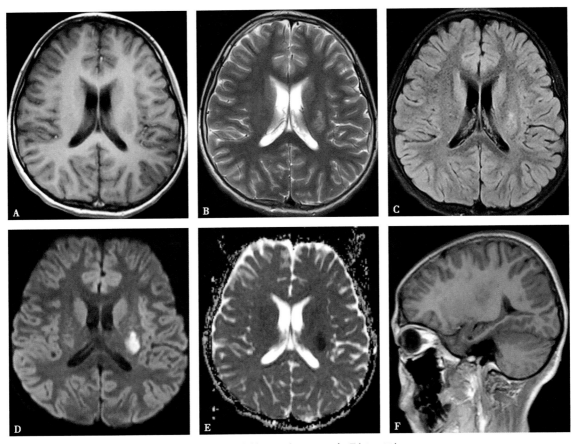

图2-3-3 女性，10岁。MRI表现（A～F）

【征象分析】 左侧基底节区见斑片状异常信号，T_1WI呈低信号，T_2WI呈高信号，DWI呈高信号，ADC图呈低信号，境界尚清楚。

【诊断】 左侧基底节区外伤性脑梗死。

【诊断要点】 儿童；脑外伤史；基底节区；DWI扩散受限。

病例4 男性，47岁。中暑后，不省人事伴发热3天。查体：浅昏迷；双侧瞳孔直径1.0mm，对光反射迟钝；四肢肌张力正常，双侧腱反射对称迟钝；左侧巴宾斯基征可疑阳性；颈抵抗，颏颈距3横指，双侧克尼格征阳性；余阴性。MRI表现见图2-3-4。

【征象分析】 双侧尾状核头部、双侧豆状核、双侧额颞顶岛叶皮质区见对称性分布的片状异常信号，T_1WI呈低信号，T_2WI及FLAIR呈高信号，DWI呈高信号，ADC图呈低信号，境界清楚。

【诊断】 热射病。

【诊断要点】 中暑病史；基底节区及皮质病变；DWI扩散受限。

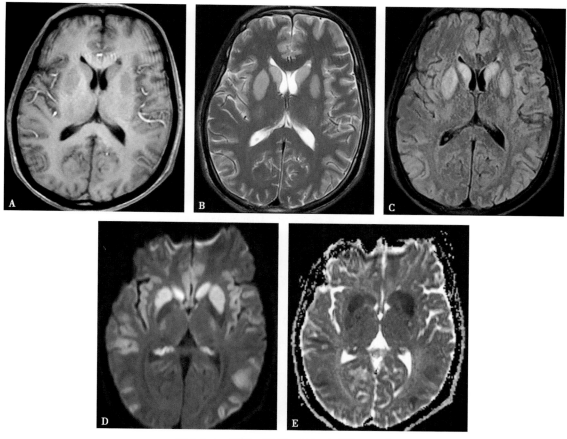

图 2-3-4 男性,47 岁。MRI 表现(A～E)

病例5 男性,68 岁。高血压病 20 余年。查体:神志清楚;双侧瞳孔等大等圆,对光反射灵敏;颈软;四肢肌力、肌张力正常;腱反射对称活跃,病理征阴性。MRI 表现见图 2-3-5。

【征象分析】 SWI 示双侧基底节区及丘脑多发斑点状低信号,部分 T_1WI、T_2WI、FLAIR 及 DWI 呈低信号,部分 T_1WI、T_2WI、FLAIR 及 DWI 呈等信号。

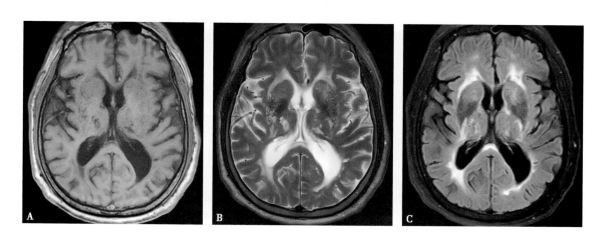

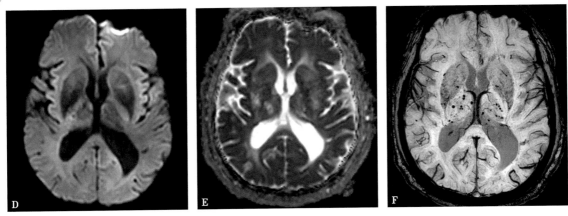

图 2-3-5 男性，68 岁。MRI 表现（A～F）

【诊断】 高血压颅内微出血。

【诊断要点】 高血压病史；基底节区、丘脑多见；SWI 呈低信号。

病例 6 女性，56 岁。右上肢不自主抖动 1 月余。查体：神志清楚；双侧瞳孔等大等圆，对光反射灵敏；颈软；四肢肌力、肌张力正常；腱反射对称活跃，病理征阴性。MRI 表现见图 2-3-6。

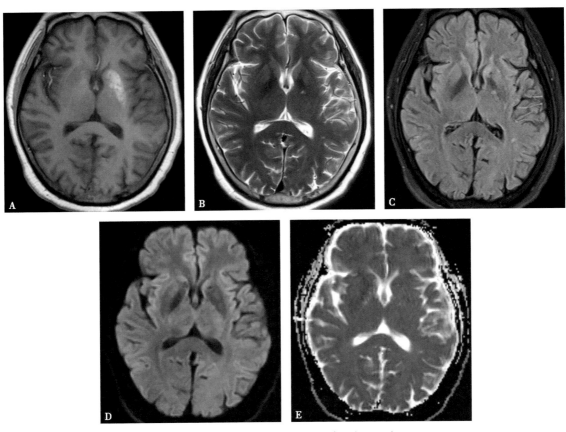

图 2-3-6 女性，56 岁。MRI 表现（A～E）

【征象分析】 左侧基底节区见片状异常信号，T$_1$WI 呈高信号，T$_2$WI、FLAIR 及 DWI 呈等信号，境界清楚。

【诊断】 非酮症高血糖伴偏侧舞蹈症。

【诊断要点】 血糖显著增高；肢体舞蹈；单侧基底节区 T$_1$WI 高信号。

病例 7 女性，48 岁。反复头痛伴左侧面瘫 2 周。查体：神志清楚；双侧额纹不对称，左侧额纹变浅，口角向右侧歪斜，左侧鼻唇沟变浅；双侧瞳孔等大等圆，对光反射灵敏；颈软；四肢肌力、肌张力正常；腱反射对称活跃，病理征阴性。MRI 表现见图 2-3-7。

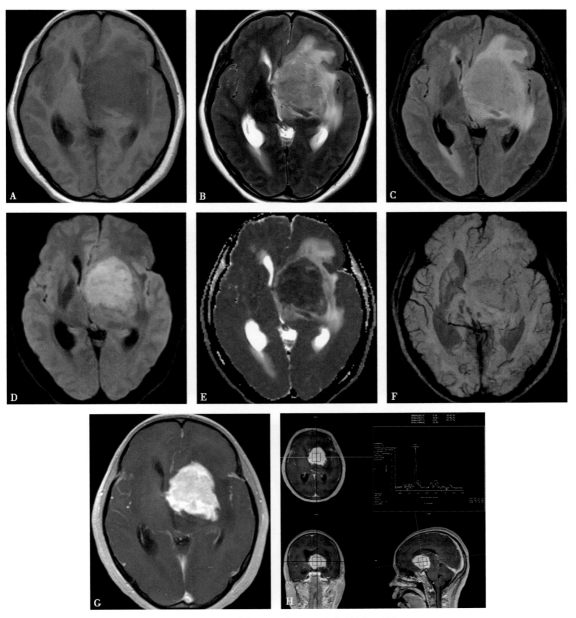

图 2-3-7 女性，48 岁。MRI 表现（A～H）

【征象分析】 左侧基底节区见团块状异常信号，信号较均匀，T_1WI 呈低信号，T_2WI 呈稍高信号，FLAIR 呈稍高信号，DWI 呈高信号，ADC 图呈低信号，SWI 呈等信号，增强呈明显强化，病灶周围见水肿带；MRS 示 Cho 峰明显增高，NAA 峰明显减低，Cho/NAA＞3。

【诊断】 左侧基底节区淋巴瘤。

【诊断要点】 信号均匀；DWI 扩散受限；团块状明显强化。

病例8 男性，6 岁。突发右侧肢体无力 20 天。查体：神志清楚；双侧瞳孔等大等圆，对光反射灵敏；四肢肌力、肌张力正常；腱反射对称活跃，右侧巴宾斯基征阳性；颈软，克尼格征阴性。MRI 表现见图 2-3-8。

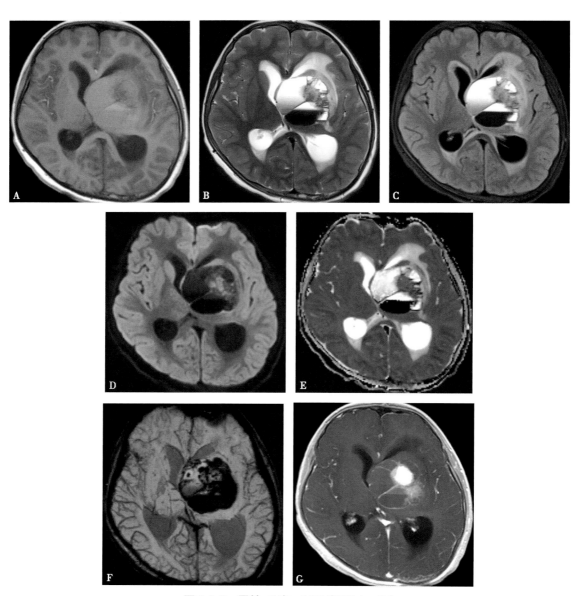

图 2-3-8 男性，6 岁。MRI 表现（A～G）

【征象分析】 左侧基底节区见团块状囊实性异常信号，实性部分 T_1WI 呈低信号，T_2WI 及 FLAIR 呈稍低信号，DWI 呈稍高信号，ADC 图呈稍低信号，增强呈明显强化，囊性部分信号不均匀，内可见液平面，DWI 及 SWI 呈低信号，增强囊壁可见强化，病灶周围见水肿带。

【诊断】 左侧基底节区生殖细胞瘤。

【诊断要点】 儿童；基底节区；囊实性占位；实性部分 DWI 扩散受限；伴出血。

病例9 男性，46 岁。渐进性右侧肢体无力伴言语障碍 1 个月。查体：神志清楚；双侧瞳孔等大等圆，对光反射灵敏；颈软；右上肢肌力 3 级，右下肢肌力 4 级，右侧肢体肌张力正常，左侧肢体肌力、肌张力正常；腱反射对称活跃，病理征阴性。MRI 表现见图 2-3-9。

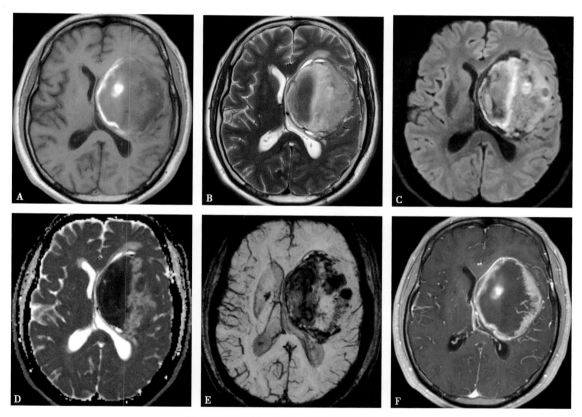

图 2-3-9 男性，46 岁。MRI 表现（A～F）

【征象分析】 左侧基底节区见团块状异常信号，信号不均匀，病灶内见出血（T_1WI 呈高信号，T_2WI 呈低信号，SWI 呈低信号，增强不强化），病灶部分 DWI 呈高信号，ADC 图呈低信号，增强呈"花环状"强化，内壁凹凸不平，境界清楚。

【诊断】 左侧基底节区胶质母细胞瘤。

【诊断要点】 信号不均匀；DWI 扩散受限；"花环状"强化。

基底节区病变影像诊断思维导图见图 2-3-10。

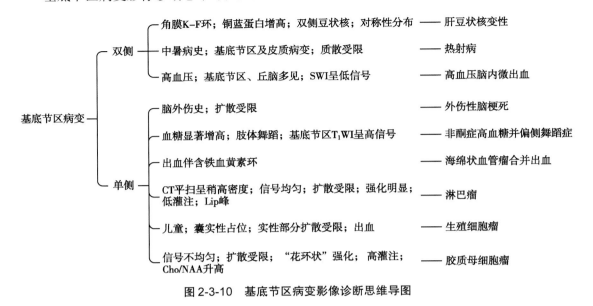

图 2-3-10 基底节区病变影像诊断思维导图

第四章 胼胝体病变

病例1 男性，62 岁。反复头晕半个月。查体：神志清楚；双侧瞳孔等大等圆，直径约 3.0mm，对光反射灵敏；四肢肌力及肌张力正常，腱反射对称活跃；颈软；双侧巴宾斯基征及克尼格征阴性。MRI 表现见图 2-4-1。

【征象分析】 MRI 平扫示胼胝体压部团块状异常信号，信号较均匀，T_1WI 呈低信号，T_2WI 及 FLAIR 呈稍高信号，DWI 呈明显高信号，ADC 图呈明显低信号，增强呈明显强化，周围见水肿带，双侧侧脑室体部及后角受压。多体素 MRS 示 Hunter 角倒置，Cho/NAA 为 5.33，于 1.3ppm 处见高耸的脂质（Lip）峰。PWI 示 rCBV 较低，呈低灌注；对比剂首过后信号恢复程度明显高于基线。

【诊断】 胼胝体压部淋巴瘤。

【诊断要点】 DWI 明显扩散受限；明显均匀强化；低灌注；Lip 峰。

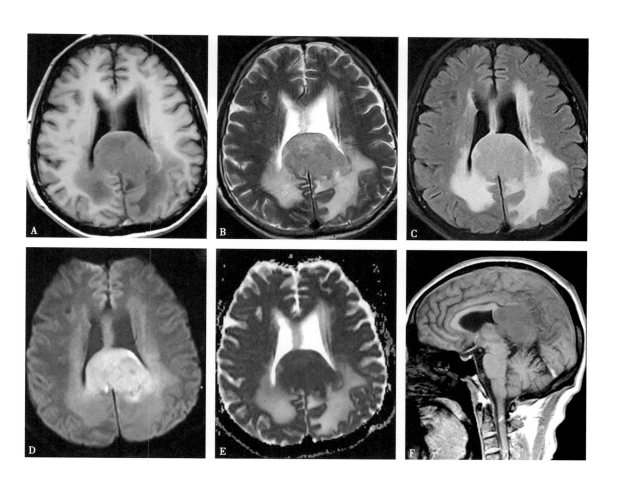

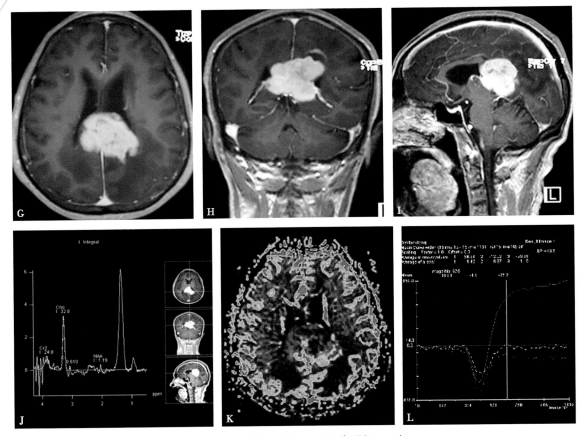

图 2-4-1　男性，62 岁。MRI 表现（A～L）

病例 2　女性，54 岁。头晕 2 周。查体：神经系统体征阴性。MRI 表现见图 2-4-2。

【征象分析】　胼胝体压部周围见小片状异常信号，T_1WI 呈高信号，T_2WI 呈高信号，脂肪抑制 FLAIR 呈低信号，DWI 呈低信号，矢状位 T_1WI 可见病灶环绕胼胝体压部分布。

【诊断】　胼胝体周围脂肪瘤。

【诊断要点】　胼胝体周围；脂肪信号。

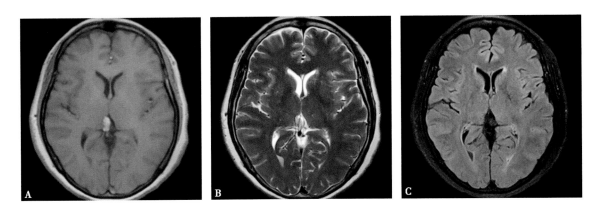

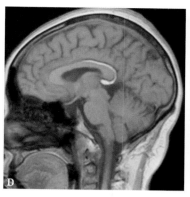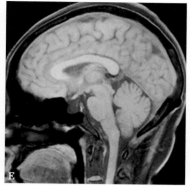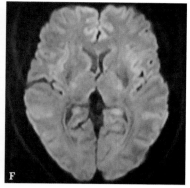

图 2-4-2 女性，54 岁。MRI 表现（A～F）

病例3 女性，41 岁。反复头晕 2 周余。查体：神志清楚；双侧瞳孔等大等圆，直径约 3.0mm，对光反射灵敏；四肢肌力及肌张力正常；腱反射对称活跃；颈软；双侧巴宾斯基征及克尼格征阴性。MRI 表现见图 2-4-3。

【征象分析】 胼胝体压部见团块状异常信号，信号不均匀，T_1WI 呈低信号，T_2WI 呈稍高 - 高信号，FLAIR 呈稍高 - 高信号，DWI 呈不均匀高信号，ADC 图呈不均匀低信号，SWI 示病灶内见散在低信号，增强呈"花环状"强化，内壁凹凸不平，境界清楚，病灶周围见水肿带。

【诊断】 胼胝体胶质母细胞瘤。

【诊断要点】 信号不均匀；DWI 扩散受限；"花环状"强化；高灌注。

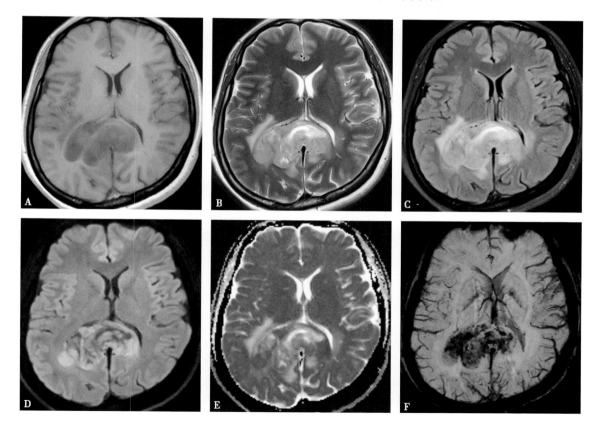

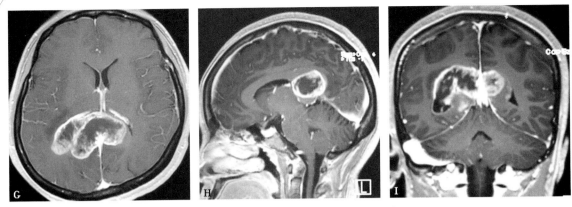

图 2-4-3　女性，41 岁。MRI 表现（A～I）

病例4　女性，52 岁。突发右侧肢体麻木 4 天。查体：神志清楚；双侧瞳孔等大等圆，直径约 3.0mm，对光反射灵敏，双眼右侧偏盲；右侧肢体及头面部深浅感觉减退，左侧肢体深浅感觉正常；右下肢肌力 5⁻ 级，余肢体肌力正常，四肢肌张力正常；腱反射对称活跃；颈软；双侧巴宾斯基征及克尼格征阴性。MRI 表现见图 2-4-4。

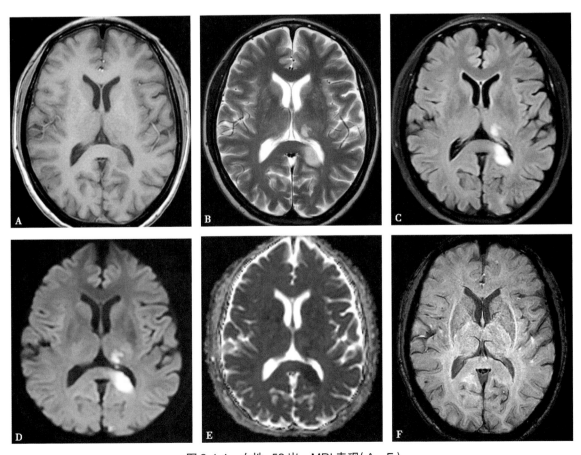

图 2-4-4　女性，52 岁。MRI 表现（A～F）

【征象分析】 胼胝体压部偏左侧见不规则斑片状异常信号，T₁WI 呈稍低信号，T₂WI 及 FLAIR 呈高信号，DWI 呈高信号，ADC 图呈低信号；左侧丘脑、左侧枕叶见斑片状异常信号，T₁WI 呈稍低信号，T₂WI 及 FLAIR 呈高信号，DWI 呈高信号，ADC 图呈低信号，SWI 病灶内未见低信号出血灶。

【诊断】 胼胝体压部脑梗死。

【诊断要点】 胼胝体压部中线旁；形态不规则；DWI 扩散受限。

病例5 男性，30 岁。步态不稳半年。查体：神志清楚；右眼视物稍模糊，可见眼震，双侧瞳孔等大等圆，直径约 3.0mm，对光反射灵敏；四肢肌力及肌张力正常；左侧肢体腱反射亢进，右侧腱反射活跃；颈软；双侧巴宾斯基征及克尼格征阴性。MRI 表现见图 2-4-5。

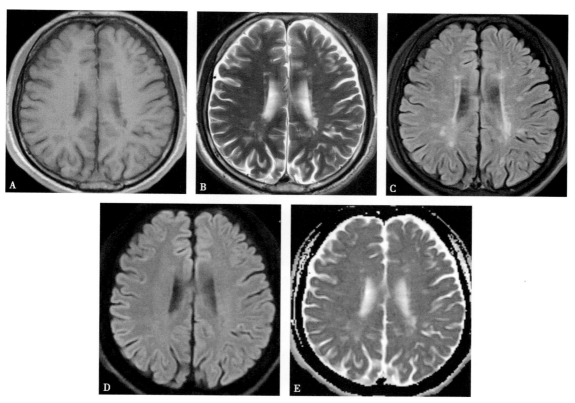

图 2-4-5 男性，30 岁。MRI 表现（A ~ E）

【征象分析】 T₁WI 胼胝体见多发小斑点状低信号，境界清楚。双侧侧脑室周围白质见多发斑点、斑片状异常信号，T₁WI 呈低信号，T₂WI 呈高信号，DWI 呈稍高信号，ADC 图呈高信号，境界清楚，病灶长轴垂直于侧脑室分布。

【诊断】 多发性硬化。

【诊断要点】 白质多发病灶；病灶长轴垂直于侧脑室分布。

病例6 女性，17岁。突发抽搐3年，加重5月余。查体：神志清楚；双侧瞳孔等大等圆，直径约3.0mm，对光反射灵敏；四肢肌力及肌张力正常；腱反射对称活跃；颈软；双侧巴宾斯基征及克尼格征阴性。MRI表现见图2-4-6。

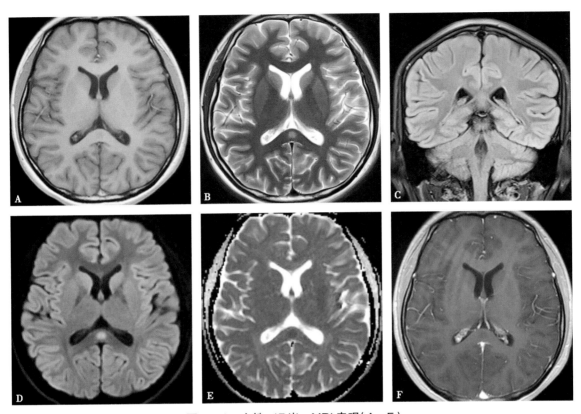

图2-4-6 女性，17岁。MRI表现（A～F）

【征象分析】 胼胝体压部中线处见类椭圆形异常信号，T_1WI呈稍低信号，T_2WI及FLAIR呈高信号，DWI呈高信号，ADC图呈低信号，增强无强化，境界清楚。

【诊断】 可逆性胼胝体压部病变综合征。

【诊断要点】 胼胝体压部中线处，以中线为中心分布对称；形态规则；扩散受限；增强无强化；境界清楚；治疗后病灶消失。

胼胝体病变影像诊断思维导图见图 2-4-7。

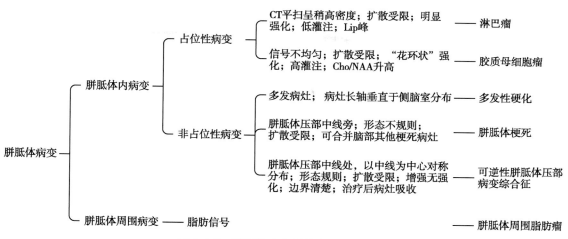

图 2-4-7　胼胝体病变影像诊断思维导图

第五章 小 脑 病 变

病例 1 男性，13 岁。头痛伴呕吐 1 年余，视物双影 2 个月。查体：神志清楚、对答切题，查体合作；颈抵抗；四肢肌力 4 级，肌张力正常；双侧肢体感觉对称，无减退，无感觉过敏；深浅反射正常，病理征未引出。MRI 表现见图 2-5-1。

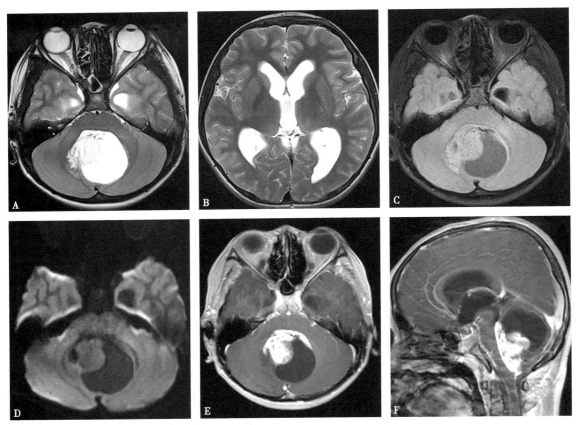

图 2-5-1 男性，13 岁。MRI 表现（A ~ F）

【征象分析】 小脑蚓部见团块状囊实性异常信号，右前部实性部分 T_1WI 呈低信号、T_2WI 呈稍高信号，余囊性部分 T_1WI 呈低信号、T_2WI 呈明显高信号；增强扫描病灶实性部分呈明显强化，囊壁可见强化，囊内部分未见强化；第四脑室受压，显示不清，幕上脑室对称性扩大。

【诊断】 小脑蚓部毛细胞型星形细胞瘤，伴梗阻性脑积水。

【诊断要点】 儿童；小脑半球；囊实性；实性部分及囊壁明显强化；DWI 无扩散受限。

病例 2 男性，12 岁。头痛 1 年余，加重伴呕吐 10 天。查体：神志清楚，对答尚切题，查体合作，步态不稳；双侧瞳孔对光反射灵敏；双侧上下肢肌力、肌张力正常；腱反射活跃；双侧巴宾斯基征阴性,双侧克尼格征阴性,闭目难立征阳性。MRI 表现见图 2-5-2。

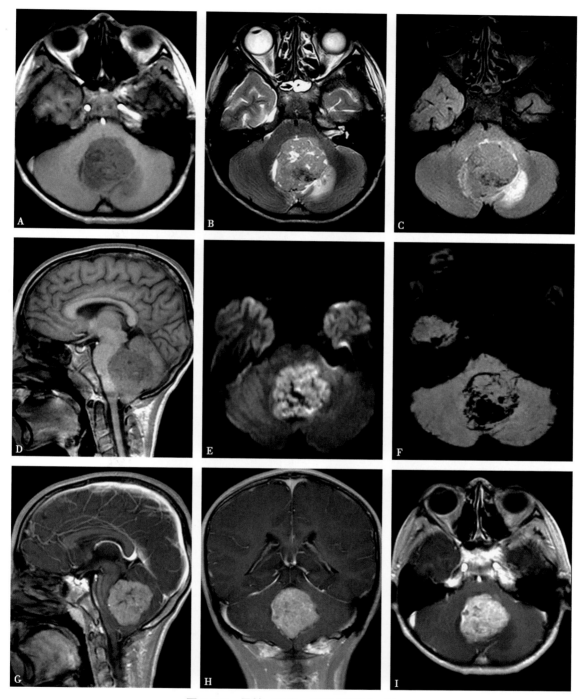

图 2-5-2 男性,12 岁。MRI 表现(A~I)

【征象分析】 小脑蚓部见团块状异常信号,T_1WI 呈低信号,T_2WI 呈不均匀高信号,其后下部见流空小血管,FLAIR 呈稍高信号,DWI 呈明显高信号,SWI 见散在低信号,增强后病灶呈明显团块状强化,周围见片状水肿带;第四脑室受压显示不清。

【诊断】 小脑蚓部髓母细胞瘤。

【诊断要点】 小脑蚓部实性占位；DWI 扩散受限。

病例3 女性，43 岁。反复头痛 1 个月，加重 2 周。查体：神志清楚，面部感觉无减退。鼻唇沟无变浅；粗测双耳听力无明显下降；无颈抵抗，四肢肌力 5 级，四肢肌张力无增高；双侧巴宾斯基征阴性，指鼻试验正常，闭目难立征阴性。MRI 表现见图 2-5-3。

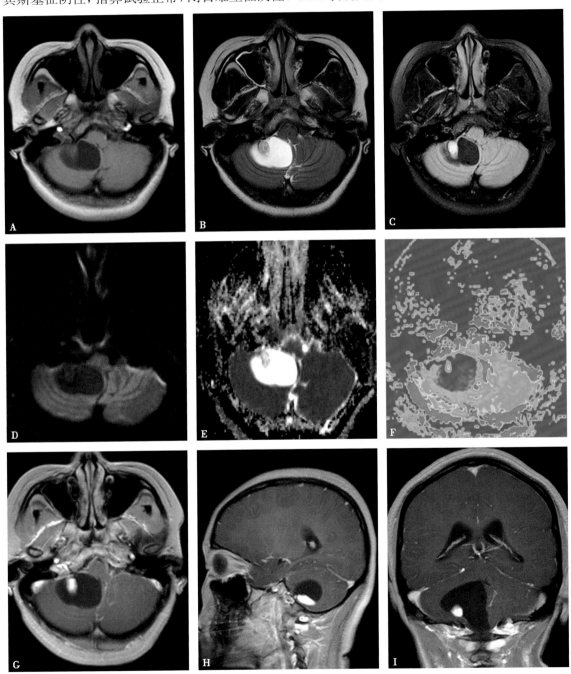

图 2-5-3　女性，43 岁。MRI 表现（A～I）

【征象分析】 右侧小脑半球见团块状囊实性异常信号，呈大囊小结节样改变，囊性部分 T_1WI 呈低信号、T_2WI 呈高信号；右下部实性部分 T_1WI 呈等信号、T_2WI 呈稍高信号；DWI 呈高信号，ADC 图呈高信号；PWI 的 CBV 图呈略高灌注；增强扫描结节呈明显强化，囊性部分及囊壁无强化，壁结节旁可见异常流空血管影。病灶邻近脑实质及第四脑室，第四脑室受压变窄。

【诊断】 右侧小脑半球血管母细胞瘤。

【诊断要点】 囊实性，大囊小结节；见流空血管；壁结节显著强化，囊壁无强化。

病例4 男性，75 岁。头痛伴步态不稳 20 余天。查体：神志清楚；四肢肌力、肌张力正常；双侧肢体痛、触觉无减退；步态不稳，闭目难立征阳性；颈软，克尼格征阴性；双侧腱反射正常，双侧巴宾斯基征阴性。MRI 表现见图 2-5-4。

【征象分析】 右侧小脑半球近乙状窦处见不规则异常结节信号，T_1WI 呈低信号，T_2WI 呈高信号，其内信号稍欠均匀；DWI 呈低信号，ADC 图呈高信号；SWI 病灶内见点状低信号；增强后呈明显不均匀环状强化，边界显示更清。病灶周围见大片状水肿。第四脑室明显受压变窄，幕上脑室形态扩大。

【诊断】 右侧小脑半球转移癌。

【诊断要点】 成人幕下单发占位；小病灶大水肿；环形强化。

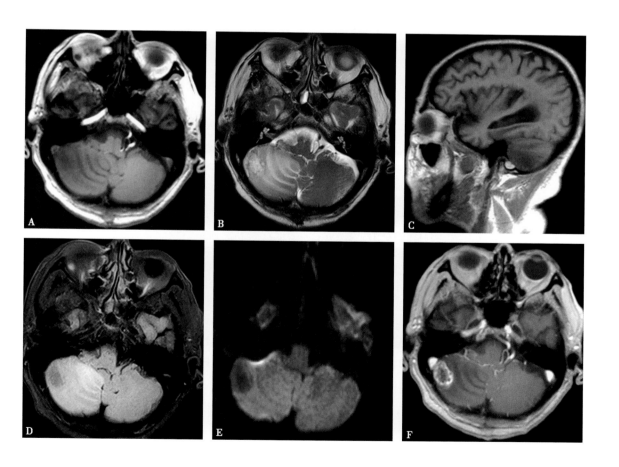

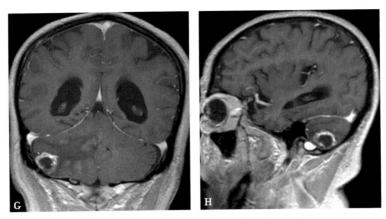

图 2-5-4　男性,75 岁。MRI 表现(A~H)

病例5　女性,55 岁。突发头晕、呕吐、视物旋转,右侧肢体无力 1 天。查体:四肢肌力 5 级,肌张力正常;腱反射对称,右侧巴宾斯基征阳性,余病理征阴性;脑膜刺激征阴性;双侧痛触觉、深感觉检查正常;右侧指鼻试验、跟膝胫试验阳性,左侧阴性。MRI 表现见图 2-5-5。

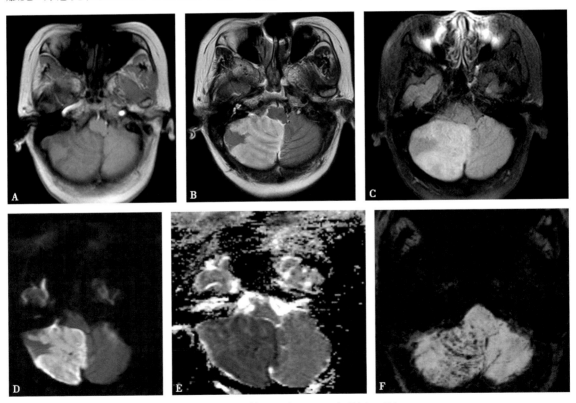

图 2-5-5　女性,55 岁。MRI 表现(A~F)

【征象分析】　右侧小脑半球及小脑蚓部见大片状异常信号,T_1WI 呈低信号,T_2WI 及 FLAIR 呈高信号;DWI 呈明显高信号,ADC 图呈低信号;SWI 示右侧小脑半球病灶内多发点状低信号,边界不清。

【诊断】　右侧小脑半球急性出血性脑梗死。

【诊断要点】　动脉供血分布区；DWI 扩散受限。

病例 6　女性，62 岁。头晕、呕吐 9 天。查体：四肢肌张力正常，肌力 5 级；腱反射对称活跃，未引出病理征；深浅感觉大致正常，共济运动正常；颈软，双侧克尼格征阴性；指鼻试验、跟膝胫试验阴性，闭目难立征欠合作。MRI 表现见图 2-5-6。

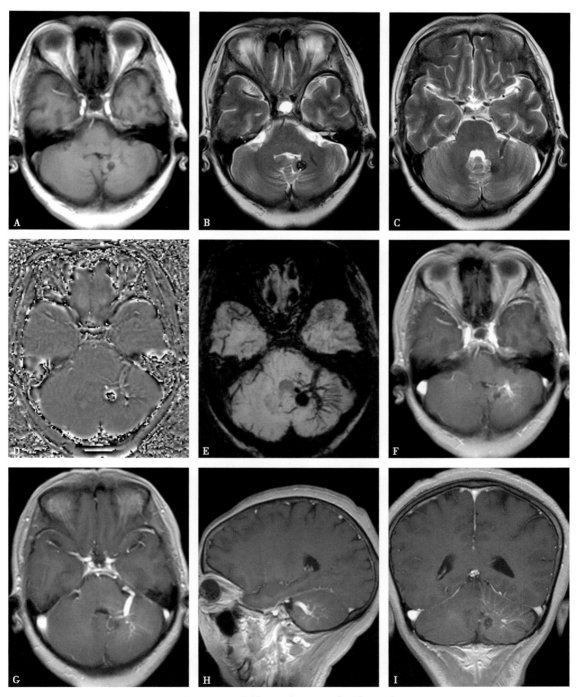

图 2-5-6　女性，62 岁。MRI 表现（A ~ I）

　　【征象分析】 颅脑直接增强示左侧小脑半球明显血管样异常强化，呈"海蜇头"样改变，SWI 上显示更清楚，可见局部增粗髓静脉向左侧天幕区引流；左侧小脑半球病灶旁见小结节状低信号，境界清楚，SWI 呈低信号改变。

　　【诊断】 左侧小脑半球静脉畸形；左侧小脑半球海绵状血管瘤。

　　【诊断要点】 静脉畸形见髓静脉增粗；远端呈"海蜇头"样；SWI 呈低信号；海绵状血管瘤呈中心"爆米花"样高信号、周边低信号；增强轻度强化。

　　病例7 男性，出生后 4 个月 9 天，反复发热、咳嗽 2 月余。查体：神经系统体征阴性。MRI 表现见图 2-5-7。

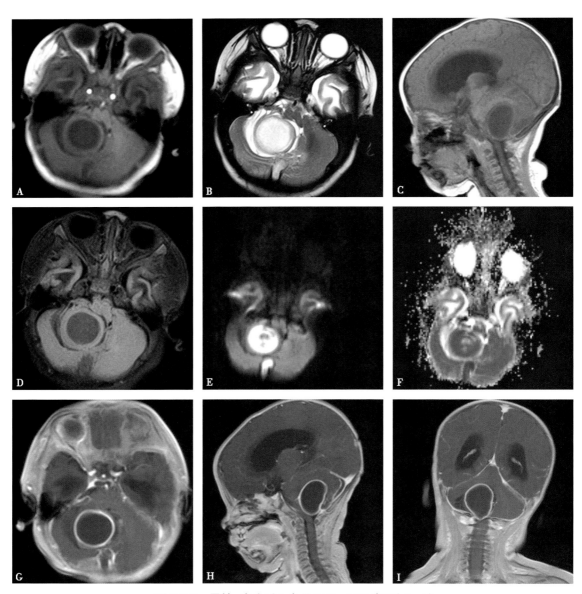

图 2-5-7　男性，出生后 4 个月 9 天。MRI 表现（A~I）

【征象分析】 右侧小脑半球见类圆形异常信号灶，T_1WI 呈低信号，T_2WI 信号低于脑脊液；DWI 呈明显高信号，ADC 图呈明显低信号；增强呈明显环形强化、中心未见强化。脑干受压前移，第四脑室受压向左移位，幕上脑室明显扩张；病灶周围见水肿带；枕部硬膜下亦见一处椭圆形信号灶，信号、增强与上述病灶相仿。

【诊断】 小脑脑脓肿伴幕上脑室梗阻性积水，枕部硬膜下脓肿。

【诊断要点】 高热病史；DWI 明显扩散受限；增强明显环形强化。

病例8 女性，67 岁。头晕 1 周，步态不稳 1 年。查体：神经系统体征阴性。MRI 表现见图 2-5-8。

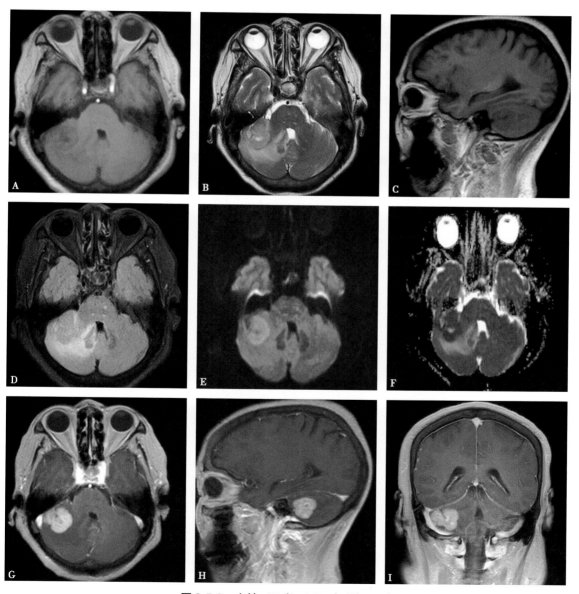

图 2-5-8 女性，67 岁。MRI 表现（A～I）

【征象分析】 右侧小脑半球见团块状异常信号，T_1WI 呈低信号，T_2WI 及 FLAIR 呈稍高信号，其内信号不均匀；DWI 呈高信号，ADC 图呈低信号；增强呈明显均匀强化。病灶边缘见分叶，境界欠清，周围见片状水肿带，与右侧乙状窦关系密切，第四脑室稍受压。

【诊断】 右小脑半球淋巴瘤。

【诊断要点】 T_2WI 呈稍高信号；DWI 明显扩散受限；增强呈团块状明显强化。

小脑病变影像诊断思维导图见图 2-5-9。

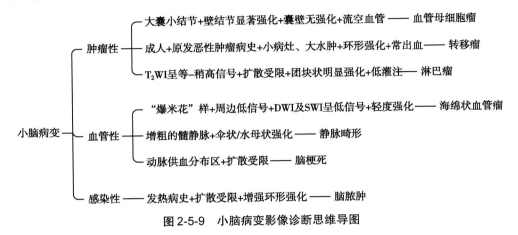

图 2-5-9 小脑病变影像诊断思维导图

第六章 脑干病变

病例1 女性，56 岁。言语含糊、右上肢无力 15 天。本次发病前约 10 天伴有反复呕吐、进食量少，就诊于当地医院，检查示血钠减低，予以补液。本次入院查体：反应稍迟钝，言语含糊；右上肢近端肌力 4^+ 级，远端肌力 3^+ 级，左侧肢体肌力正常，双侧肌张力正常；左侧巴宾斯基征可疑阳性，右侧巴宾斯基征、查多克征阳性。MRI 表现见图 2-6-1。

【征象分析】 脑桥、双侧尾状核头部及豆状核见对称分布的片状异常信号，T_2WI 呈高信号，边缘模糊，DWI 呈等 - 稍高信号；增强后未见强化。

【诊断】 脑桥中央髓鞘溶解症（混合型）。

【诊断要点】 低钠血症补钠过快病史；脑桥中央部受累。

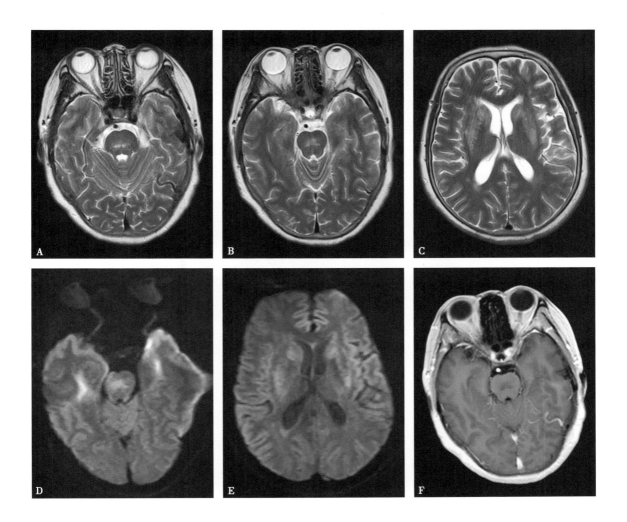

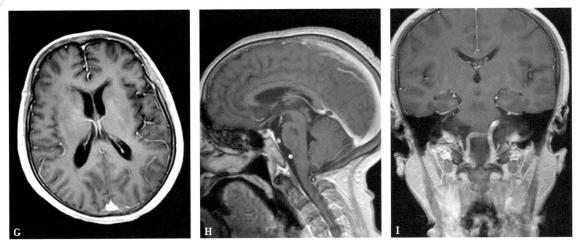

图 2-6-1 女性，56 岁。MRI 表现（A～I）

病例 2 男性，59 岁。发作性四肢抽搐、不省人事 4 年余。曾有脑卒中病史。查体：神经系统体征阴性。MRI 表现见图 2-6-2。

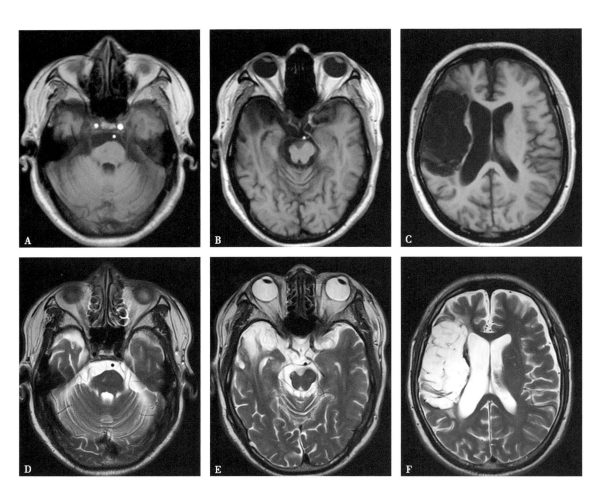

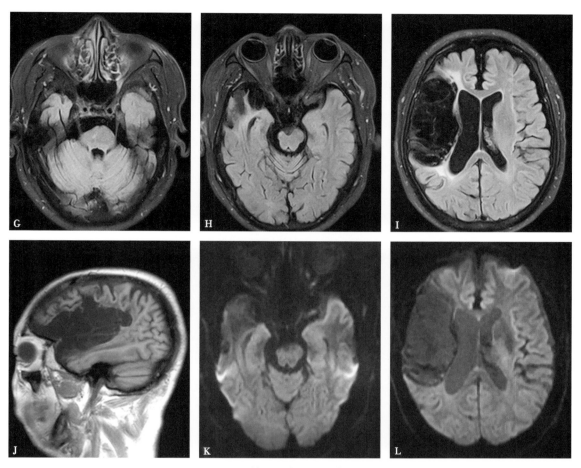

图 2-6-2　男性,59 岁。MRI 表现(A ~ L)

【征象分析】　右侧额颞叶见大片状异常信号,T_1WI 呈明显低信号,T_2WI 呈明显高信号,FLAIR 呈低信号、周围见高信号;DWI 呈低信号。中脑及脑桥偏右侧外形明显缩小,并可见斑片状异常信号,T_2WI 及 FLAIR 呈高信号。

【诊断】　脑干沃勒变性,右侧额颞叶软化灶。

【诊断要点】　大面积软化灶,同侧脑干病变;同侧脑干体积缩小伴信号异常。

病例3　女性,63 岁。左侧肢体麻木,肢体稍感无力。查体:神志清楚;四肢肌张力增高,左侧明显;右侧病理征阳性,左侧病理征未引出。MRI 表现见图 2-6-3。

【征象分析】　橄榄核、脑桥、小脑体积明显缩小,脑桥见纵横交叉异常信号,T_1WI 呈低信号,T_2WI 及 FLAIR 呈高信号,即"十"字征,延髓池、桥前池增宽,小脑脑沟增宽,第四脑室扩大。

【诊断】　多系统萎缩 C 型。

【诊断要点】　脑桥"十"字征;脑干及小脑萎缩。

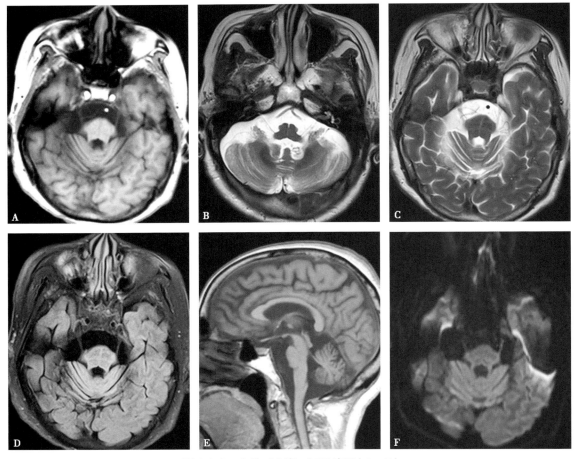

图 2-6-3 女性，63 岁。MRI 表现（A～F）

病例 4 男性，12 岁。头晕 8 天，呕吐、嗜睡 4 天，发热 1 天。查体：嗜睡状态；双上肢肌力 5 级，肌张力正常，双下肢轻瘫试验阴性；双侧膝腱、跟腱反射正常；克尼格征阴性，双侧巴宾斯基征可疑阳性。MRI 表现见图 2-6-4。

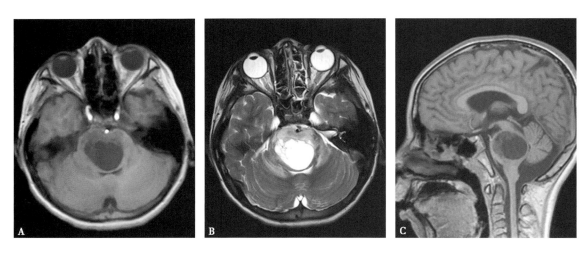

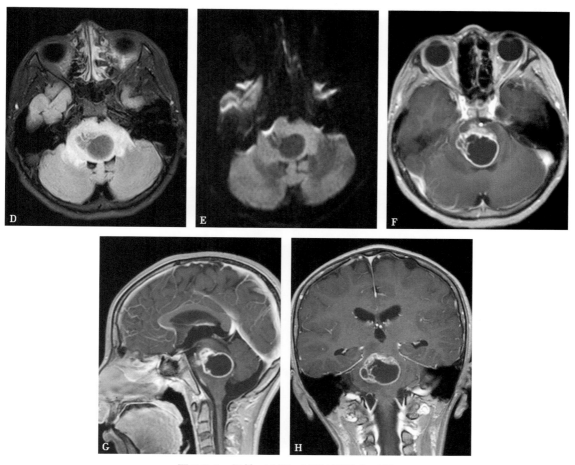

图 2-6-4　男性，12 岁。MRI 表现（A ~ H）

【征象分析】　脑桥见一处不规则形囊实性占位，实性部分 T_1WI 呈稍低信号、T_2WI 呈稍高信号、DWI 呈等信号；囊性部分 T_1WI 呈低信号、T_2WI 呈高信号、DWI 呈低信号。增强扫描囊壁及实性部分呈明显强化，囊性部分未见明显强化。病灶境界清楚，周围见小片状水肿带，占位效应明显，第四脑室受压明显变窄，幕上脑室稍扩大。

【诊断】　脑桥毛细胞型星形细胞瘤。

【诊断要点】　儿童；囊实性占位；实性部分及囊壁明显强化。

病例5　男性，76 岁。左侧肢体无力 10 小时。查体：左侧肢体肌力 4 级，右侧肢体肌力 5 级；肌腱反射迟钝；左侧查多克征阳性；深浅感觉正常；左侧指鼻欠准，左侧跟膝胫试验欠配合；颈抵抗，颏胸距 1.5 横指；有吞咽困难。MRI 表现见图 2-6-5。

【征象分析】　脑桥右侧部见片状信号异常，T_1WI 呈略低信号，T_2WI 呈稍高信号，FLAIR 呈稍高信号，DWI 呈高信号，局部形态肿胀。

【诊断】　脑桥右侧部脑梗死。

【诊断要点】　急性起病；DWI 扩散受限。

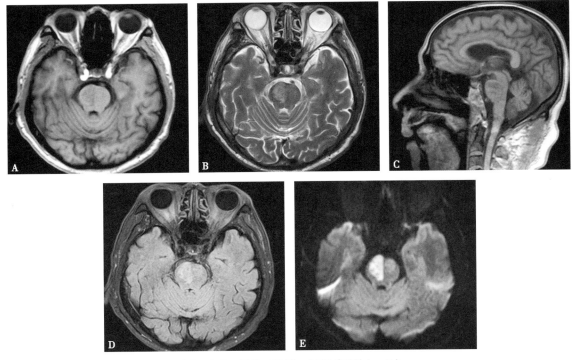

图 2-6-5 男性,76 岁。MRI 表现(A~E)

病例 6 女性,71 岁。言语含糊、四肢乏力 3 月余,加重 10 余天。查体:左侧肢体肌力 4 级,右侧肢体肌力 5 级;四肢肌张力正常;左侧肢体痛觉减退;右侧病理征可疑阳性;双侧指鼻试验、跟膝胫试验欠稳,闭目难立征不能配合。MRI 表现见图 2-6-6。

【征象分析】 脑桥偏右侧见结节样异常信号,T₁WI 呈低信号,T₂WI 呈中心略高信号、边缘环状低信号;DWI 及 SWI 呈低信号。病灶前缘见一条状血管影延向其内,增强后病灶呈不均匀强化。

【诊断】 脑桥海绵状血管瘤,合并静脉畸形。

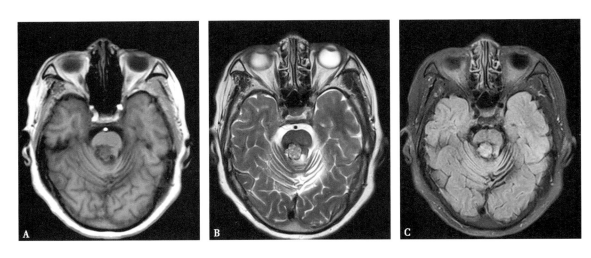

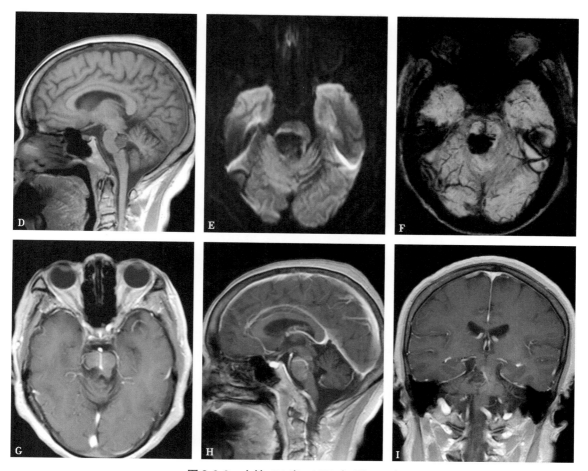

图2-6-6　女性,71岁。MRI表现(A~I)

【诊断要点】 海绵状血管瘤平扫周边见低信号含铁血黄素环,DWI及SWI呈低信号;静脉畸形见增粗血管,远端呈"海蛇头"样改变。

病例7 女性,70岁。左侧肢体麻木7月余,步态不稳5个月。查体:神经系统体征阴性。MRI表现见图2-6-7。

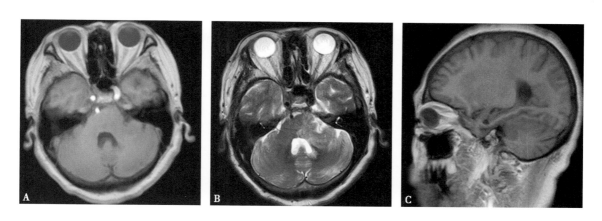

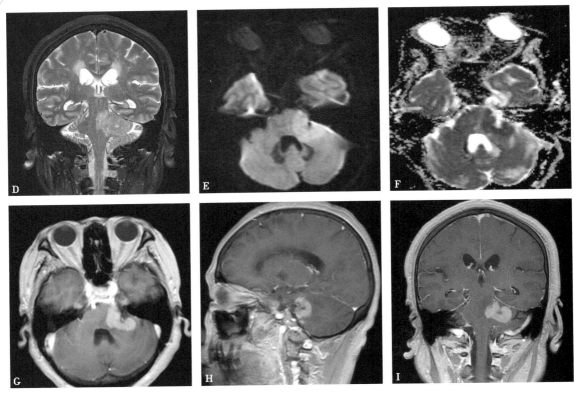

图 2-6-7　女性，70 岁。MRI 表现（A～I）

【征象分析】　脑桥左侧部、左侧桥臂见不规则异常信号肿块，T$_1$WI 呈低信号，T$_2$WI 呈等高信号，其内信号尚均匀，DWI 呈略高信号，ADC 图呈低信号，增强后病灶呈较均匀明显强化，境界清楚。

【诊断】　脑桥左侧部 - 左侧桥臂淋巴瘤。

【诊断要点】　T$_2$WI 仅呈稍高信号；DWI 扩散受限；增强呈明显均匀强化。

病例8　男性，24 岁。视物模糊 3 年余，肢体麻木无力 1 年余，加重 1 月余。查体：左眼散在盲点，右眼下象限视野缺损；腹壁反射未引出；双侧巴宾斯基征、查多克征阳性。MRI 表现见图 2-6-8。

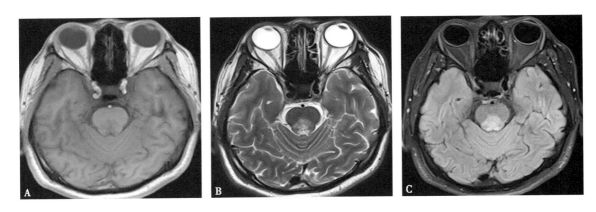

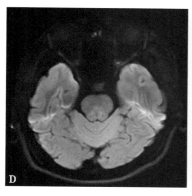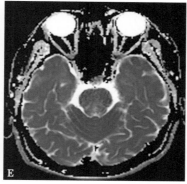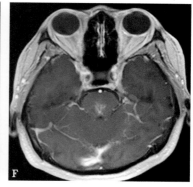

图 2-6-8　男性，24 岁。MRI 表现（A～F）

【征象分析】　脑桥背侧、中脑导水管周围见片状 T_1WI 低信号、T_2WI 高信号，FLAIR 呈高信号，增强可见明显强化。

【诊断】　视神经脊髓炎谱系疾病。

【诊断要点】　位于中脑导水管周围；急性期见强化。

脑干病变影像诊断思维导图见图 2-6-9。

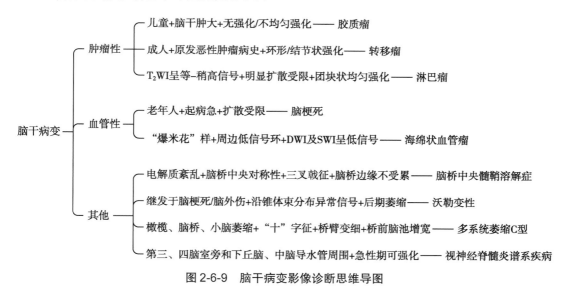

图 2-6-9　脑干病变影像诊断思维导图

病例1　男性，24岁。生长发育迟缓10年。查体：无喉结、腋毛，第二性征未发育；神志清楚，对答切题；全身皮肤细腻，无黄染、出血、瘀点、瘀斑；甲状腺未及肿大，未见喉结突出；外生殖器未见阴毛，阴茎长约3cm，睾丸细小，呈幼稚型外阴。DR和MRI表现见图2-7-1。

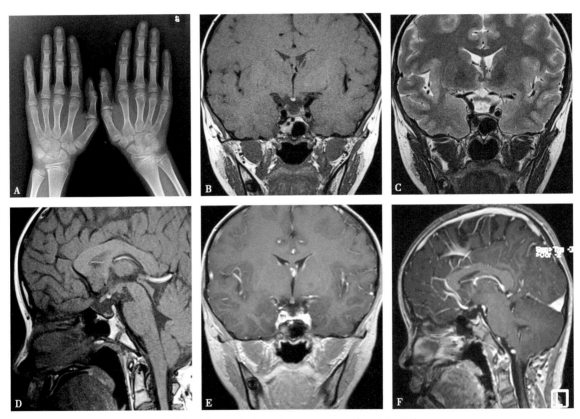

图2-7-1　男性，24岁。DR和MRI表现（A~F）

【征象分析】　X线片示骨龄发育迟滞，双侧指骨和掌骨、双侧尺骨和桡骨骨骺线均未见闭合。MRI平扫示T_1WI上高信号的神经垂体位于鞍上，垂体柄缺如，腺垂体薄小。

【诊断】　垂体柄阻断综合征。

【诊断要点】　骨发育延迟；神经垂体异位；垂体柄缺如。

病例2　女性，60岁。进行性视力下降1年余。查体：右眼视力、视野下降，左眼视野全盲，双侧瞳孔等大等圆，直径3mm，对光反射灵敏，双侧眼球各方向运动自如，无眼球震颤；颈软；四肢肌力、肌张力正常；病理征未引出。MRI表现见图2-7-2。

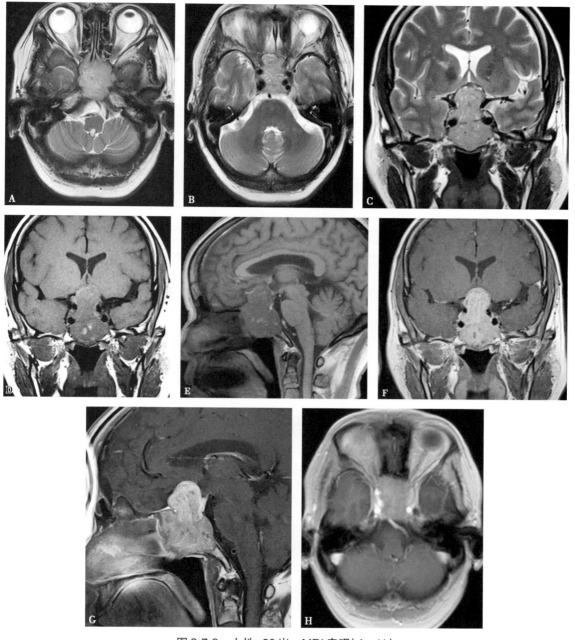

图 2-7-2 女性，60 岁。MRI 表现（A ~ H）

【征象分析】 鞍上 - 鞍内 - 蝶窦内见异常软组织信号，信号不均匀，T$_1$WI 呈低信号，T$_2$WI 呈稍高信号，内见小片状稍高信号；增强扫描呈明显不均匀强化，边界尚清，冠状位及矢状位可见"束腰征"。双侧颈内动脉大部分被病灶包绕，病灶填充整个蝶窦。

【诊断】 侵袭性垂体神经内分泌肿瘤。

【诊断要点】 "束腰征"，超过 1/2 颈内动脉被包绕。

病例3 女性，50 岁。头晕半年。查体：神经系统体征阴性。MRI 表现见图 2-7-3。

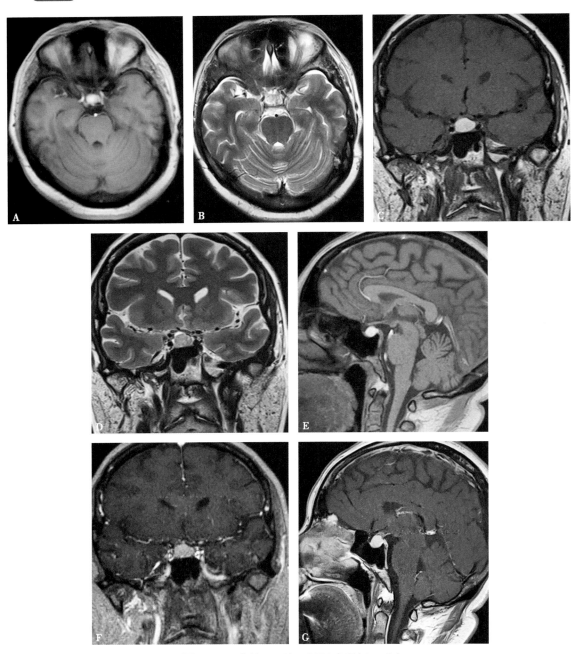

图 2-7-3 女性，50 岁。MRI 表现（A～G）

【征象分析】 蝶鞍稍扩大，鞍底稍下陷，鞍内见结节状异常信号，信号不均匀，T_1WI 以高信号为主，周边见小囊样低信号，T_2WI 以稍高信号为主，周边见小囊样高信号；增强扫描未见明显强化，境界清楚，垂体柄前移。

【诊断】 拉特克（Rathke）囊肿。

【诊断要点】 T_1WI 高信号；垂体柄前移。

病例4 男性，61岁。突发头痛、头晕，视物重影1天。查体：神经系统体征阴性。MRI表现见图2-7-4。

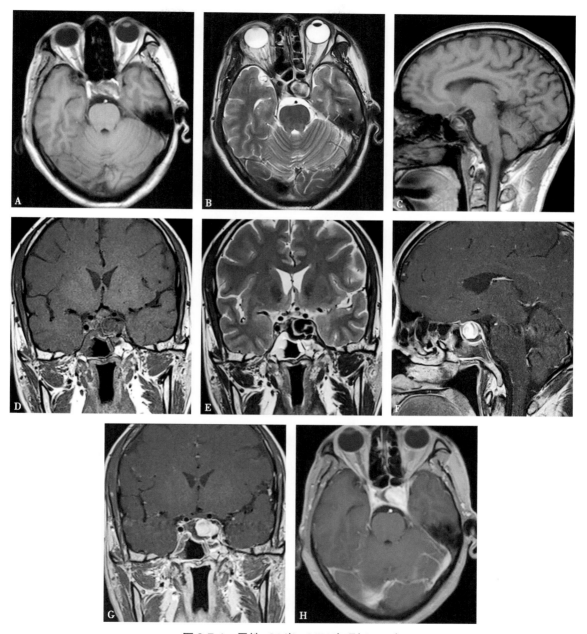

图 2-7-4 男性，61岁。MRI 表现（A ~ H）

【征象分析】 鞍内偏左侧见一处类圆形异常信号，T_1WI 呈稍高 - 低信号，T_2WI 呈高 - 低信号，其内见低信号流空血管，冠状位见病灶与左侧颈内动脉相连；增强扫描病灶呈明显强化，相位编码方向见血管搏动伪影。

【诊断】 左侧颈内动脉动脉瘤。

【诊断要点】 病灶内见流空血管；显著强化；血管搏动伪影。

病例5　女性，57岁。双眼视物模糊2年，伴复视不适、耳鸣。查体：神经系统体征阴性。MRI表现见图2-7-5。

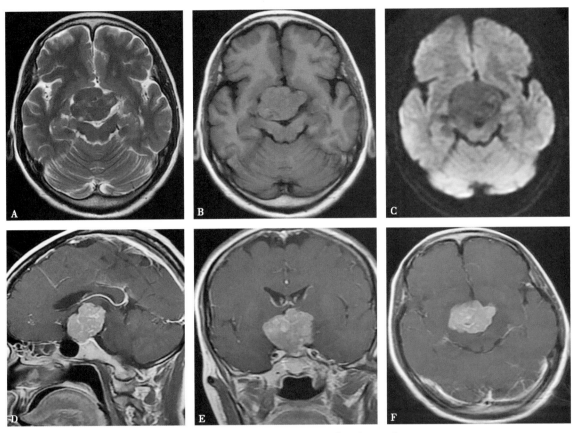

图2-7-5　女性，57岁。MRI表现（A～F）

【征象分析】　鞍内-鞍上区见团块状异常信号，T_1WI呈等-稍低信号，T_2WI呈低信号、内见少许稍高信号；增强扫描呈不均匀中度强化；垂体柄及视交叉显示不清。

【诊断】　鞍内-鞍上区颗粒细胞瘤。

【诊断要点】　T_2WI呈低信号；中度均匀强化。

病例6　女性，33岁。头痛2月余。查体：神经系统体征阴性。MRI表现见图2-7-6。

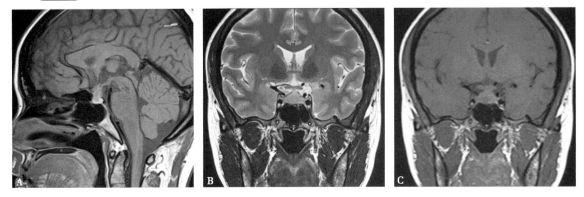

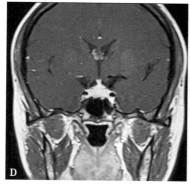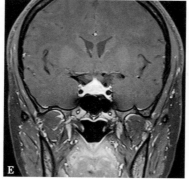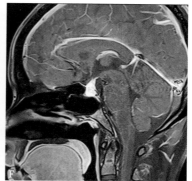

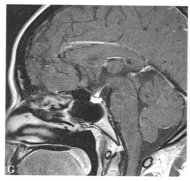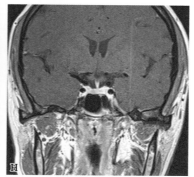

图 2-7-6 女性,33 岁。MRI 表现
A～F. 首诊图像;G、H. 治疗后 5 个月图像。

【征象分析】 蝶鞍扩大,鞍底略下陷,鞍内及鞍上可见结节状异常信号;T_1WI 呈等 - 高信号,T_2WI 呈等信号,境界较清楚;增强扫描呈明显强化,垂体柄增粗并明显强化;正常垂体显示不清,鞍上池稍变窄,视交叉正常。激素治疗后 5 个月复查,病灶较前明显缩小。

【诊断】 淋巴细胞性垂体炎。

【诊断要点】 女性;激素治疗有效;明显强化。

鞍内病变影像诊断思维导图见图 2-7-7。

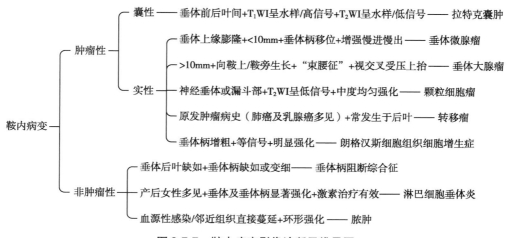

图 2-7-7 鞍内病变影像诊断思维导图

第八章 鞍 旁 病 变

病例1 男性，62岁。头痛伴复视7个月。查体：反应稍迟钝；左眼睑下垂，对光反射迟钝，睁眼无力，眼球呈外展位，固定，瞳孔直径约4.5mm，对光反射迟钝；右侧眼裂正常，外展不充分；左侧鼻唇沟稍浅，伸舌稍左偏，左侧舌肌稍萎缩。MRI表现见图2-8-1。

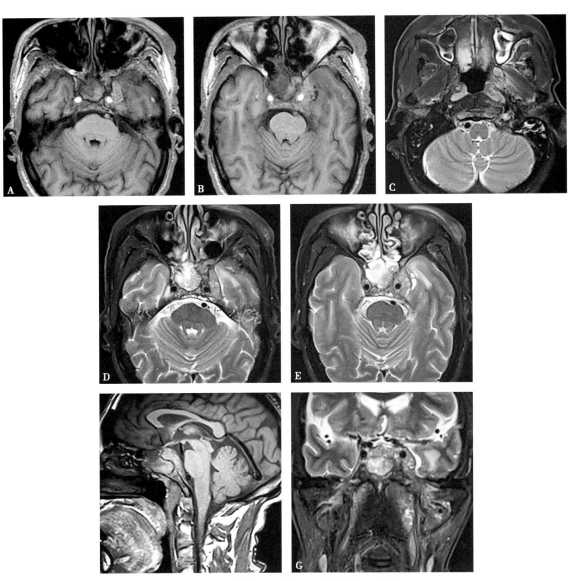

图2-8-1　男性，62岁。MRI表现（A～G）

【征象分析】 左侧海绵窦区软组织影增厚，T₁WI 呈等信号，T₂WI 呈稍高信号，病灶包绕左侧颈内动脉。左侧颞叶见片状异常信号，T₁WI 呈低信号，T₂WI 呈高信号，境界不清。鼻咽顶壁软组织影增厚，左侧咽隐窝见软组织信号，信号欠均匀；左侧翼内肌、翼外肌及头长肌见片状异常信号，T₂WI 示左侧乳突气房内高信号。

【诊断】 鼻咽癌侵及左侧海绵窦。

【诊断要点】 海绵窦增厚；鼻咽部软组织块影。

病例2 男性，40 岁。头痛 1 个月，伴左侧肢体乏力 3 个月。查体：神经系统体征阴性。MRI 表现见图 2-8-2。

【征象分析】 右侧额颞部及外侧裂池见巨大不规则形异常信号灶，信号欠均匀，T₁WI 呈低信号，T₂WI 呈高信号，FLAIR 呈以等 - 低信号为主的混杂信号；DWI 呈高信号；增强扫描未见强化。病灶境界清楚，右侧大脑中动脉受压移位，部分被包绕，中脑、右侧丘脑、基底节及额颞叶明显受压。右侧侧脑室及第三脑室受压稍变窄，左侧侧脑室扩大，局部中线结构稍向左侧移位。

【诊断】 右侧颅中窝表皮样囊肿。

【诊断要点】 塑形性生长；T₁WI 及 FLAIR 信号不均匀；DWI 呈高信号。

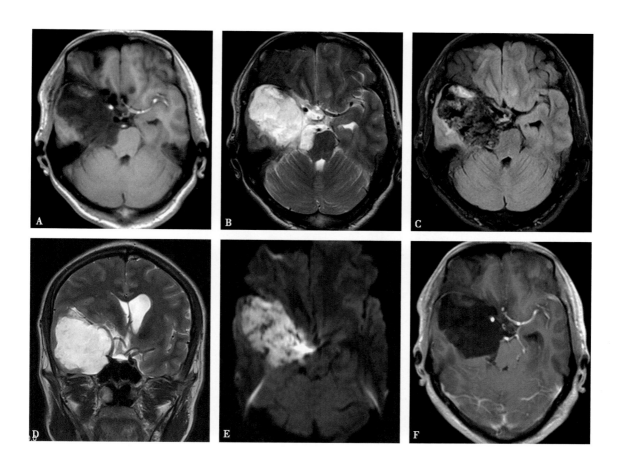

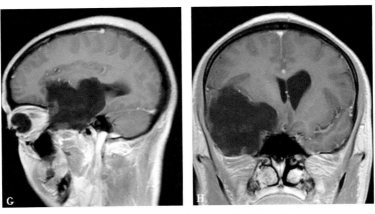

图 2-8-2　男性，40 岁。MRI 表现（A~H）

病例3　女性，44 岁。突发头痛头晕 1 周。查体：神经系统体征阴性。MRI 表现见图 2-8-3。

【征象分析】　左侧鞍旁见团块状软组织肿块；T_1WI 及 T_2WI 均呈等信号，信号尚均匀；DWI 呈高信号，ADC 图呈低信号；增强扫描肿块呈较明显强化，强化不均匀。肿块呈宽基底紧贴左侧鞍旁，可见"硬膜尾征"，肿块侵犯斜坡、左侧蝶骨嵴及左侧翼突，T_1WI 局部高信号消失。

【诊断】　左侧鞍旁脑膜瘤。

【诊断要点】　"硬膜尾征"。

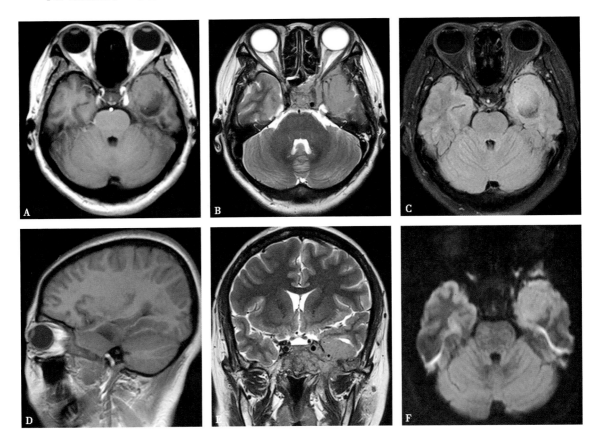

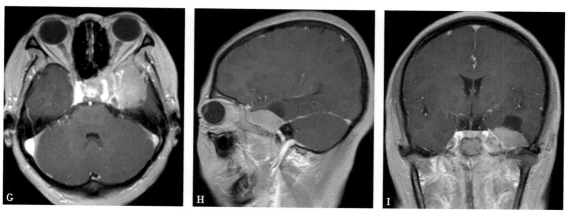

图 2-8-3 女性，44 岁。MRI 表现（A ~ I）

病例4 女性，58 岁。视物重影、右眼睑下垂 4 个月。查体：神志清楚，记忆力稍减退；双侧瞳孔等大等圆，直径 3mm，对光反射灵敏；右眼内收受限，余各方向运动自如，无眼球震颤；右眼视力 0.3，左眼视力 0.8；右侧视野缩小。CT 和 MRI 表现见图 2-8-4。

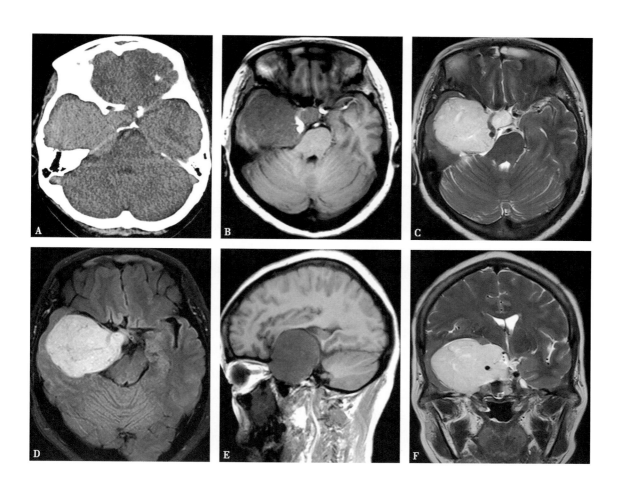

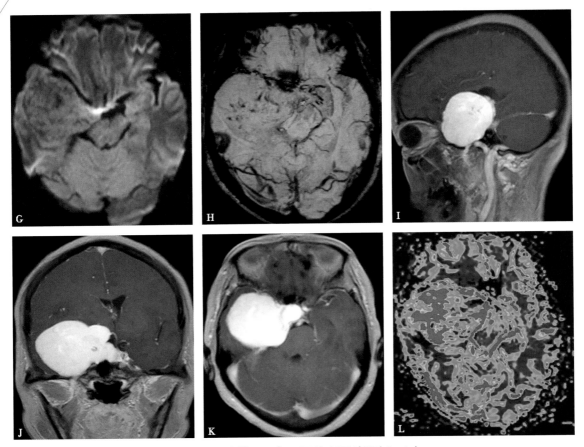

图 2-8-4　女性，58 岁。CT 和 MRI 表现（A～L）

【征象分析】　右侧鞍旁见不规则异常信号肿块，T_1WI 呈低信号，T_2WI 呈高信号，其内信号较均匀，增强后呈明显均匀强化，边界更清，病灶向内累及鞍内，局部脑实质受压明显，右侧颈内动脉海绵窦段血管及大脑中动脉血管均受压包绕，病灶内下缘靠近底部蝶骨嵴处，上缘至右侧基底节区下部。灌注成像呈高灌注改变。CT 平扫呈均匀稍高密度。

【诊断】　右侧鞍旁硬膜型海绵状血管瘤。

【诊断要点】　信号均匀；强化均匀；强化显著；CT 呈均匀稍高密度。

病例 5　男性，33 岁。发现左颈内动脉动脉瘤 1 周，2001 年、2003 年两次发生蛛网膜下腔出血。查体：神经系统体征阴性。MRI 表现见图 2-8-5。

【征象分析】　平扫于左侧鞍旁见类圆形异常信号，T_1WI 呈高信号改变，T_2WI 病灶中心呈不均匀高信号，周边见血管流空信号；DWI 呈低信号；增强后病灶中心呈结节样显著强化，周边未见强化；SWI 示左侧鞍旁病灶呈低信号，双侧外侧裂池、双侧颞叶及左侧额叶脑表面见条状低信号。CTA 提示左侧颈内动脉 C_1 段瘤样突起。

【诊断】　左侧颈内动脉动脉瘤（部分血栓形成），脑表面铁质沉积症。

【诊断要点】　病灶内见流空信号；增强强化显著。

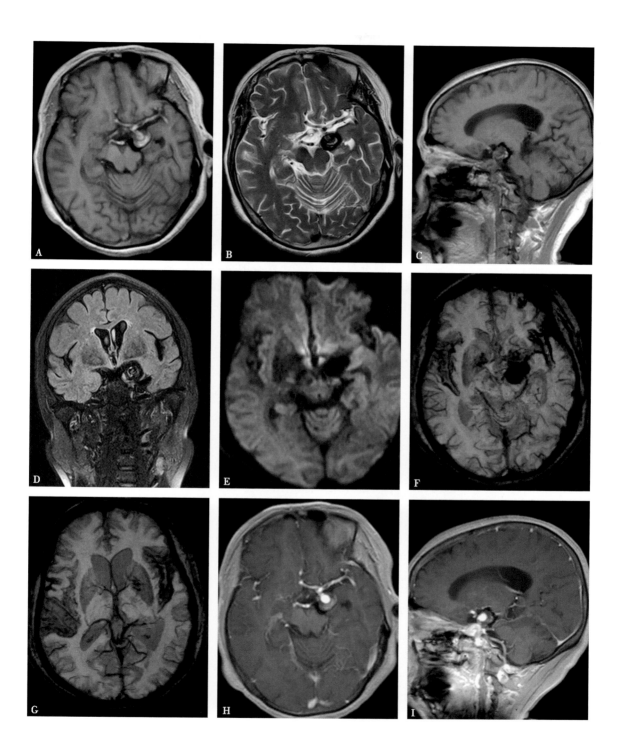

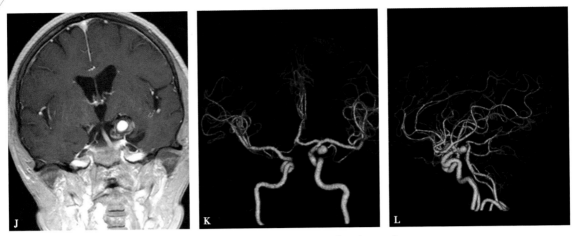

图 2-8-5　男性，33 岁。MRI 表现（A~L）

病例 6　男性，31 岁。口角歪斜 6 月余。查体：神志清楚；皱眉、鼓气、露齿正常；左侧鼻唇沟变浅，口角向右歪斜；双侧肢体肌力、肌张力正常；四肢腱反射活跃，四肢浅深感觉正常；双侧巴宾斯基征阴性。CT 和 MRI 表现见图 2-8-6。

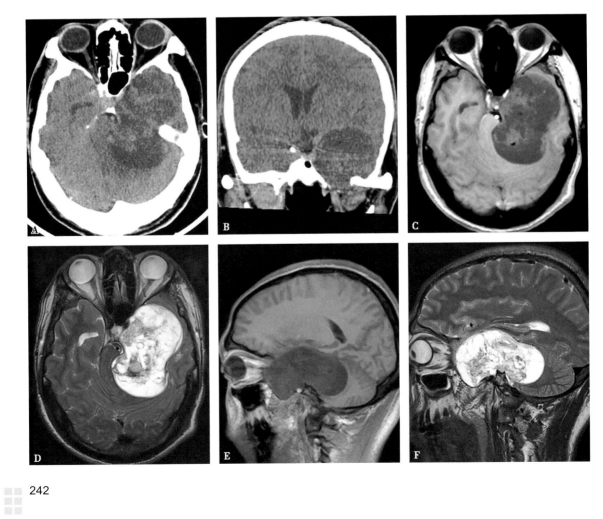

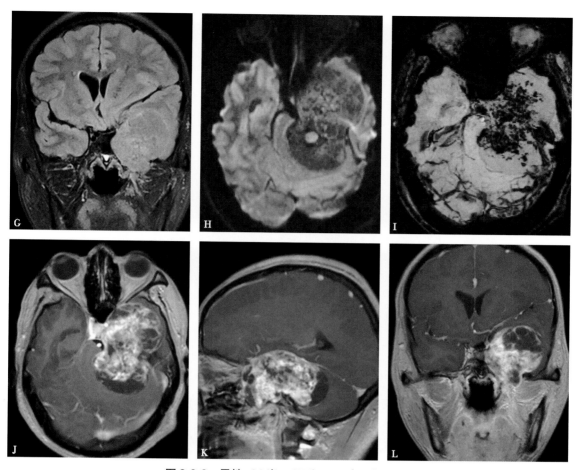

图 2-8-6　男性，31 岁。CT 和 MRI 表现（A～L）

【征象分析】　左侧颅中窝 - 桥小脑角区见哑铃形异常信号，信号不均匀；T₁WI 呈等 - 低信号，T₂WI 呈高 - 低信号；增强扫描呈明显不均匀强化。病灶境界清楚，脑干、海绵窦及病灶周围脑实质明显受压，左侧颈内动脉及椎动脉沿病灶表面走行，左侧梅克尔腔消失。

【诊断】　左侧三叉神经鞘瘤。

【诊断要点】　跨颅中窝、颅后窝生长，纵径沿神经走行方向，左侧梅克尔腔消失。

病例 7　男性，58 岁。反复头痛 1 周。查体：神经系统体征阴性。MRI 表现见图 2-8-7。

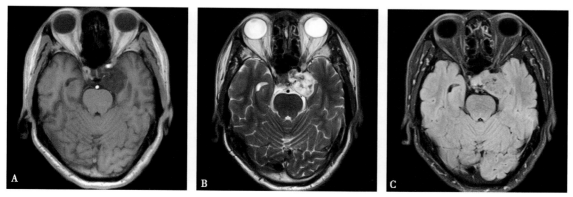

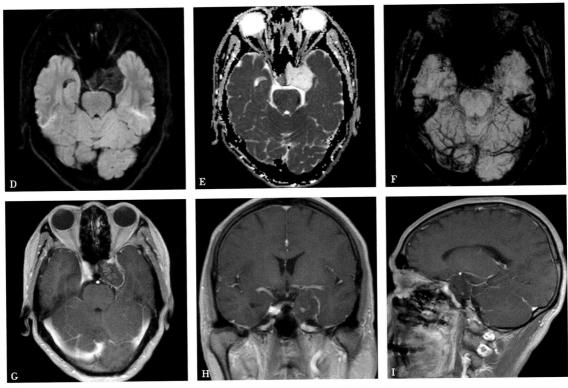

图 2-8-7　男性，58 岁。MRI 表现（A～I）

【征象分析】　左侧鞍旁见类圆形异常信号；T_1WI 呈等信号，T_2WI 呈等 - 高信号，FLAIR 呈稍低 - 稍高信号；DWI 呈低信号，ADC 图呈高信号；SWI 呈低信号；增强扫描呈不均匀强化，周边环形强化、内部蜂窝状强化。病灶境界清楚。

【诊断】　左侧鞍旁软骨肉瘤。

【诊断要点】　T_2WI 呈不均匀高信号；增强周边环形强化、内部蜂窝状强化。

鞍旁病变影像诊断思维导图见图 2-8-8。

```
                  ┌── 明显均匀强化+脑膜尾征+邻近骨质硬化 ── 脑膜瘤

                  ├── 血管流空信号+增强明显强化 ── 动脉瘤

                  ├── 沿神经走行+实性部位明显强化+相邻骨质吸收 ── 神经鞘瘤

鞍旁病变 ─────────┼── "哑铃状"+外侧大、内侧小+显著渐进性/均匀强化 ── 海绵状血管瘤

                  ├── FLAIR信号不均匀+扩散受限+无强化+钻缝生长 ── 表皮样囊肿

                  ├── T₂WI信号不均匀+周边环形强化+中央蜂窝状强化 ── 软骨肉瘤

                  └── 鼻咽癌或其他恶性肿瘤+邻近骨质破坏 ── 转移瘤
```

图 2-8-8　鞍旁病变影像诊断思维导图

第九章 鞍上病变

病例 1 男性，4 岁。发作性肢体抽搐、不省人事 2 个月。查体：呈嗜睡状态，查体欠合作；颈软、无抵抗；四肢肌张力稍减低，肌力无法配合检查；双侧膝腱反射正常；双侧巴宾斯基征阴性。CT 和 MRI 表现见图 2-9-1。

【征象分析】 CT 平扫示鞍上类圆形软组织肿块，其内见散在钙化。MRI 平扫 T_1WI 呈以低信号为主的混杂信号，T_2WI 及 FLAIR 呈以高信号为主的混杂信号；DWI 呈环形高信号，相应 ADC 图呈稍低信号；SWI 示病灶内多发低信号；矢状位 T_1WI 示鞍内垂体显示清楚，增强扫描病灶实性部分明显强化，囊性部分未见强化；幕上脑室积水伴间质性脑水肿。

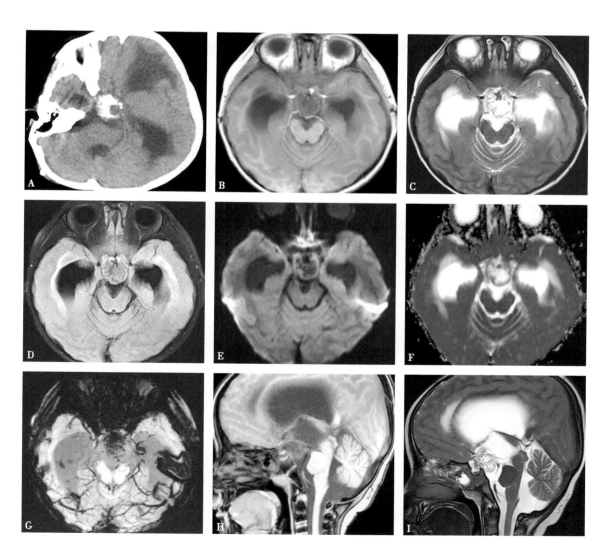

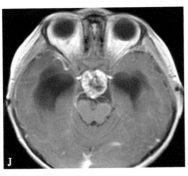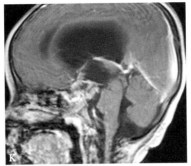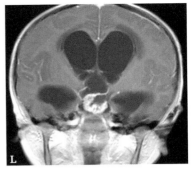

图 2-9-1　男性，4 岁。CT 和 MRI 表现（A ~ L）

【诊断】　鞍上区占位性病变，考虑颅咽管瘤。

【诊断要点】　儿童；鞍上囊实性肿块；伴钙化。

病例2　女性，11 岁。反复发作性头痛 2 年，左眼视力减退 2 个月。查体：神志清楚；左眼视力较前明显减退，仅能看见眼前 30cm 处物体；颈软，布鲁津斯基征阴性、克尼格征阴性；四肢肌张力正常，肌力 5 级；腱反射对称活跃；未引出病理征。MRI 表现见图 2-9-2。

【征象分析】　鞍上区见不规则软组织肿块；T_1WI 为等 - 低信号，T_2WI 呈不均匀高信号，FLAIR 呈高信号；DWI 呈等信号，未见明显扩散受限。矢状位 T_1WI 示鞍内垂体显示清楚，视交叉受压上抬显示不清；增强扫描示病灶明显不均匀强化。病灶以视交叉为中心，向上挤压第三脑室底部，达穹窿水平，向后至中脑前缘，向前下沿左侧神经生长，长轴与视觉通路一致，呈前后方向；向左下挤压垂体，与左侧颈内动脉海绵窦段紧邻。幕上脑室呈梗阻性扩大，小脑扁桃体及延髓下移。

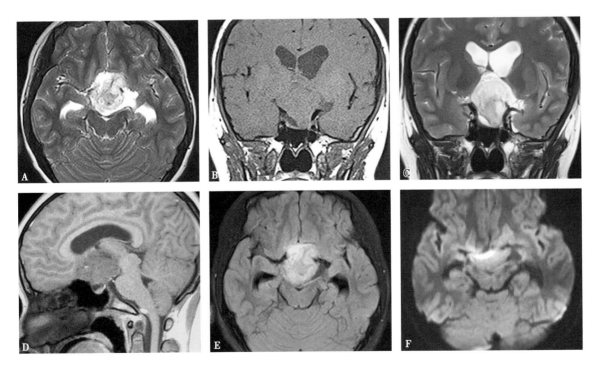

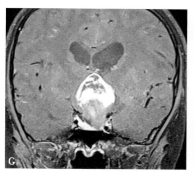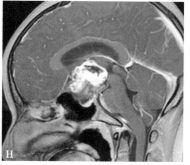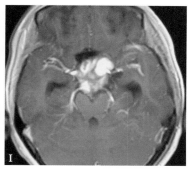

图2-9-2　女性,11岁。MRI表现(A～I)

【诊断】　视交叉毛细胞型星形细胞瘤,梗阻性脑积水,小脑扁桃体疝。

【诊断要点】　儿童;鞍上囊实性占位;瘤体长轴与视觉通路走行一致,为前后方向。

病例3　男性,46岁。左眼视力下降,视物模糊1年余。查体:神志清楚;左眼视力粗测眼前10cm指数,视野粗测正常,右眼正常;四肢肌力、肌张力尚可;腱反射活跃;无明显颈抵抗,双侧布鲁津斯基征、克尼格征阴性,双侧巴宾斯基征阴性。MRI表现见图2-9-3。

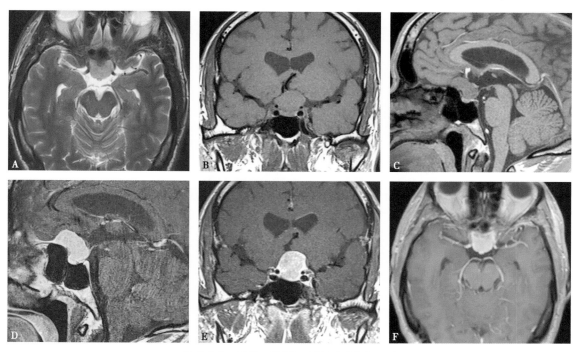

图2-9-3　男性,46岁。MRI表现(A～F)

【征象分析】　鞍结节区见团块状异常信号;T_1WI呈等信号,T_2WI呈稍高信号,信号均匀;增强扫描病灶明显均匀强化;境界清楚,局部见"硬膜尾征",鞍内垂体呈受压改变,邻近额叶受压向前推移,病灶与双侧颈内动脉分界欠清。

【诊断】　鞍结节脑膜瘤。

【诊断要点】　以鞍结节为中心;"硬膜尾征";明显均匀强化。

病例4 男性，11岁。夜间多饮多尿、饮食减少、进行性消瘦4个月，反复头痛1个月。查体：右眼睑下垂，双侧瞳孔不等大，右侧直径8.0mm，直接、间接对光反射均消失，右眼球向外凝视，右侧鼻唇沟稍浅；左下肢肌力4级，余肢体肌力约5级；腱反射对称迟钝。MRI表现见图2-9-4。

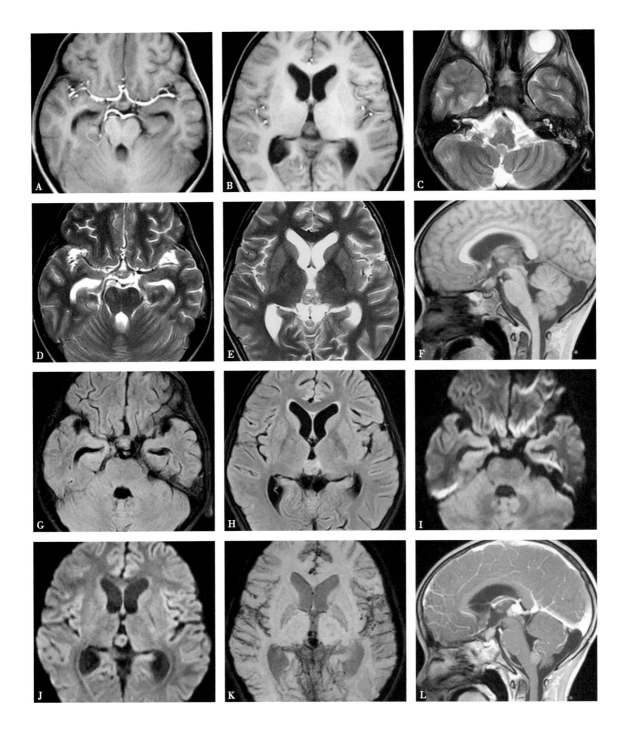

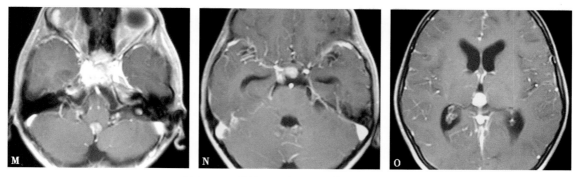

图 2-9-4　男性，11 岁。MRI 表现（A～O）

【征象分析】　T_1WI 示鞍上及松果体区结节状低信号，T_2WI 示第四脑室、鞍上及松果体区结节状稍高信号，其内见小囊变。矢状位 T_1WI 示鞍上、松果体及第四脑室低信号结节，FLAIR 呈高信号；DWI 呈等 - 高信号；SWI 结节内见斑片状低信号；增强扫描病灶明显强化。幕上脑室稍扩张。

【诊断】　鞍上、松果体区及脑室内生殖细胞瘤。

【诊断要点】　儿童；发病部位为鞍上、松果体；明显强化。

病例 5　女性，46 岁。发现右颈肿物 1 月余；3 天前无明显诱因出现左眼痛，伴视物模糊、视物重影，左眼睑下垂。查体：右耳前、右颈后淋巴结可触及肿大，约鹌鹑蛋大小，质硬，局部皮肤无红肿，无压痛；右眼睑正常，左眼睑下垂，睑结膜未充血，巩膜无黄染，角膜透明，左侧瞳孔直径 3mm，右侧瞳孔 2.5mm；左眼内转、上转、下转均受限，外转基本到位，右侧对光反射灵敏，左侧对光反射迟钝。MRI 表现见图 2-9-5。

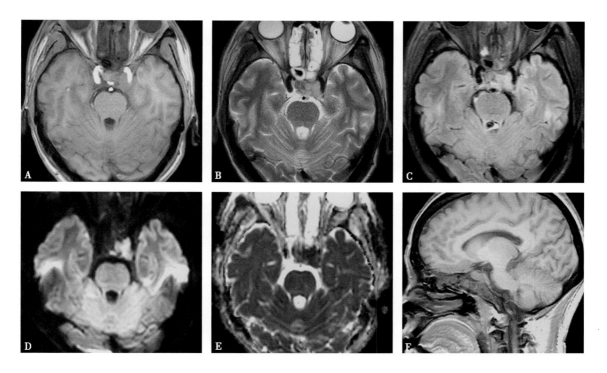

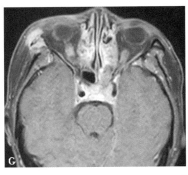
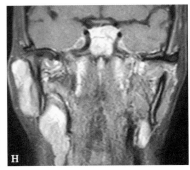
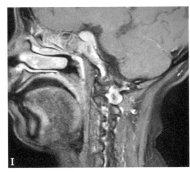

图2-9-5　女性，46岁。MRI表现（A～I）

【征象分析】　鞍上-左侧鞍旁见异常软组织信号；T₁WI呈等-稍低信号，T₂WI呈高信号，信号均匀，FLAIR呈高信号；DWI呈明显高信号，ADC图信号减低。矢状位T₁WI示斜坡骨质信号减低；增强扫描病灶明显均匀强化，与垂体分界不清，斜坡明显强化，右侧眼眶外上部、右侧腮腺及双侧颈部多发异常强化软组织。

【诊断】　淋巴瘤。

【诊断要点】　多部位发病；扩散受限；显著强化。

病例6　男性，71岁。肺癌综合治疗后。查体：神经系统体征阴性。MRI表现见图2-9-6。

【征象分析】　鞍内-鞍上见结节状异常信号；T₁WI呈等信号，T₂WI呈等-稍低信号，FLAIR呈高信号。矢状位T₁WI示鞍内垂体显示不清；DWI呈高信号，ADC图信号减低。增强扫描病灶明显强化，双侧额顶叶另见多发强化小结节。

【诊断】　鞍区及双侧额顶叶多发转移瘤。

【诊断要点】　原发恶性肿瘤病史；鞍区明显强化结节；脑内多发强化结节。

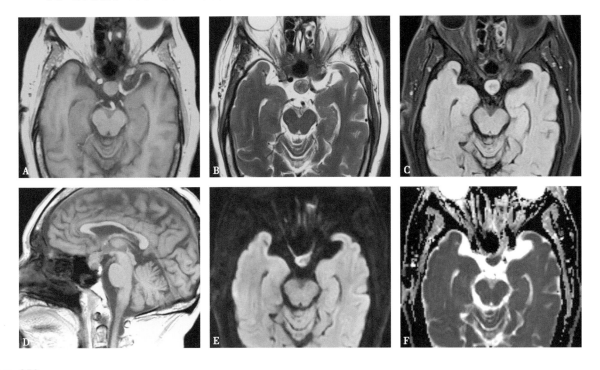

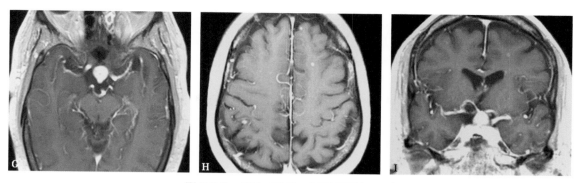

图 2-9-6　男性，71 岁。MRI 表现（ A ~ I ）

病例7　男性，35 岁。渐进性视物模糊 2 年余。查体：右眼视力眼前 1m 指数，左眼 0.1，视野粗测检查欠合作；双眼向各个方向活动自如，双侧瞳孔对光反射灵敏；颈软；四肢肌力、肌张力正常；腱反射活跃，双侧巴宾斯基征阴性。MRI 表现见图 2-9-7。

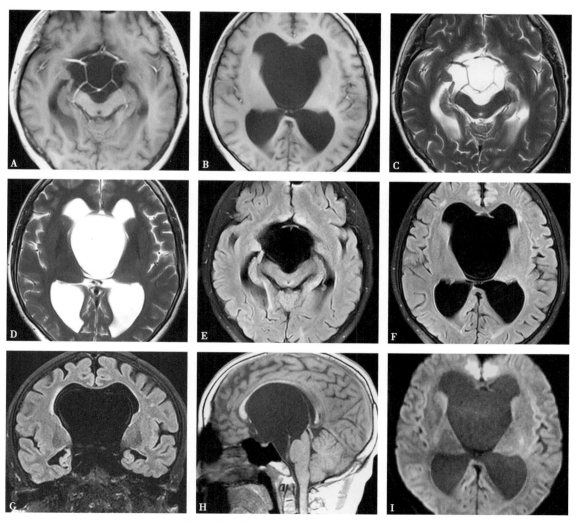

图 2-9-7　男性，35 岁。MRI 表现（ A ~ I ）

【征象分析】 鞍上池见不规则形异常信号；T_1WI 呈低信号，T_2WI 呈高信号，FLAIR 呈低信号。矢状位 T_1WI 示病灶向上达透明隔，向下达桥前池，胼胝体及脑桥明显受压改变，胼胝体较薄；DWI 呈低信号。双侧侧脑室明显扩大，第三脑室受压改变。

【诊断】 鞍上蛛网膜囊肿，伴梗阻性脑积水。

【诊断要点】 脑脊液样信号；信号均匀；无扩散受限。

病例8 女性，19 岁。反复发作性意识不清 2 年余。查体：神经系统体征阴性。MRI 表现见图 2-9-8。

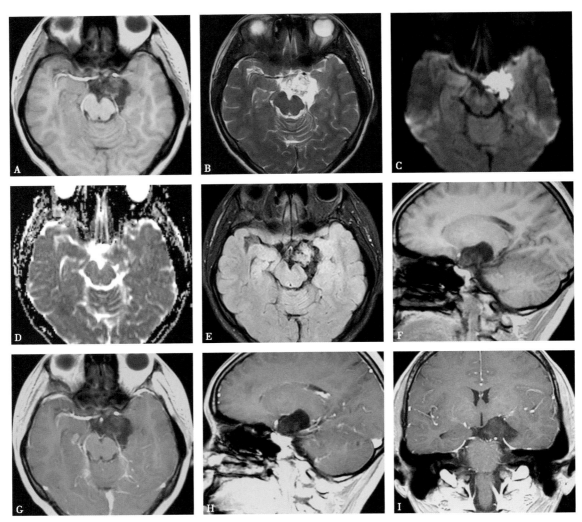

图 2-9-8 女性，19 岁。MRI 表现（A～I）

【征象分析】 鞍上 - 左侧鞍旁见团片状异常信号；T_1WI 呈混杂低信号，T_2WI 呈混杂高信号，FLAIR 呈稍高信号，DWI 呈明显高信号，ADC 图信号减低；增强扫描未见强化。病灶境界清楚，与左侧颈内动脉境界清楚。

【诊断】 鞍上 - 左侧鞍旁表皮样囊肿。

【诊断要点】 T₁WI 及 T₂WI 信号近似脑脊液；FLAIR 信号不均匀；DWI 呈高信号。

病例9 男性，41 岁。左眼视物模糊、头痛 1 个月。查体：神志清楚，对答切题；双侧瞳孔等大等圆，直径 3mm，对光反射灵敏；眼球运动正常，无眼球震颤；左眼视力：眼前手动；四肢肌力、肌张力正常；腱反射正常，巴宾斯基征阴性。MRI 和 CT 表现见图 2-9-9。

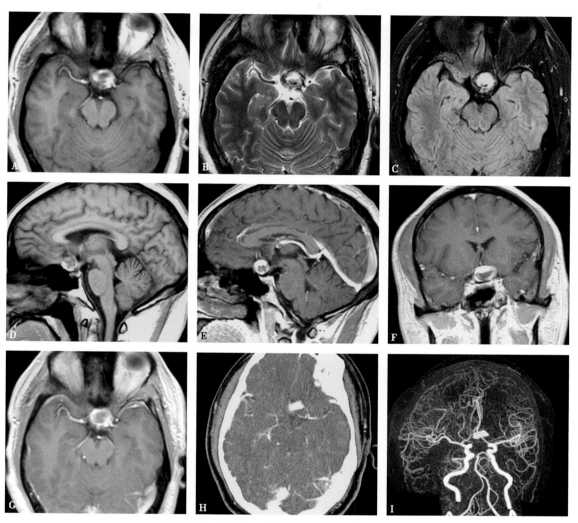

图 2-9-9 男性，41 岁。MRI 和 CT 表现（A~I）

【征象分析】 鞍上区见类圆形异常信号，其内信号不均匀；T₁WI 病灶上部呈以高信号为主的高 - 低信号，病灶下部呈低信号，T₂WI 呈不均匀高信号，FLAIR 以高信号为主，内见斑点状低信号。矢状位 T₁WI 示病灶位于鞍上区稍偏前部，鞍内垂体显示清楚；增强扫描病灶上部呈明显强化，下部未见明显强化，境界尚清。CTA 薄层图像示病灶与前交通动脉及左侧大脑前动脉 A₁ 段关系较密切。MIP 图示前交通动脉有一处瘤样突起。

【诊断】 鞍上区动脉瘤伴部分血栓形成。

【诊断要点】 与动脉关系密切；流空信号；增强明显强化、血栓部分无强化。

鞍上区病变影像诊断思维导图见图 2-9-10。

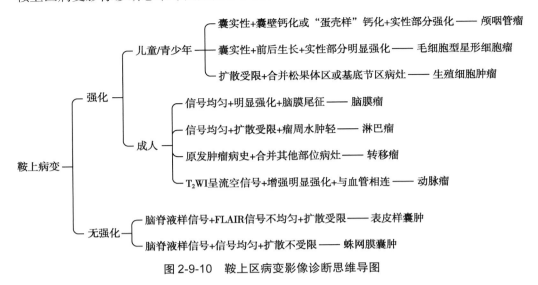

图 2-9-10　鞍上区病变影像诊断思维导图

第十章 桥小脑角区病变

病例1 女性，41岁。头痛1年。查体：神经系统体征阴性。MRI表现见图2-10-1。

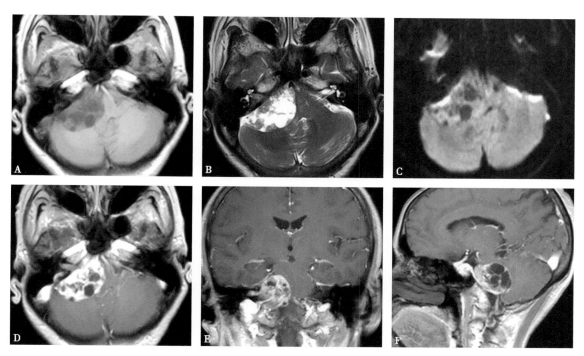

图2-10-1　女性，41岁。MRI表现（A～F）

【征象分析】　右侧桥小脑角区见类圆形囊实性异常信号；实性部分T₁WI呈等-稍低信号，T₂WI呈等-稍高信号，病灶向右侧内听道延伸，右侧听神经增粗，信号异常；DWI未见扩散受限；增强扫描实性部分及囊壁明显强化，囊性部分未见强化，右侧听神经增粗并强化。

【诊断】　右侧桥小脑角区神经鞘瘤。

【诊断要点】　右侧桥小脑角囊实性病灶，与增粗听神经相连。

病例2 男性，59岁。血压高7年，反复头晕半年。查体：神经系统体征阴性。MRI表现见图2-10-2。

【征象分析】　右侧听神经管内段见小结节；T₁WI、T₂WI及FLAIR均呈等信号，直径仅数毫米，境界清楚；增强扫描呈明显均匀强化。

【诊断】　右侧听神经管内段听神经瘤。

【诊断要点】　右侧内听道内病变；无原发恶性肿瘤病史。

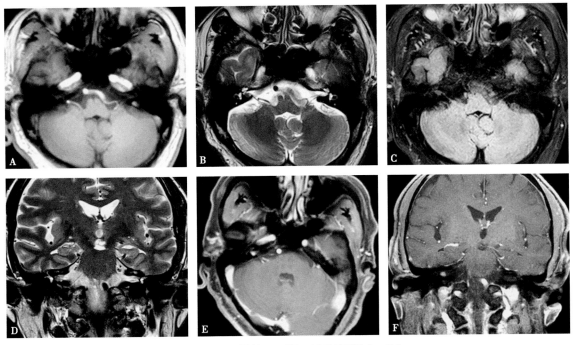

图 2-10-2　男性，59 岁。MRI 表现（A~F）

病例3　女性，37 岁。右耳听力下降 1 年。查体：双侧瞳孔对光反射灵敏，双侧鼻唇沟对称，右耳听力丧失，左耳听力正常；伸舌居中；颈软；四肢肌张力正常，肌力 5 级；腱反射对称活跃，未引出病理征；双侧克尼格征阴性。MRI 表现见图 2-10-3。

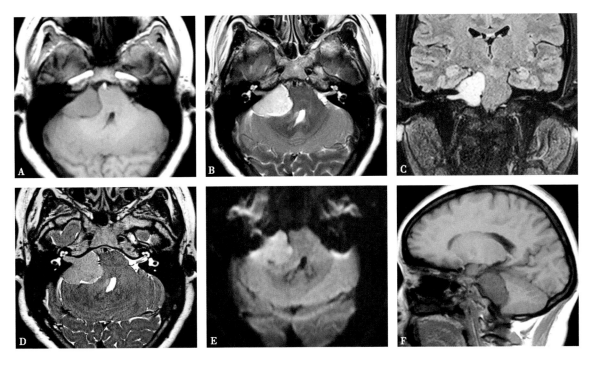

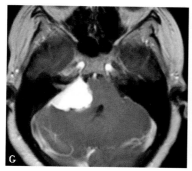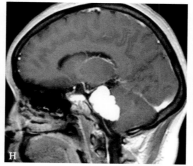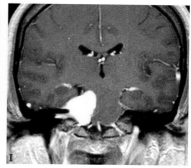

图 2-10-3　女性，37 岁。MRI 表现（A～I）

【征象分析】　右侧桥小脑角区见团块状异常信号；T$_1$WI 呈低信号，T$_2$WI 呈高信号，FLAIR 呈高信号；内耳水成像提示病灶延伸至右侧内听道内，右侧内听道增粗，右侧桥臂及第四脑室受压，幕上脑室系统未见明显扩大，病灶与桥臂间见蛛网膜下腔；DWI 呈稍高信号，境界清楚；增强明显均匀强化，病灶宽基底与硬脑膜相连，并见"硬膜尾征"。

【诊断】　右侧桥小脑角区脑膜瘤。

【诊断要点】　桥小脑角区富血供占位性病变；宽基底与硬脑膜相连，"硬膜尾征"。

病例4　女性，38 岁。头晕、呕吐 1 月余。查体：神经系统体征阴性。MRI 表现见图 2-10-4。

【征象分析】　左侧桥小脑角区见团块状异常信号；T$_1$WI 呈等稍低信号，T$_2$WI 呈稍高信号，FLAIR 呈高信号；DWI 呈稍高信号，境界清楚，ADC 图呈稍低信号，病灶向左侧内听道延伸，左侧桥臂受压；增强病灶明显均匀强化，左侧内听道增粗并强化不均匀，左侧颞叶及右侧枕叶亦见异常强化小结节。

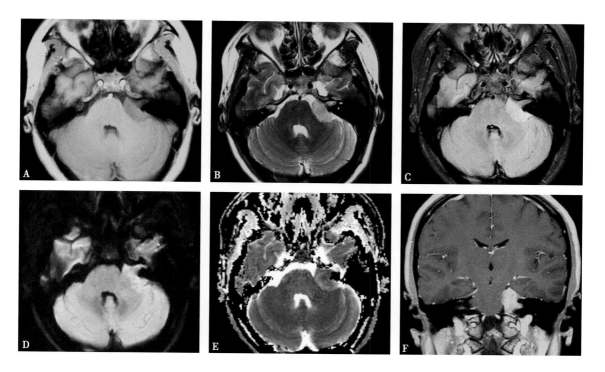

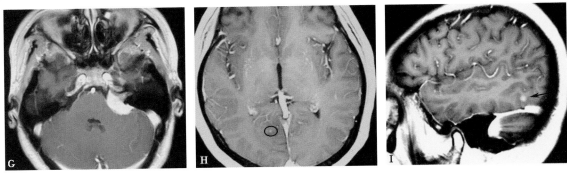

图 2-10-4 女性，38 岁。MRI 表现（A～I）

【诊断】 左侧桥小脑角区、左侧颞叶及右侧枕叶转移瘤。

【诊断要点】 桥小脑角区富血供占位性病变；未见"硬膜尾征"；脑内多发强化结节。

病例5 女性，31 岁。右侧面颊部发作性疼痛 1 年。查体：右侧面颊部稍肿胀伴轻度痛觉过敏，未叩及明显扳机点；双侧头、面部痛，触觉无明显减退；双侧肌力、肌张力正常；颈软，克尼格征阴性；双侧巴宾斯基征阴性。MRI 表现见图 2-10-5。

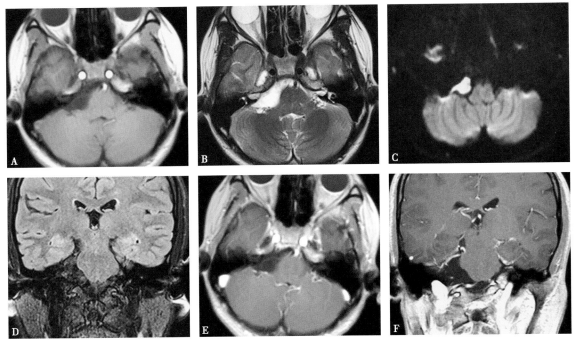

图 2-10-5 女性，31 岁。MRI 表现（A～F）

【征象分析】 右侧桥小脑角区见不规则信号；T_1WI 呈低信号，T_2WI 呈高信号，FLAIR 呈不均匀稍低信号；DWI 呈明显高信号；增强未见强化；病灶境界清楚，右侧脑桥及桥臂受压，右侧桥小脑角池扩大，病灶包绕右侧面听神经、右侧三叉神经起始段。

【诊断】 右侧桥小脑角区表皮样囊肿。

【诊断要点】 T_1WI、T_2WI 脑脊液样信号，FLAIR 信号不均匀；DWI 呈高信号；增强无强化。

病例 6 女性，56 岁，体检发现颅内囊肿 5 个月。查体：神经系统体征阴性。MRI 表现见图 2-10-6。

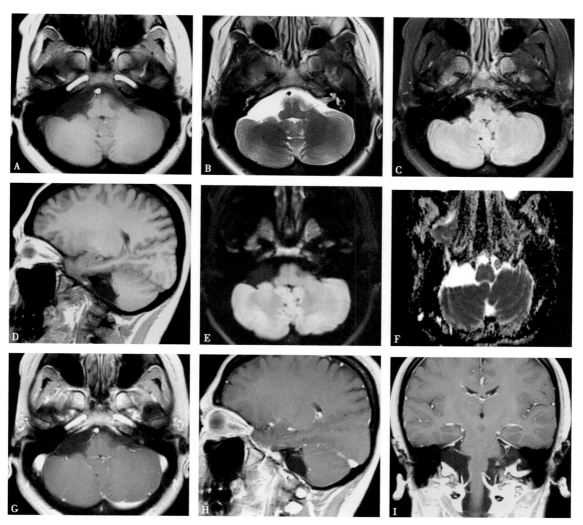

图 2-10-6 女性，56 岁。MRI 表现（A ～ I）

【征象分析】 右侧桥小脑角区见囊样异常信号；T_1WI 呈低信号，T_2WI 呈高信号，FLAIR 呈低信号，与脑脊液信号相当；DWI 呈低信号，ADC 图呈高信号，境界清楚；增强未见强化；相邻小脑半球稍受压。

【诊断】 右侧桥小脑角区蛛网膜囊肿。

【诊断要点】 各序列信号均与脑脊液一致；DWI 无扩散受限；增强无强化。

桥小脑角区病变影像诊断思维导图见图 2-10-7。

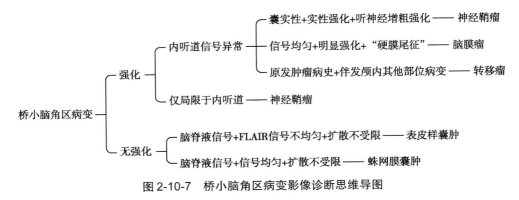

图 2-10-7 桥小脑角区病变影像诊断思维导图

第十一章　松果体区病变

病例1　男性，20岁。头晕、头痛、呕吐1周。查体：双侧眼睑无下垂，双眼外展无受限，视物无双影，视力粗测正常；双耳听力粗测正常；克尼格征阴性；双侧巴宾斯基征未引出。MRI表现见图2-11-1。

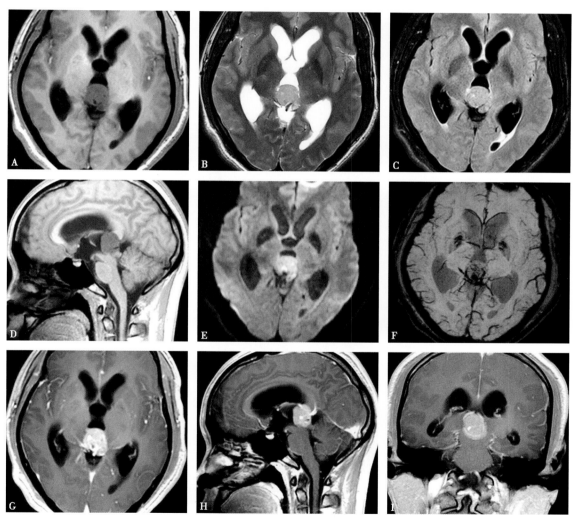

图2-11-1　男性，20岁。MRI表现(A~I)

【征象分析】　第三脑室后部松果体区见结节状异常信号；T_1WI呈稍低信号，T_2WI呈稍高信号，FLAIR呈稍高信号；DWI呈高信号；SWI病灶内见低信号；矢状位T_1WI显示四叠体受压向后下移位，第三脑室受压变窄；增强病灶呈明显强化，相邻的双侧大脑内静脉呈弧形受压，幕上脑室系统扩大。

【诊断】 松果体区生殖细胞瘤，伴梗阻性脑积水。

【诊断要点】 青少年；松果体区；扩散受限；明显强化。

病例2 男性，4岁。步态不稳9个月，头晕1月余。查体：神经系统体征阴性。实验室检查：脑脊液甲胎蛋白<0.91ng/ml，脑脊液人绒毛膜促性腺激素0.850IU/L；血清甲胎蛋白1.00ng/ml，血清人绒毛膜促性腺激素<0.100IU/L。MRI表现见图2-11-2。

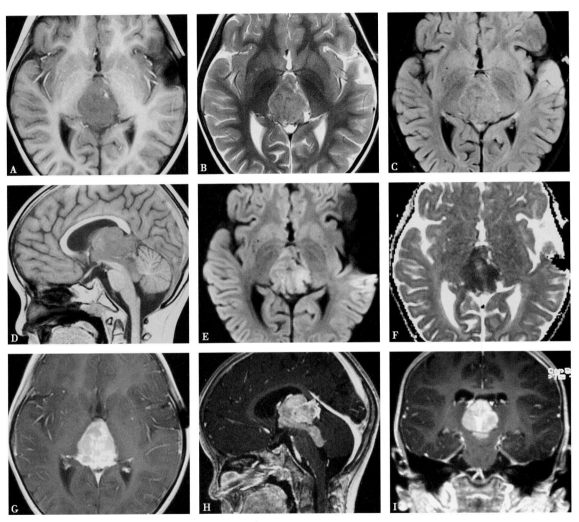

图2-11-2 男性，4岁。MRI表现（A~I）

【征象分析】 松果体区见团块状异常信号；T_1WI呈低信号，T_2WI呈稍高信号，FLAIR呈等-略高信号；扩散受限明显；矢状位T_1WI显示病灶充满第三脑室，形态不规则呈分叶状，中脑受压，病灶延伸至中脑导水管，继发梗阻性脑积水；增强病灶明显不均匀强化。

【诊断】 松果体母细胞瘤。

【诊断要点】 儿童；松果体区；分叶肿块；不均匀明显强化。

病例3　女性，13岁。头痛、头晕1个月。查体：神经系统体征阴性。MRI表现见图2-11-3。

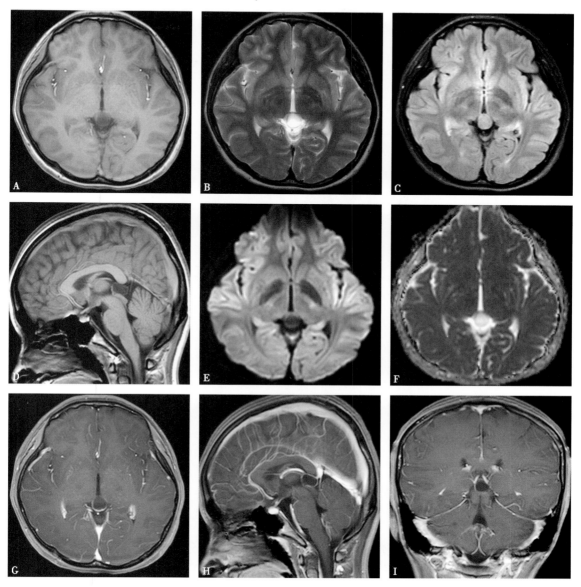

图2-11-3　女性，13岁。MRI表现（A~I）

【征象分析】　松果体区见类圆形异常信号灶，T_1WI呈低信号，T_2WI呈高信号，FLAIR呈等信号；DWI未见扩散受限；增强囊壁可见强化，中心未见强化，直径约为1.4cm，境界清楚。

【诊断】　松果体囊肿。

【诊断要点】　T_1WI及T_2WI呈脑脊液样信号；FLAIR信号稍高于脑脊液；增强无强化。

病例4　女性，23岁。渐进性视物模糊2年余，伴右侧耳鸣7个月。查体：神志清楚；双眼视野粗测正常，上视欠佳，双侧瞳孔等大等圆，直径3.0mm，对光反射尚灵敏；闭目难立征阴性；四肢肌张力正常，肌力5级；颈软，病理征阴性。MRI表现见图2-11-4。

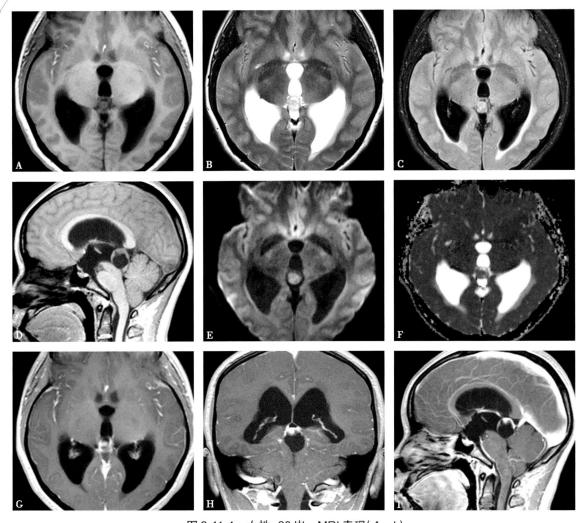

图 2-11-4　女性，23 岁。MRI 表现（A~I）

【征象分析】　松果体区见类圆形囊实性异常信号，囊性部分与脑脊液信号相当，实性部分 T_1WI 呈等信号，T_2WI 呈稍高信号，FLAIR 呈高信号；矢状位 T_1WI 清楚显示病灶位于松果体区，囊壁厚薄不均；DWI 呈稍高信号，ADC 图呈稍低信号；增强囊壁及实性部分明显强化，囊液未见强化，境界清楚；相邻中脑导水管受压变窄，幕上脑室扩张积水。

【诊断】　松果体区毛细胞型星形细胞瘤。

【诊断要点】　青少年；囊实性病灶；实性部分明显强化。

病例5　男性，2 岁 11 个月。全身乏力、步态不稳 11 天。11 天前无明显诱因出现全身乏力、步态不稳，伴发热，体温最高达 38.1℃，伴呕吐 2 次，呕吐物为胃内容物，不伴头痛、头晕。查体：神经系统体征阴性。MRI 表现见图 2-11-5。

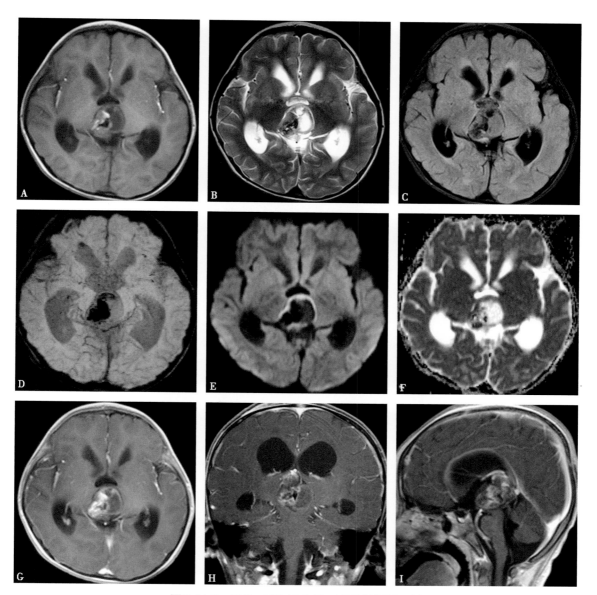

图 2-11-5　男性，2 岁 11 个月。MRI 表现（A～I）

【征象分析】　松果体区及第三脑室后部见不规则团块状异常信号，T_1WI 及 T_2WI 均为高 -低信号，其内信号不均匀，脂肪抑制序列呈低信号；SWI 见不规则低信号改变；增强后病灶内见不均匀强化，直径约为 3.3cm，境界清楚；幕上脑室形态对称性扩大。

【诊断】　松果体区 - 第三脑室后部畸胎瘤。

【诊断要点】　儿童；T_1WI 含高信号脂肪；SWI 内见钙化；增强不均匀强化。

病例 6　女性，51 岁。头晕，伴右侧肢体无力 1 个月，侧脑室穿刺引流术后 4 天。查体：神志清楚；右下肢肌力 3 级，左下肢肌力 5 级；余神经系统体征阴性。MRI 表现见图 2-11-6。

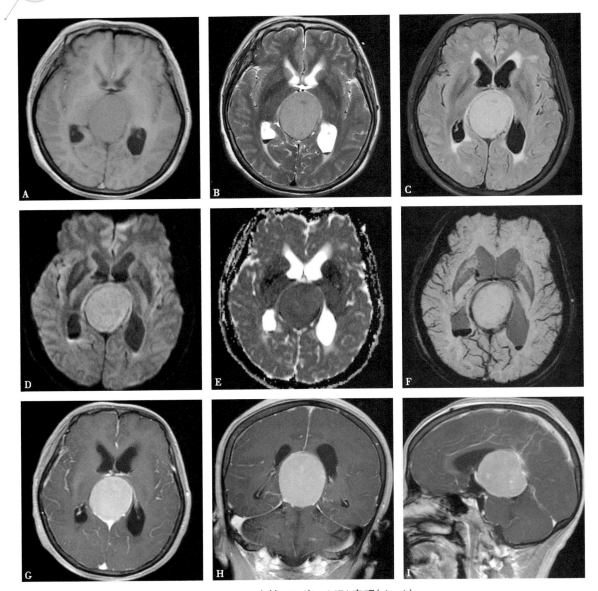

图 2-11-6　女性，51 岁。MRI 表现（A~I）

【征象分析】　松果体区见椭圆形异常信号，T_1WI 呈等信号，T_2WI 呈稍高信号，FLAIR 呈稍高信号；DWI 呈稍高信号，ADC 图呈等信号；增强扫描明显均匀强化，境界清楚，范围约 $5.1cm \times 3.8cm$，病灶周围未见明显水肿带，胼胝体压部、中脑受压，第三脑室受压变窄，双侧侧脑室扩大。侧脑室穿刺外引流术后，双侧侧脑室后角内见片状 T_2WI 低信号，SWI 呈低信号。

【诊断】　松果体区脑膜瘤；侧脑室穿刺外引流术后改变。

【诊断要点】　T_1WI 呈等信号；增强明显均匀强化。

病例 7　男性，70 岁。左下肢无力 5 天。查体：神志清楚；脑神经未见异常；左下肢肌力 4^+ 级，余肌力、肌张力正常，腱反射对称活跃，病理征未引出；共济运动正常，深浅感觉正常；颈软，双侧克尼格征阴性。MRI 表现见图 2-11-7。

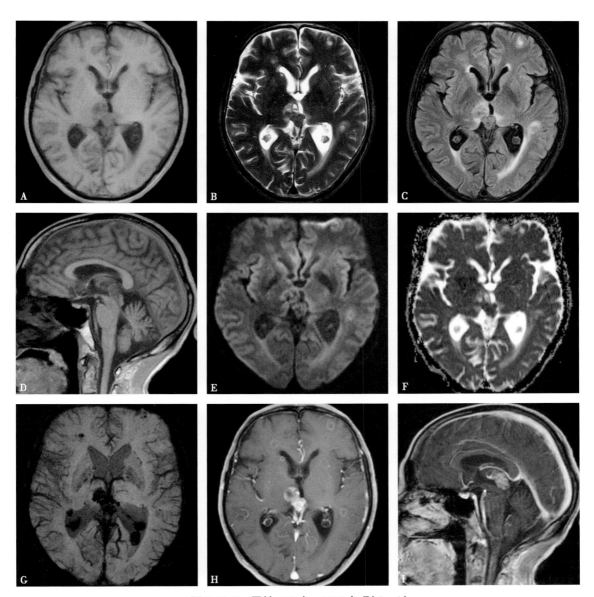

图 2-11-7　男性，70 岁。MRI 表现(A~I)

【征象分析】　松果体区见类圆形异常信号，T_1WI 呈等低信号，T_2WI 呈等-稍高信号，FLAIR 呈不均匀高信号；DWI 呈稍高信号，ADC 图呈低信号；SWI 呈病灶内低信号；增强扫描呈强化，范围约 1.8cm×2.2cm，境界清楚。双侧额叶、左侧颞叶、右侧基底节区见多发类圆形 T_1WI 稍低信号、T_2WI 稍高信号；DWI 部分呈环形高信号，部分呈稍高信号；SWI 部分病灶内见低信号；增强后见环形强化，部分病灶周围见片状水肿带。

【诊断】　松果体区转移瘤；双侧额叶、左侧颞叶、右侧基底节区多发转移瘤。

【诊断要点】　老年人；伴出血；不均匀强化；脑实质多发转移瘤。

松果体区病变影像诊断思维导图见图 2-11-8。

松果体区病变 ——

- 年轻男性+可包绕松果体，钙化+可伴鞍上肿块+明显强化 —— 生殖细胞瘤
- 10~20岁+分叶状+钙化+可伴视网膜母细胞瘤 —— 松果体母细胞瘤
- 青少年+囊实性/壁结节+实性部分及壁结节明显强化 —— 毛细胞型星形细胞瘤
- 囊性肿块+FLAIR可呈高信号+无强化—— 松果体囊肿
- T_1WI呈等信号+钙化+明显均匀强化—— 松果体脑膜瘤
- 老年+恶性肿瘤病史+不均匀强化+脑转移灶—— 松果体转移瘤

图 2-11-8　松果体区病变影像诊断思维导图

第十二章 侧脑室病变

病例1　男性，2岁。头围增大半年。查体：头围增大，前后径增大很明显，头围约55cm；双侧额纹对称，双侧鼻唇沟未变浅；颈软；四肢肌力、肌张力正常；双侧巴宾斯基征阴性。MRI表现见图2-12-1。

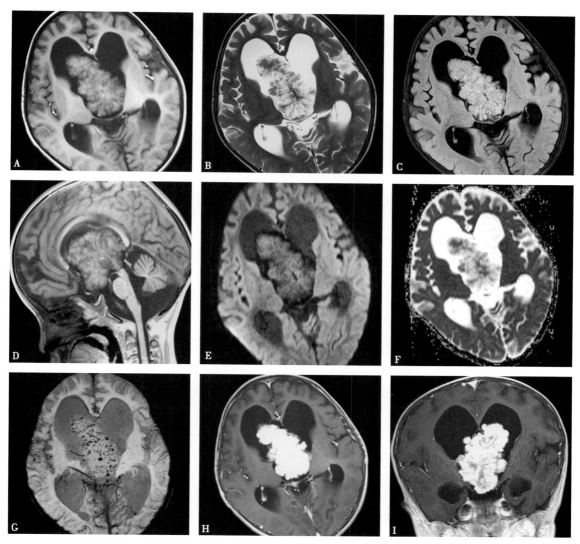

图2-12-1　男性，2岁。MRI表现（A～I）

【征象分析】　鞍上第三脑室底部至侧脑室间边缘呈分叶状的不规则异常信号肿块，T_1WI呈等 - 低信号，T_2WI以高信号为主，内见不规则低信号，FLAIR为高信号；矢状位T_1WI显示病灶充满第三脑室，下缘位于第三脑室底部的鞍上区，视交叉受累，双侧侧脑室明显扩张积水；

269

DWI 呈等信号，ADC 图呈不均匀高信号；SWI 上见多发斑点状低信号，边界不清；增强呈明显不均匀强化，病灶边缘见多发小颗粒状改变。

【诊断】 第三脑室及侧脑室脉络丛乳头状瘤，伴梗阻性脑积水。

【诊断要点】 儿童；脑室内；分叶状实性肿块；边缘呈颗粒状；增强显著强化。

病例 2 女性，8 岁。外伤后发现脑瘤 20 天。查体：神经系统体征阴性。MRI 表现见图 2-12-2。

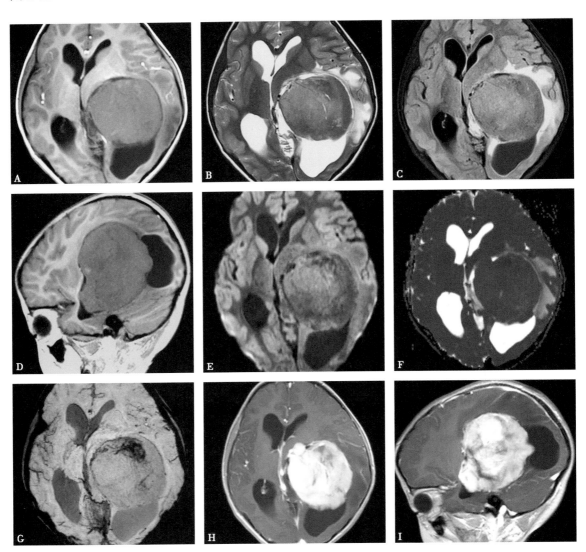

图 2-12-2 女性，8 岁。MRI 表现（A~I）

【征象分析】 左侧侧脑室三角区见团块状异常信号，T_1WI 呈低信号，T_2WI 呈等 - 稍高信号，FLAIR 呈等 - 稍低信号；DWI 呈等 - 稍低信号，ADC 图呈低信号；SWI 病灶前部见片状低信号；增强病灶呈团块状显著强化，与邻近脑实质境界清楚；左侧侧脑室三角区周围见片状水肿带，左侧脑室后角扩大，中线结构右移。

【诊断】　左侧侧脑室三角区脑膜瘤。

【诊断要点】　侧脑室三角区；T_2WI 呈略高信号；增强显著强化。

病例3　男性，32岁。反复头晕、头痛1月余，晕厥1次。查体：记忆力和计算力下降；双侧瞳孔对光反射灵敏；颈软；四肢肌力、肌张力正常；腱反射活跃，双侧巴宾斯基征阴性。MRI表现见图 2-12-3。

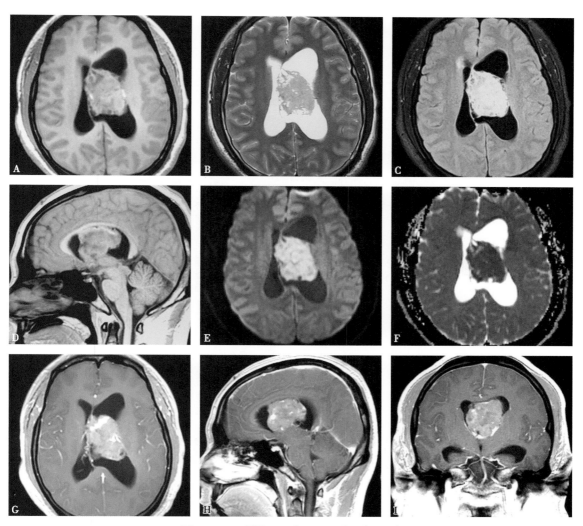

图 2-12-3　男性，32岁。MRI 表现（A~I）

【征象分析】　左侧侧脑室体部见不规则团块状异常信号灶，T_1WI 呈稍低信号，T_2WI 呈稍高信号，并见小囊样高信号，呈"皂泡样"改变，FLAIR 呈不均匀高信号；DWI 呈高信号，ADC图呈低信号，境界清楚；增强扫描呈不规则斑片状强化，病灶内见小条状小血管影，室间孔受压，双侧侧脑室明显扩大，中线结构向右侧移位。

【诊断】　左侧侧脑室中枢神经细胞瘤。

【诊断要点】　中青年；孟氏孔区；分叶状；信号不均匀，呈"皂泡样"；DWI 扩散受限。

病例 4 　男性，15 岁。渐进性转颈受限，行走困难 1 月余。查体：神经系统体征阴性。MRI 和 CT 表现见图 2-12-4。

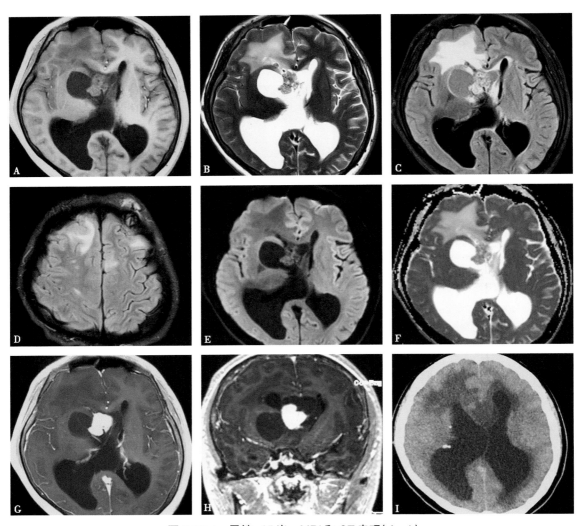

图 2-12-4　男性，15 岁。MRI 和 CT 表现（A～I）

【征象分析】　右侧侧脑室前角室管膜下见结节状异常信号，T₁WI 呈等 - 稍低信号，T₂WI 呈稍高信号，FLAIR 呈混杂高信号；扩散未见明显受限；增强显著强化。另见双侧额叶皮质增厚并片状高信号；双侧侧脑室明显扩张积水，右侧侧脑室前角旁见片状水肿带。CT 示病灶内钙化，右侧侧脑室壁见结节状高密度影，突入脑室，直径小于 0.5cm。

【诊断】　结节性硬化，室管膜下巨细胞型星形细胞瘤。

【诊断要点】　青少年多见；孟氏孔区；可钙化及囊变；增强显著强化；合并脑皮质病灶。

病例 5　男性，61 岁。反复头痛、头晕 1 年余。查体：神经系统体征阴性。MRI 表现见图 2-12-5。

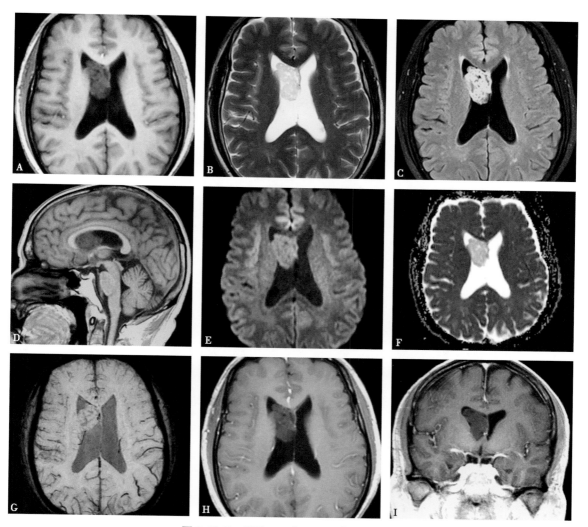

图 2-12-5 男性，61 岁。MRI 表现（A～I）

【征象分析】 右侧侧脑室前角 - 体部内见团块状异常信号，T_1WI 呈稍低信号，T_2WI 呈稍高信号，其内信号欠均匀，FLAIR 呈不均匀高信号；DWI 呈稍高信号，ADC 图呈高信号；SWI 病灶内侧见数个斑点状低信号；增强扫描病灶未见强化，境界清楚，邻近右侧侧脑室脉络丛受压。

【诊断】 右侧侧脑室体部室管膜下瘤。

【诊断要点】 中老年人；孟氏孔区；占位效应轻；增强扫描无强化或仅轻度强化。

病例 6 男性，42 岁。体检发现颅内占位性病变 10 天。查体：神经系统体征阴性。MRI 表现见图 2-12-6。

【征象分析】 左侧侧脑室三角区见一个椭圆形异常信号肿块，T_1WI 及 T_2WI 均呈高 - 低信号，FLAIR 呈低信号；DWI 及 SWI 呈明显低信号；增强呈明显不均匀强化，病灶与邻近脑实质境界清楚，周围未见明显水肿，左侧侧脑室三角区稍扩大，余脑室未见扩张积水。

【诊断】 左侧侧脑室三角区转移瘤。

【诊断要点】 易出血；增强显著强化；可伴脑内强化结节。

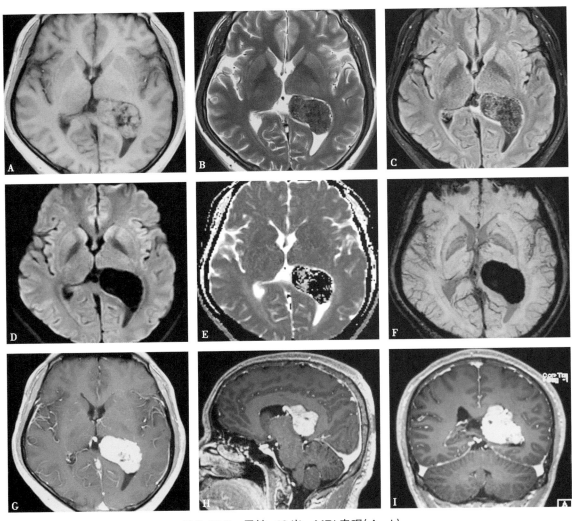

图2-12-6 男性，42岁。MRI表现（A～I）

病例7 男性，38岁。头痛4天。查体：神经系统体征阴性。MRI表现见图2-12-7。

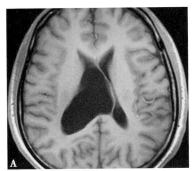
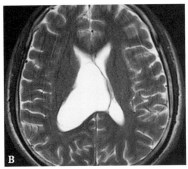
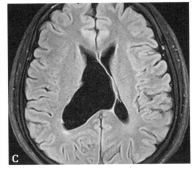

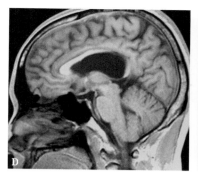
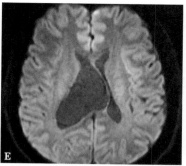
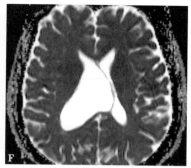

图 2-12-7 男性，38 岁。MRI 表现（A～F）

【征象分析】 右侧侧脑室明显扩大，右侧侧脑室体部 - 后角内可见不规则形异常信号，T_1WI 呈低信号，T_2WI 呈高信号，FLAIR 呈低信号；DWI 呈低信号，无扩散受限，境界清楚，透明隔受压向左移位。

【诊断】 右侧侧脑室神经上皮囊肿。

【诊断要点】 单侧侧脑室扩大；各序列信号均同脑脊液；DWI 无扩散受限。

病例 8 女性，34 岁。CT 发现室管膜下多发病灶 5 天。查体：神经系统体征阴性。MRI 表现见图 2-12-8。

【征象分析】 双侧侧脑室后角及右侧侧脑室体部见多发结节状及团块状异常信号，T_1WI、T_2WI、FLAIR、DWI 均呈等信号，与灰质信号相仿；增强未见强化，突向侧脑室后角内，境界清楚。

【诊断】 双侧侧脑室室管膜下灰质异位。

【诊断要点】 室管膜下结节；各序列信号与脑灰质信号相当；增强无强化。

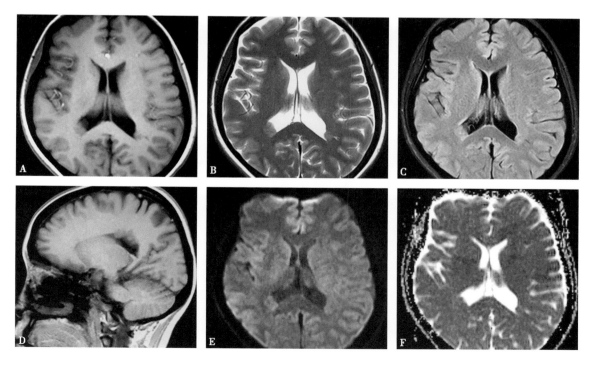

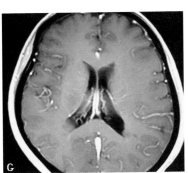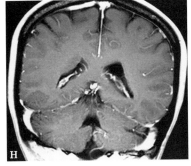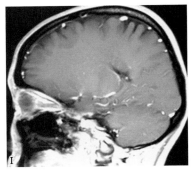

图 2-12-8　女性，34 岁。MRI 表现（A～I）

侧脑室病变影像诊断思维导图见图 2-12-9。

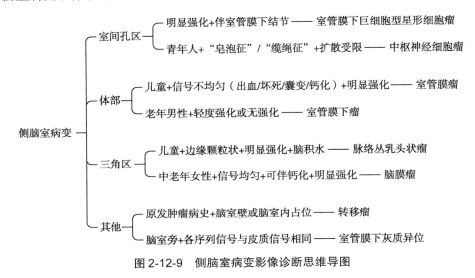

图 2-12-9　侧脑室病变影像诊断思维导图

病例1　男性，47岁。反复头颈痛20天。查体：颈抵抗2横指；四肢肌力、肌张力正常，四肢腱反射稍亢进；深浅感觉正常；脑膜刺激征阴性，病理征未引出；指鼻试验正常，跟膝胫试验左侧欠稳。MRI表现见图2-13-1。

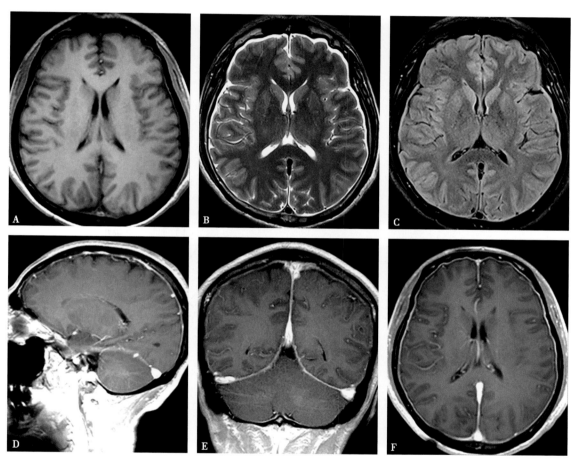

图2-13-1　男性，47岁。MRI表现（A~F）

【征象分析】　脑实质未见异常信号，T_1WI及FLAIR可见双侧额颞顶部脑膜稍增厚；增强后双侧额颞顶枕部脑膜普遍呈线状明显强化，小脑幕及大脑镰亦见强化。

【诊断】　低颅压综合征。

【诊断要点】　硬脑膜增厚，普遍线状强化。

病例2　女性，40岁。体检发现脑膜瘤2天。查体：神经系统体征阴性。MRI表现见图2-13-2。

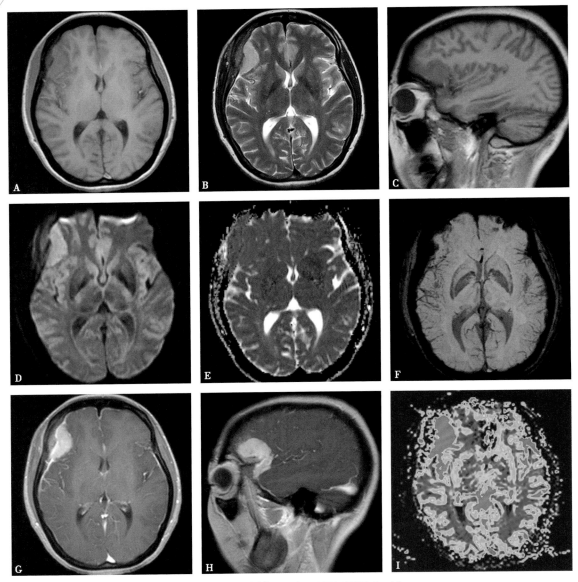

图 2-13-2　女性，40 岁。MRI 表现（A～I）

【征象分析】　右侧额颞部见宽基底与硬脑膜相连的不规则团块；DWI 扩散稍受限；SWI 见少许低信号；增强扫描明显强化；CBV 图提示病灶呈明显高灌注；邻近脑膜强化，可见"硬膜尾征"；病灶相邻颅骨受侵，增强见强化。

【诊断】　右侧额颞部脑膜瘤。

【诊断要点】　宽基底与硬脑膜相连；"硬膜尾征"；明显强化；高灌注。

病例 3　女性，37 岁。外伤后发现颅内肿物 10 余天，反复头痛。查体：神经系统体征阴性。CT 和 MRI 表现见图 2-13-3。

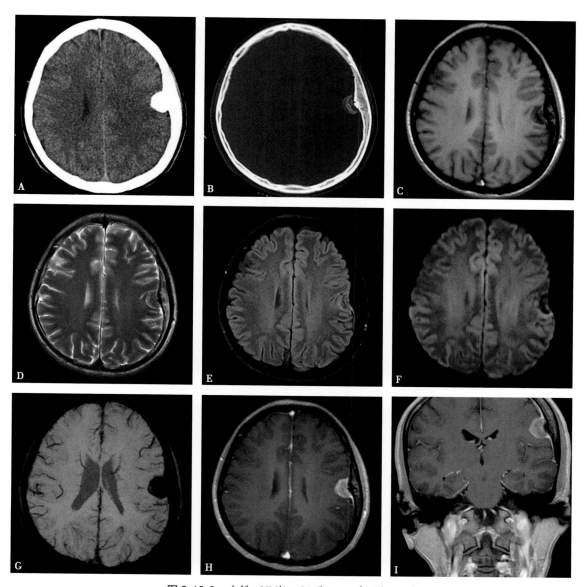

图 2-13-3　女性，37 岁。CT 和 MRI 表现（A～I）

【征象分析】　CT 平扫左侧额顶部见类圆形高密度灶，呈宽基底紧贴顶部颅板，相邻的左侧顶骨见骨质增生。MRI 平扫左侧额顶部见类圆形异常信号，T_1WI 呈低信号，T_2WI 呈等 - 稍高信号，FLAIR 呈稍低信号；DWI 及 SWI 均呈低信号；增强后呈明显强化，病灶呈宽基底紧贴颅骨，局部见"硬膜尾征"，邻近颅骨增生，板障增厚。

【诊断】　左侧额顶部砂粒体型脑膜瘤，侵及左侧额顶骨。

【诊断要点】　呈宽基底紧贴颅骨，"硬膜尾征"；强化明显；颅板增厚。

病例4　男性，39 岁。枕大孔 - 第二颈椎黑色素瘤术后。查体：颈部切口张力高，未触及明显波动感；双侧肌力、肌张力正常；双侧肢体痛、触觉无减退；颈抵抗明显，约 5 横指，克尼格征、布鲁津斯基征阳性；双侧腱反射正常，双侧巴宾斯基征阴性。MRI 表现见图 2-13-4。

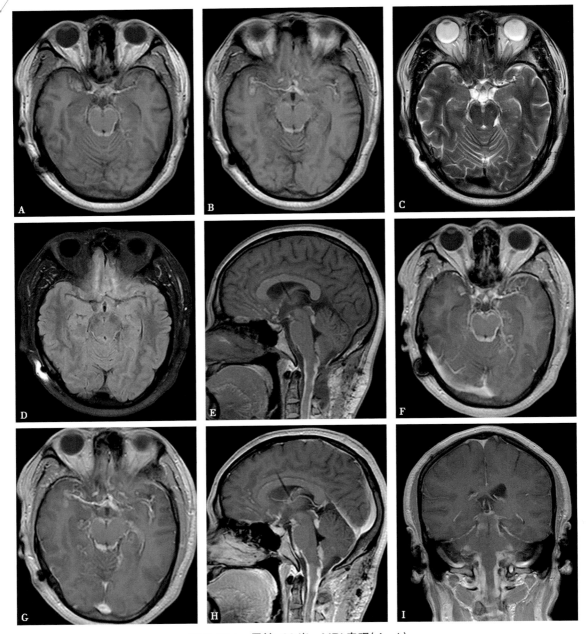

图 2-13-4　男性，39 岁。MRI 表现（A～I）

【征象分析】　上颈段脊膜、脑干表面、双侧面听神经走行区、小脑幕、鞍上池及双侧外侧裂池脑表面、双侧额部大脑镰旁脑膜呈弥漫性增厚，部分呈结节状，T₁WI 呈高信号，T₂WI 呈等信号；增强扫描病灶呈较明显强化。

【诊断】　黑色素瘤软脑膜转移。

【诊断要点】　T₁WI 呈高信号；软脑膜弥漫不规则增厚，强化明显。

病例5　男性，37 岁。睡眠时肢体抽搐 1 个月。查体：神经系统体征阴性。MRI 表现见图 2-13-5。

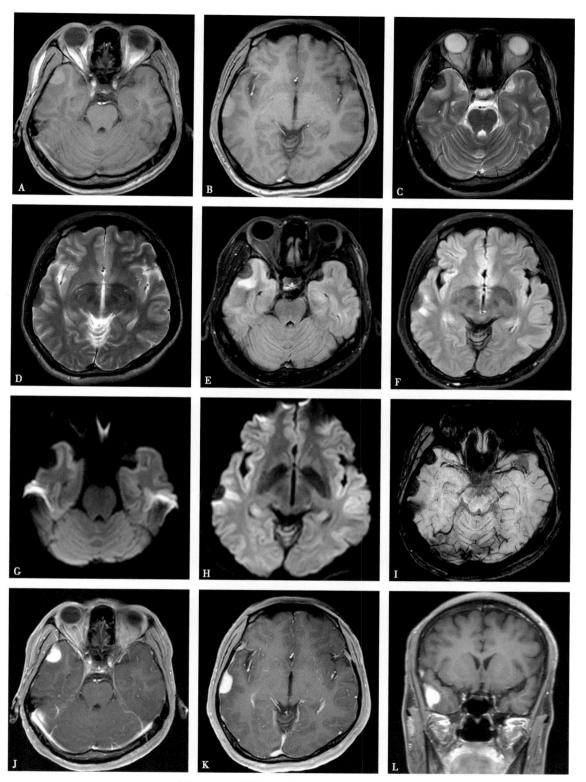

图 2-13-5　男性，37 岁。MRI 表现（A ~ L）

【征象分析】 右侧颞部见两个类圆形异常信号灶，T_1WI 呈稍高信号，T_2WI 呈明显低信号，FLAIR、DWI、SWI 均呈低信号；增强呈结节状显著强化，境界清楚，可见"硬膜尾征"，相邻颅骨未见增生改变。病灶周围见小片状水肿带。

【诊断】 右侧颞部淋巴结外窦组织细胞增生症（RDD）。

【诊断要点】 T_2WI 呈明显低信号；FLAIR、DWI、SWI 均呈明显低信号；T_1WI 呈稍高信号；增强呈显著强化。

病例 6 男性，63 岁。发热、头痛 2 月余。查体：颈强直间隔 3 横指，双侧克尼格征阳性，余神经系统体征阴性。脑脊液生化（干）：氯 103.0mmol/L（↓），葡萄糖 1.92mmol/L（↓），微量蛋白 0.96g/L（↑），乳酸 2.30mmol/L（↑）。脑脊液常规 + 流式细胞：潘氏试验弱阳性（+/−）。MRI 表现见图 2-13-6。

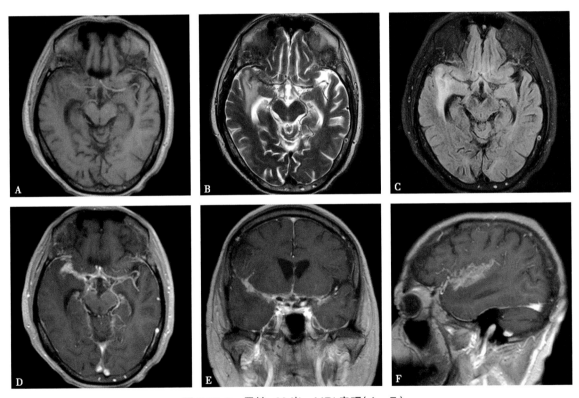

图 2-13-6 男性，63 岁。MRI 表现（A～F）

【征象分析】 右侧颞叶见片状异常信号灶，T_1WI 呈低信号，T_2WI 呈高信号，增强无强化；增强双外侧裂池软脑膜见片状强化，以右侧为著。

【诊断】 结核性脑膜脑炎。

【诊断要点】 脑实质片状异常信号灶；脑底池；软脑膜片状异常强化灶。

脑膜病变影像诊断思维导图见图 2-13-7。

脑膜病变
- 体位性头痛+硬脑膜均匀增厚+脑下垂+硬膜下血肿/积液 —— 低颅压综合征
- 宽基底与硬脑膜相连+明显强化+颅骨骨质增生或吸收 —— 脑膜瘤
- 青少年+囊实性/壁结节+实性部分及壁结节明显强化 —— 脑膜黑色素瘤
- 实性肿块+T$_2$WI呈低信号+明显强化 —— 淋巴结外窦组织细胞增生症
- 硬脑膜增厚+明显均匀强化+"奔驰征" —— 化脓性脑膜炎
- 脑基底池+软脑膜强化+脑膜强化结节 —— 结核性脑膜炎
- 老年+恶性肿瘤病史+硬脑膜不均匀增厚/软脑膜强化 —— 脑膜转移瘤

图 2-13-7　脑膜病变影像诊断思维导图

第十四章　颅骨病变

病例1　男性，65 岁。头部外伤后发现头部包块 1 年余，22 年前有鼻咽癌病史。查体：双眼角膜稍浑浊，双眼复视；右眼调节反射消失，眼球运动不能；双侧肌力、肌张力正常；颈软，双侧病理征未引出；头顶部可触及肿块，大小约 8cm×7.5cm，质软，无压痛。MRI 表现见图 2-14-1。

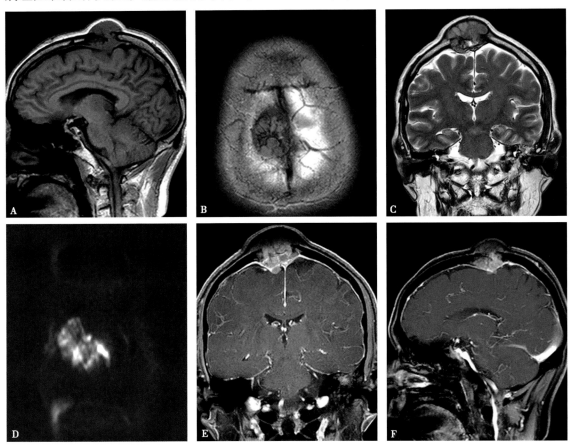

图 2-14-1　男性，65 岁。MRI 表现（A~F）

【征象分析】　顶部头皮局限性隆起，跨越顶骨内外可见团块状异常信号；相对于脑实质信号，T_1WI、T_2WI 均呈等信号；DWI 呈稍高信号；增强呈明显而不均匀强化，境界清楚，顶骨正常结构消失，相邻硬脑膜受压并增厚，呈线样明显强化。

【诊断】　顶骨转移癌。

【诊断要点】　恶性肿瘤病史，内外板及板障骨质破坏，肿块不均匀强化，硬脑膜受累。

病例2　男性，47 岁。头痛伴视力下降半年。查体：神经系统体征阴性。MRI 表现见图 2-14-2。

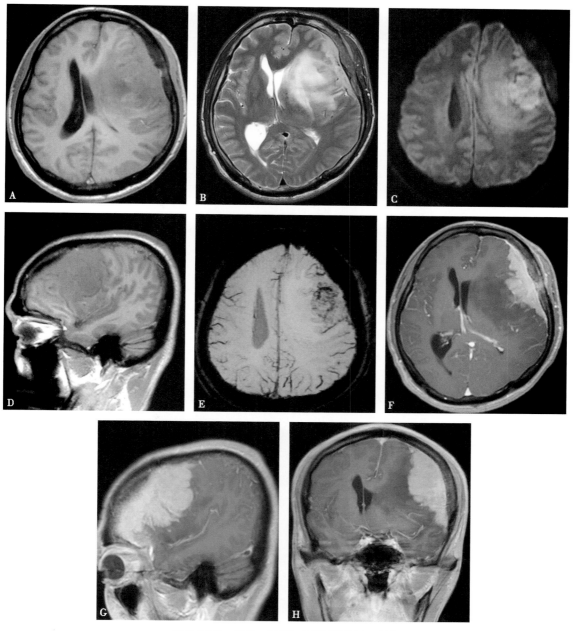

图 2-14-2　男性，47 岁。MRI 表现（A ~ H）

【征象分析】　额部颅骨内板下见梭形团块状异常信号，T$_1$WI 呈等信号，T$_2$WI 呈等或稍低信号；DWI 呈稍高信号，ADC 图呈低信号；增强扫描呈明显强化，部分病灶边界欠清，局部硬膜增厚强化，局部颅骨板障及外板增厚，见片状异常信号，增强扫描呈片状强化，边界欠清；左侧额部脑实质受压，左侧额叶见大片状水肿，脑沟变浅，左侧侧脑室前角受压下移，中线结构稍向对侧移位。

【诊断】　左侧额部脑膜瘤伴颅骨侵犯。

【诊断要点】　"硬膜尾征"；颅骨增生。

病例3　男性，4岁。右侧额部肿物半年。查体：右侧额部可及一个肿物直径约1.5cm，质软，有波动感，无压痛，边界尚清；无颈抵抗；四肢肌力5级，肌张力正常；双侧膝腱反射、跟腱反射对称存在；双侧巴宾斯基征阴性。CT和MRI表现见图2-14-3。

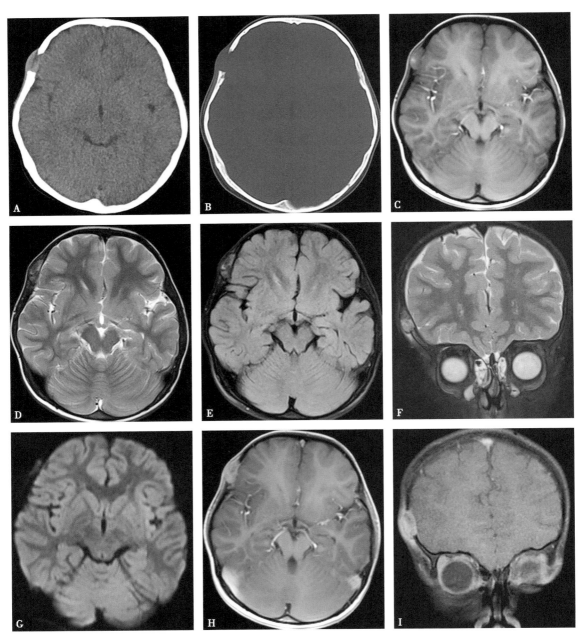

图2-14-3　男性，4岁。CT和MRI表现（A～I）

【征象分析】　CT平扫示右侧额骨局限性骨质破坏，可见梭形软组织肿块。MRI平扫右侧额骨骨质破坏处见软组织肿块，T_1WI呈稍低信号，T_2WI及FLAIR呈不均匀稍高信号；DWI呈稍高信号；增强后呈延迟强化，境界清楚，邻近脑实质呈受压推移改变。

【诊断】　右侧额骨朗格汉斯细胞组织细胞增生症。

【诊断要点】 儿童，局限性骨质破坏，境界清楚。

病例4 女性，54岁。头痛1年。查体：神志清楚；双侧瞳孔对光反射灵敏；眼球运动无异常；伸舌居中；四肢肌力5级，肌张力正常；双侧肢体感觉对称，无减退；深浅反射正常，病理征未引出。CT和MRI表现见图2-14-4。

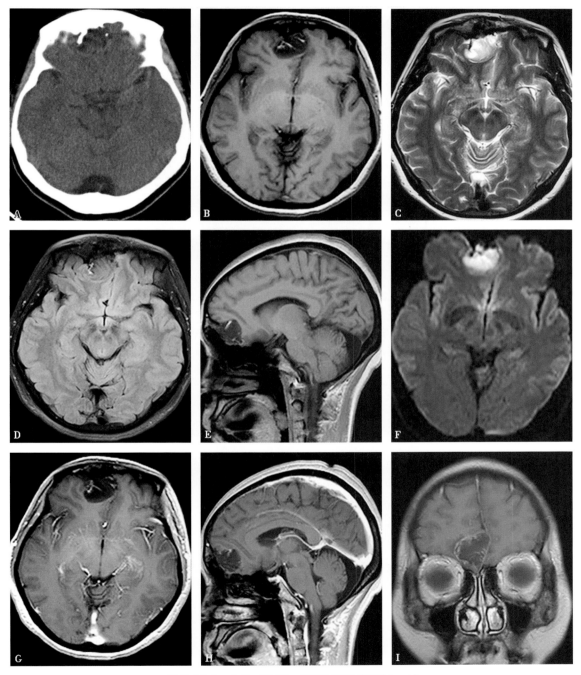

图2-14-4 女性，54岁。CT和MRI表现（A～I）

【征象分析】 CT 示右侧额骨内板下类圆形异常混杂密度，周边散在斑点状及条状骨性密度，周围脑实质受压改变；邻近额骨内板局限性增厚、毛糙。MRI 示右侧额骨局限性增厚并毛糙，颅骨内板下团块状异常信号，T_1WI 呈低信号，T_2WI 呈高 - 低信号，FLAIR 呈稍低信号；DWI 呈明显高信号；增强后病灶大部分无强化，境界尚清，相邻脑实质受压改变。

【诊断】 右侧额部表皮样囊肿侵及额骨。

【诊断要点】 T_1WI 及 T_2WI 信号类似脑脊液，FLAIR 呈稍低信号，DWI 呈明显高信号，无强化。

病例5 男性，51 岁。外院 CT 示右侧颞部占位。查体：神经系统体征阴性。MRI 表现见图 2-14-5。

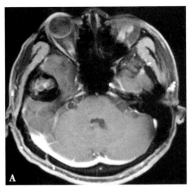
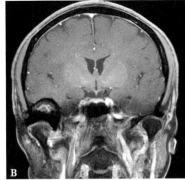
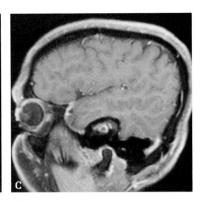

图 2-14-5 男性，51 岁。MRI 表现（A ~ C）

【征象分析】 右侧颞骨见突向颅内的类圆形异常信号，T_1WI 直接增强扫描示病灶呈中心高信号、周边明显低信号，境界清楚，呈宽基底与颅骨内板相连。

【诊断】 右侧颞骨骨瘤。

【诊断要点】 骨性低信号；与颅骨内板相连。

病例6 女性，55 岁。反复腰痛 1 年余，加重 10 余天。查体：神经系统体征阴性。免疫固定电泳：λ 可见异常浓集区带，M 蛋白比例 4.2%（绝对值 1.63g/L）；尿本周蛋白阴性。CT 和 MRI 表现见图 2-14-6。

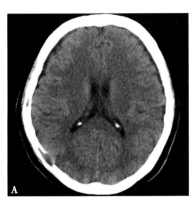
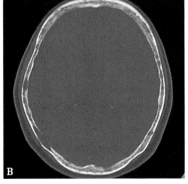
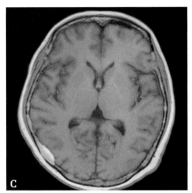

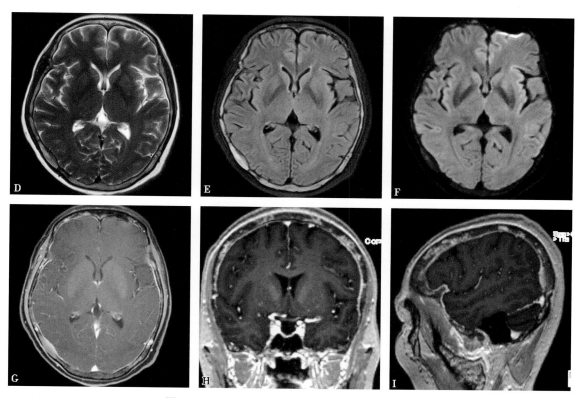

图 2-14-6　女性，55 岁。CT 和 MRI 表现(A ~ I)

【征象分析】 CT 软组织窗示右侧顶骨内板破坏中断，局部见软组织密度；CT 骨窗示双侧额颞顶骨多发穿凿样骨质破坏；MRI 平扫示颅骨板障多发骨质破坏区，T_1WI 呈低信号，右侧顶骨破坏区见稍高信号软组织；T_2WI 及 FLAIR 呈高信号；DWI 部分呈高信号。增强双侧额颞顶骨破坏区见明显强化。

【诊断】 双侧额颞顶骨多发性骨髓瘤。

【诊断要点】 颅骨多发穿凿样骨质破坏；可伴软组织肿块；增强呈明显强化。

病例 7　女性，73 岁。右侧头部肿物 4 月余。体检：右侧头顶部可见大小约 5cm × 5cm × 3cm 肿物，皮肤表面糜烂；神经系统体征阴性。MRI 表现见图 2-14-7。

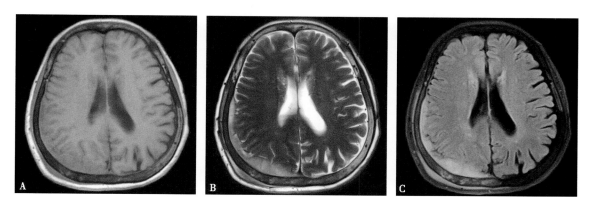

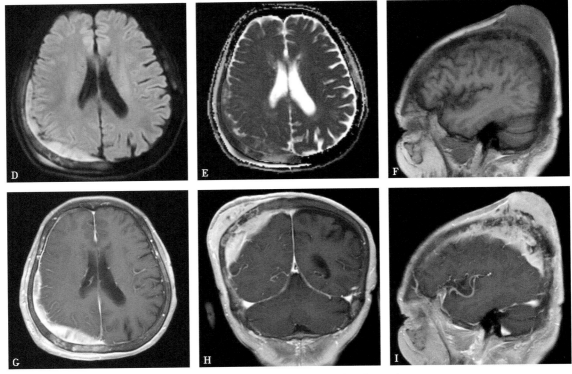

图 2-14-7　女性，73 岁。MRI 表现（A～I）

【征象分析】　右侧颞顶部见跨颅骨内外软组织肿块，病灶呈新月形紧贴颅骨内外板，并浸润至局部颅骨；软组织肿块及颅骨 T_1WI 呈稍低信号，T_2WI 及 FLAIR 呈高信号，DWI 呈高信号，ADC 图呈低信号，增强呈显著强化。

【诊断】　右侧颞顶部淋巴瘤。

【诊断要点】　颅骨浸润性病灶；DWI 扩散受限；明显强化。

病例8　女性，48 岁。左侧前额肿物 1 年余，自觉较前增大 1 周。查体：左侧前额肿物，质硬，境界清楚、光滑，活动度差，无触压痛；神经系统体征阴性。MRI 表现见图 2-14-8。

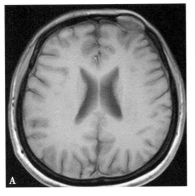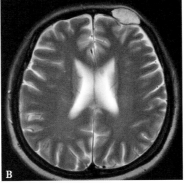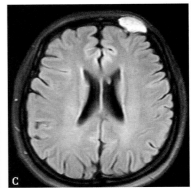

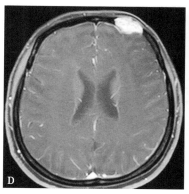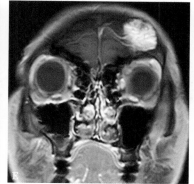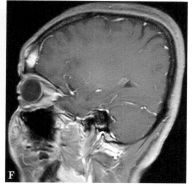

图 2-14-8 女性，48 岁。MRI 表现（ A ~ F ）

【征象分析】 额骨左侧见局限性膨胀性骨质破坏，局部见类梭形异常信号，T_1WI 呈等 - 稍低信号，T_2WI 呈稍高信号，FLAIR 呈高信号；DWI 呈等 - 低信号，ADC 图呈稍高信号；内见多发点条状 T_2WI 稍低信号，范围约 2.5cm×1.2cm，界限清楚；增强扫描病灶呈明显强化，内见多发点条状无强化；邻近脑实质呈受压改变。

【诊断】 左侧额骨海绵状血管瘤。

【诊断要点】 T_2WI 呈高信号；增强显著强化。

病例9 男性，32 岁。左侧颞枕部肿物 3 月余。查体：左侧颞枕部扪及肿物，约鸡蛋大小，质硬，境界清楚、光滑，无触压痛；四肢末梢稍感麻木；余神经系统体征阴性。MRI 表现见图 2-14-9。

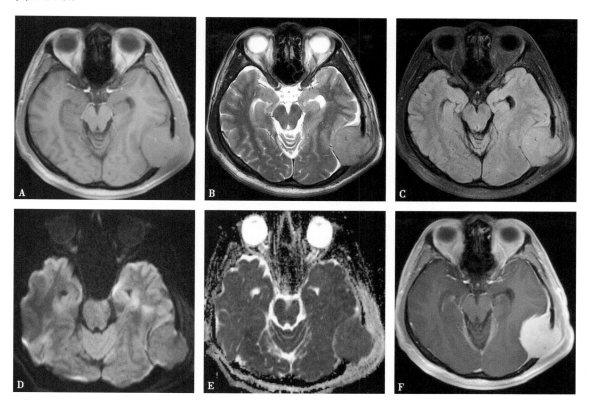

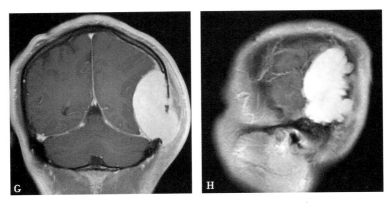

图 2-14-9　男性,32 岁。MRI 表现(A ~ H)

【征象分析】　左侧颞顶部见跨颅骨内外生长的软组织肿块,T_1WI 及 T_2WI 呈等信号,信号均匀;增强呈显著均匀强化,境界清楚,大小约 4.8cm × 3.9cm × 6.8cm,可见"硬膜尾征",邻近脑组织受压改变,局部骨质破坏,累及左侧颞顶部皮下。

【诊断】　左侧颞顶骨浆细胞瘤。

【诊断要点】　以板障为中心;颅内外软组织肿块;信号均匀;增强显著强化;"硬膜尾征"。

病例 10　女性,51 岁。头痛伴发热 1 月余。查体: 神经系统体征阴性。MRI 表现见图 2-14-10。

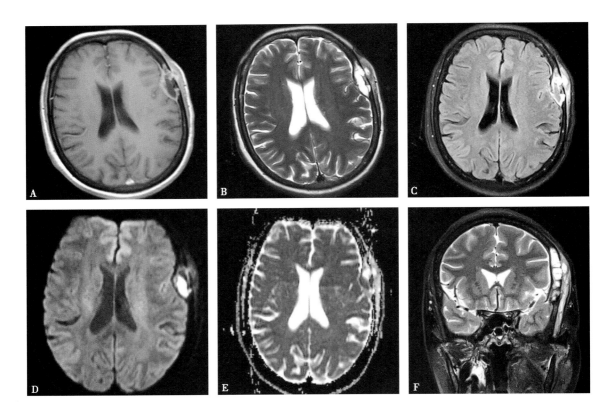

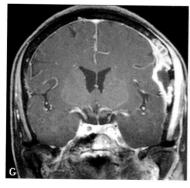
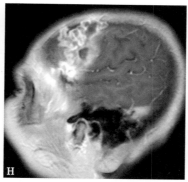
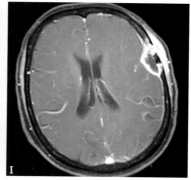

图 2-14-10　女性，51 岁。MRI 表现（A～I）

【征象分析】　左侧额颞骨及蝶骨骨质破坏，颅骨内外板及板障均受累，T_1WI 呈低信号，T_2WI 呈高信号；T_1WI 病灶周围见环形稍高信号；DWI 部分病灶内见高信号，ADC 图呈低信号；增强扫描病灶见显著环形强化、中心未见强化。

【诊断】　颅骨骨髓炎。

【诊断要点】　板障内脓肿形成；DWI 中央扩散受限；增强呈显著环形强化。

颅骨病变影像诊断思维导图见图 2-14-11。

颅骨病变
- T_2WI 信号偏低+明显不均匀强化+颅骨增生 —— 脑膜瘤侵犯颅骨
- 青少年+软组织肿块范围大于骨破坏+"钮扣征" —— 朗格汉斯细胞组织细胞增生症
- 颅骨可膨胀+可见硬化边+FLAIR信号不均匀+无强化 —— 表皮样囊肿
- 颅骨膨胀+骨质破坏呈"栅栏状"或"蜂窝状"+明显强化 —— 血管瘤
- 多发穿凿样骨质破坏+境界清楚+可伴软组织肿块 —— 多发性骨髓瘤
- 以板障为中心骨质破坏+跨颅内外软组织肿块+明显强化 —— 浆细胞瘤
- 老年+溶骨性骨破坏+软组织肿块范围远大于骨质破坏区 —— 淋巴瘤
- 老年+恶性肿瘤病史+溶骨性骨质破坏+软组织肿块 —— 转移瘤

图 2-14-11　颅骨病变影像诊断思维导图

病例1 男性，15 岁。头痛伴反应迟钝，记忆力下降 2 个月。查体：神经系统体征阴性。MRI 表现见图 2-15-1。

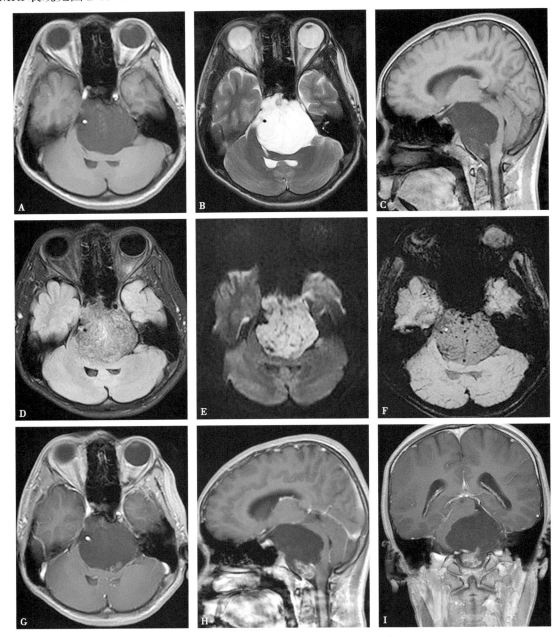

图 2-15-1　男性，15 岁。MRI 表现（A~I）

【征象分析】　斜坡后方脑干前方见团块状异常信号，T_1WI 以低信号为主，内见斑点状高信号，T_2WI 呈高信号，FLAIR 呈稍低信号，内见斑点状高信号，DWI 呈不均匀高信号；SWI 示病灶内斑点状低信号，病灶边界尚清，部分与斜坡骨质分界不清，脑干受压向后移位，第四脑室受压变窄，病灶包绕左侧椎动脉及基底动脉；增强扫描后病灶下部见散在斑片状、结节状强化。

【诊断】　斜坡脊索瘤。

【诊断要点】　以斜坡为中心；DWI 呈高信号。

病例2　女性，27 岁。右侧耳鸣、听力下降 1 月余，伸舌偏斜 1 年。查体：右耳鼓膜暗红色，向外稍膨隆；伸舌右偏，右侧舌肌萎缩，可见局部舌肌震颤。C512 音叉试验：左耳 RT（+），ST（±）；右耳 RT（+），ST（−）；WT 居中。MRI 表现见图 2-15-2。

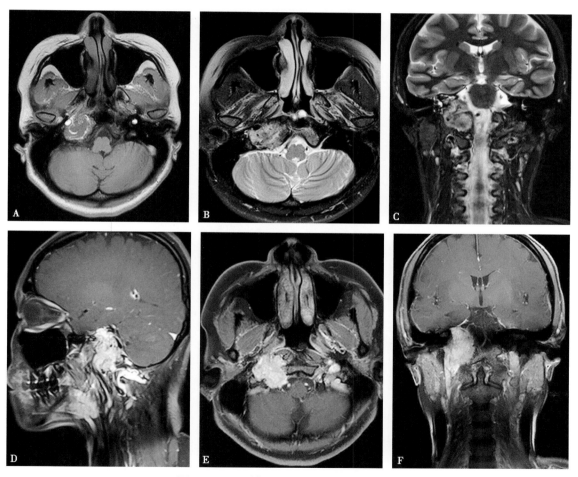

图 2-15-2　女性，27 岁。MRI 表现（A～F）

【征象分析】　平扫示右侧颈静脉孔区明显扩大，局部见不规则异常信号肿块，T_1WI 呈等 - 低信号，T_2WI 呈略高信号，其内信号不均匀，增强后呈明显不均匀强化，肿块内见不规则异常的血管流空信号，部分血管受压外移，部分呈包绕改变，病灶上缘累及右侧岩尖，右侧听神经管内段稍见受累，前内缘达右侧咽旁。

【诊断】　右侧颈静脉球瘤。

【诊断要点】　颈静脉孔扩大；混杂信号。

病例3　女性，29 岁。头晕 2 年。查体：双侧头、面部痛、触觉无明显减退；伸舌居中；双侧肌力、肌张力正常；双侧肢体痛、触觉无减退；颈稍抵抗，克尼格征阴性；双侧腱反射正常，双侧病理征阴性。CT 和 MRI 表现见图 2-15-3。

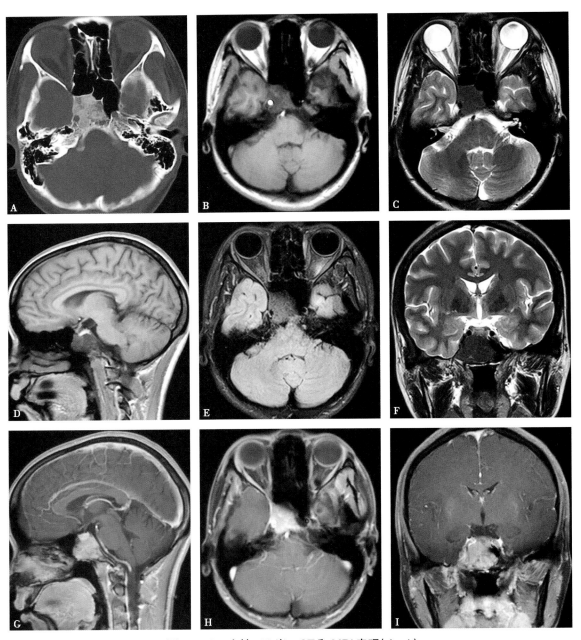

图 2-15-3　女性，29 岁。CT 和 MRI 表现（A～I）

【征象分析】 斜坡前部呈膨胀性改变,信号尚均匀,T_1WI、T_2WI、FLAIR 均呈低信号,增强扫描后呈明显均匀强化,病灶境界清楚,向前突入右侧蝶窦。

【诊断】 斜坡骨纤维异常增殖症。

【诊断要点】 膨胀性改变;平扫呈低信号;信号均匀。

病例4 男性,23 岁。眼痛、视物模糊 3 周。查体:神志清楚;头颅无畸形,颅骨未触及膨隆;双侧眼球各方向运动正常,左眼稍前突;颈软;四肢肌张力正常,肌力 5 级;小脑征阴性,病理征阴性。MRI 表现见图 2-15-4。

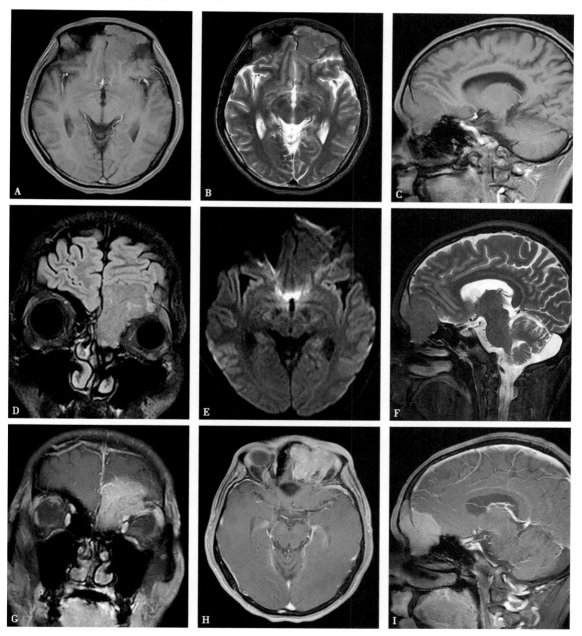

图 2-15-4 男性,23 岁。MRI 表现(A~I)

【征象分析】 额骨左侧颅骨内板下方 - 左侧额窦及筛窦内见不规则形团块状异常信号，与白质信号相比，T_1WI 呈稍低信号，T_2WI 及 FLAIR 呈等 - 稍高信号，DWI 呈等信号，增强扫描呈明显不均匀强化；肿块以宽基底紧贴于额骨骨板，额骨骨质破坏，病灶向后压迫推挤左侧额叶，向内累及眼眶内侧壁，左眼内直肌受压内移，内见片状 T_2WI 稍高信号；左侧额部脑膜增强后强化。

【诊断】 嗅神经母细胞瘤，累及前颅底。

【诊断要点】 颅前窝底；前组筛窦上部；强化明显。

病例5 女性，31 岁。头晕、呕吐伴进行性视力下降 10 天。查体：左眼外展稍受限，右眼活动正常；右侧舌肌轻度萎缩，伸舌偏右，无明显舌肌震颤；无口角歪斜；脑膜刺激征阴性，病理征未引出；四肢肌力、肌张力正常。MRI 表现见图 2-15-5。

【征象分析】 鞍区斜坡处见不规则团块状异常软组织肿块，境界不清，信号不均匀，T_1WI 呈稍低 - 等信号，T_2WI 以稍高信号为主，内见点状及条状更高信号，DWI 呈稍高信号，SWI 示病灶内斑点状低信号，增强扫描肿块呈明显不均匀强化；病灶向上达鞍上池层面，垂体受侵向上移位，鞍上池受压变窄，蝶窦受累；向前至后鼻孔，视交叉呈受压改变，向后至椎体前缘；鼻咽部软组织增厚，双侧咽隐窝及咽鼓管咽口变浅，咽旁间隙尚在。颅底、斜坡、双侧岩骨、蝶骨、枕骨骨质破坏；病灶累及双侧海绵窦并包绕双侧颈内动脉海绵窦段。

【诊断】 斜坡转移癌。

【诊断要点】 鼻咽部软组织增厚；斜坡骨质破坏；双侧海绵窦受累。

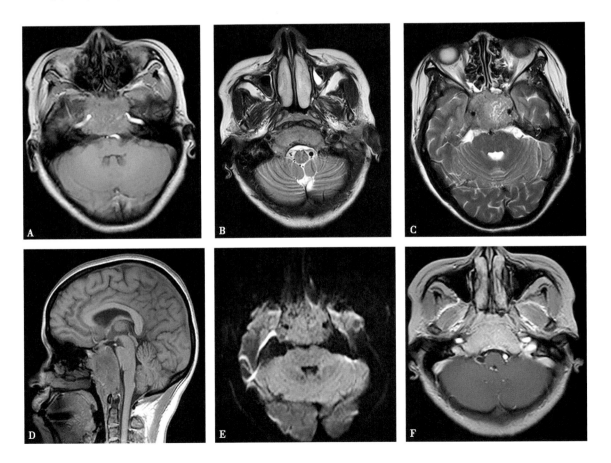

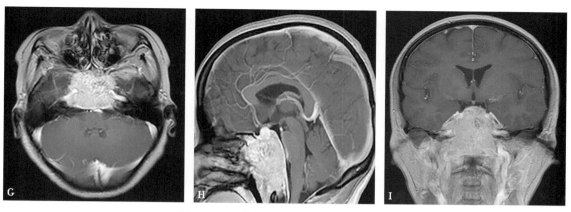

图 2-15-5　女性，31 岁，MRI 表现（A～I）

病例6 男性，28 岁。右眼视物模糊半年。查体：神经系统体征阴性。MRI 表现见图 2-15-6。

【征象分析】 鞍区 - 颅前窝底 - 蝶窦 - 双侧筛窦内见不规则形软组织肿块，T_1WI 呈等信号，T_2WI 呈稍高信号，DWI 呈高信号，病灶部分包绕双侧颈内动脉 C_3 段，双侧大脑前动脉 A_2 段受压后移；病灶与垂体间境界不清，前床突、双侧蝶骨小翼、左侧蝶骨翼突根部、部分斜坡受累，双侧海绵窦前部受累，双侧内直肌受压稍向外侧移位；增强扫描病灶呈明显不均匀强化。

【诊断】 颅前窝底脑膜瘤。

【诊断要点】 T_2WI 呈稍高信号；增强显著强化。

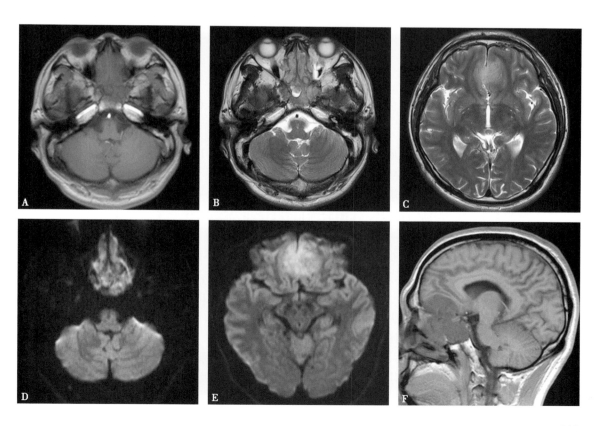

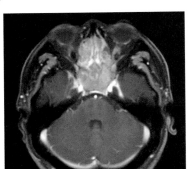
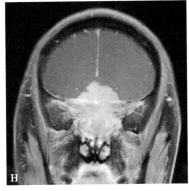
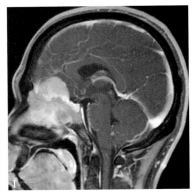

图 2-15-6　男性，28 岁。MRI 表现（A ~ I）

病例 7　男性，32 岁。头痛伴发热 2 天，不省人事 1 天。查体：神经系统体征阴性。MRI 表现见图 2-15-7。

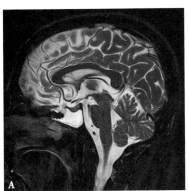
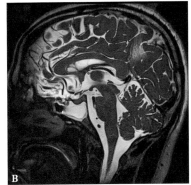
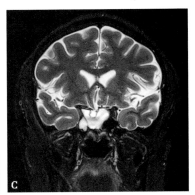

图 2-15-7　男性，32 岁。MRI 表现（A ~ C）

【征象分析】　颅前窝底骨质不连续，局部见脑脊液样 T_2WI 高信号向下与筛窦相通，宽约 0.5cm，双侧筛窦、蝶窦内见 T_2WI 高信号积聚。

【诊断】　颅前窝底骨折，脑脊液鼻漏。

【诊断要点】　颅前窝底骨质不连；脑脊液信号自颅前窝底连至筛窦。

病例 8　女性，53 岁。右眼视物模糊半年。查体：神经系统体征阴性。MRI 表现见图 2-15-8。

【征象分析】　右侧颅中窝底跨颅内外见团块状异常信号，T_1WI 呈等信号，T_2WI 呈等 - 稍高信号，FLAIR 呈高信号；DWI 呈稍低信号，ADC 呈稍高信号，边缘略呈分叶状，大小约 3.8cm × 3.5cm × 3.5cm；增强呈明显均匀强化，境界清楚，邻近骨质受压变薄，呈膨胀性改变；病灶部分突向右侧眼眶、右侧蝶窦，右侧视神经受压。

【诊断】　右侧颅中窝底跨颅内外占位性病变，考虑神经鞘瘤。

【诊断要点】　实性占位；明显强化；相邻颅骨压迫性骨质吸收。

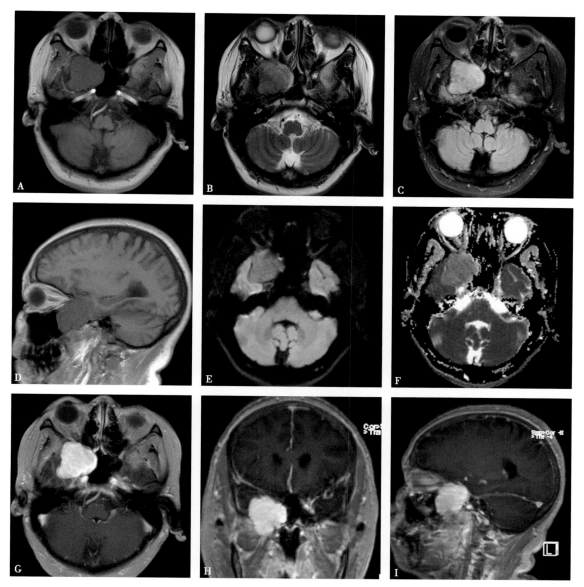

图2-15-8　女性，53岁。MRI表现(A~I)

病例9　男性，47岁。左耳听力下降7年，反复枕额痛半年。查体：神志清楚；左侧口角下垂；伸舌偏左；左耳听力下降；右上肢肌力4级，肌张力正常；余神经系统体征阴性。MRI表现见图2-15-9。

【**征象分析**】　左侧乳突区、左侧颅后窝见不规则形团块状混杂信号灶，T_1WI以低信号为主，T_2WI呈高-低信号，其内见多发条状杂乱血管和含铁血黄素沉着，DWI呈低信号，增强呈明显强化；PWI呈明显高灌注；病灶向前累及左侧乳突骨质，延髓及左侧小脑半球受压，幕上脑室梗阻性扩张。

【**诊断**】　左侧乳突-颅后窝内淋巴囊瘤。

【诊断要点】 乳突骨质破坏；T$_2$WI 内见低信号；增强显著强化；PWI 呈高灌注。

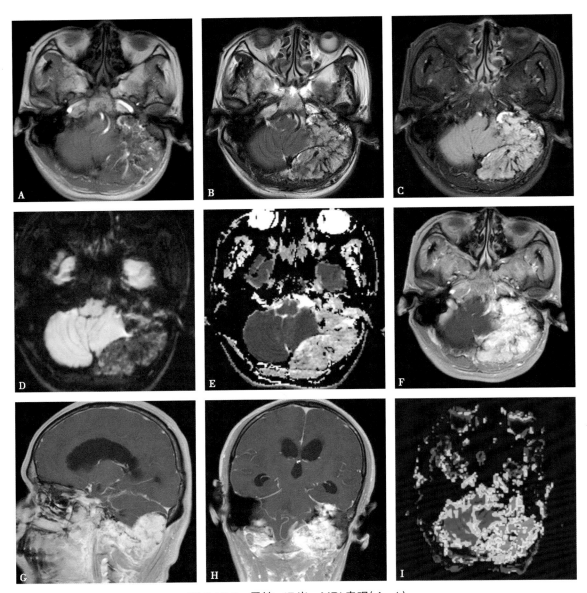

图 2-15-9　男性，47 岁。MRI 表现（A～I）

病例 10　男性，5 岁。左侧面部疼痛 1 月余。查体：神经系统体征阴性。MRI 表现见图 2-15-10。

【征象分析】 左侧颅中窝见不规则异常信号，T$_1$WI 呈稍低信号，T$_2$WI 呈稍高信号，病灶局部向中耳延伸，平扫信号均匀，界尚清，较大截面大小约 2.5cm×1.6cm×2.9cm，扩散未见明显示受限，增强呈明显稍不均匀强化，SWI 未见明显低信号，病灶包绕左侧颈内动脉 C$_2$ 段，血管管腔未见明显受压、变窄；相邻骨质受累，局部骨质破坏。

【诊断】　左侧颅中窝横纹肌肉瘤。

【诊断要点】　儿童；形态不规则；增强明显强化；骨质破坏。

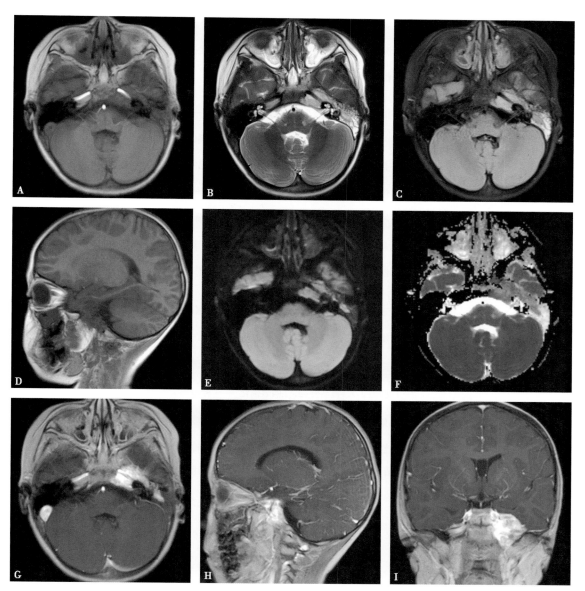

图 2-15-10　男性，5 岁。MRI 表现（A~I）

颅底病变影像诊断思维导图见图 2-15-11。

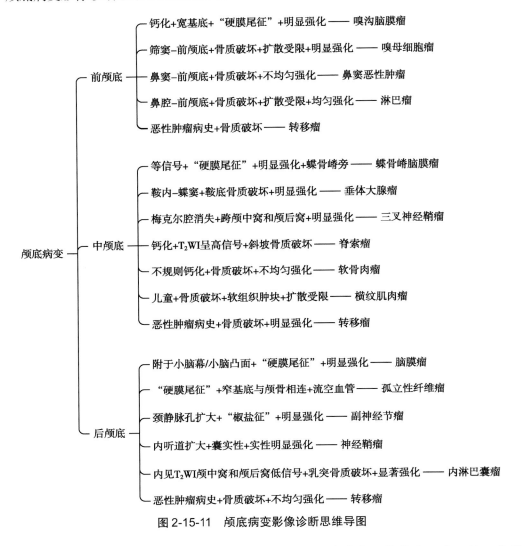

图 2-15-11 颅底病变影像诊断思维导图

（赵益晶 陈德华 熊美连 李 坚 曹代荣）

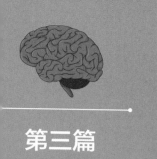

第三篇

高级篇：
多模态磁共振成像在常见颅脑疾病鉴别诊断中的应用

第一章 蛛网膜囊肿与表皮样囊肿

病例 1 女性，32 岁。右眼视力下降 4 天。查体：神经系统体征阴性。MRI 表现见图 3-1-1。

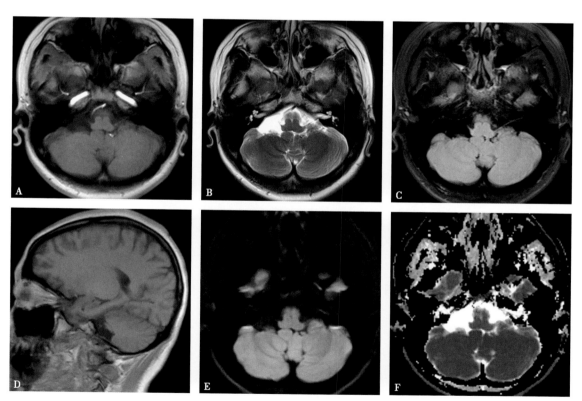

图 3-1-1 女性，32 岁。MRI 表现（A～F）

病例 2 女性，71 岁。视物模糊 3 年。查体：神经系统体征阴性。MRI 表现见图 3-1-2。

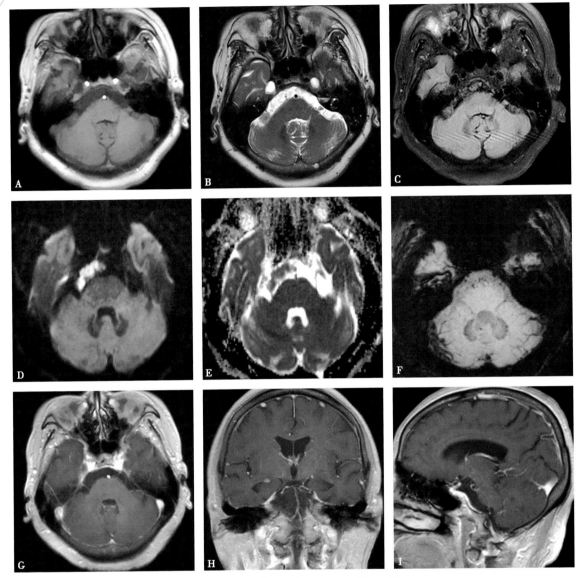

图 3-1-2 女性，71岁。MRI 表现（A～I）

病例 1

【征象分析】

1. 平扫 右侧桥小脑角区见一处类圆形异常信号灶，T_1WI 呈液样低信号，T_2WI 呈液样高信号，其内信号均匀，FLAIR 呈均匀低信号，范围约为 1.7cm×1.5cm，境界清楚，邻近右侧小脑半球略受压。

2. DWI 病灶呈低信号，ADC 图呈高信号，提示未见扩散受限。

病例 2

【征象分析】

1. 平扫 右侧桥小脑区 - 桥前池见不规则形异常信号灶，呈钻缝样塑形生长，T_1WI 呈稍低信号，T_2WI 呈混杂高信号，FLAIR 呈不均匀稍高信号。

2. 增强 未见强化。

3. DWI 病灶呈高信号，ADC 图呈低信号，提示扩散受限。

【**影像特征**】 囊样信号灶,不伴扩散受限;各序列信号改变均与脑脊液相仿。

【**诊断**】 右侧桥小脑角区蛛网膜囊肿。

4. SWI 病灶区未见低信号出血征象。

【**影像特征**】 囊样信号灶,伴扩散受限。

【**诊断**】 右侧桥小脑角区 - 桥前池表皮样囊肿。

鉴别要点:蛛网膜囊肿与表皮样囊肿

1. 形态 蛛网膜囊肿呈类圆形,表面有张力;表皮样囊肿呈不规则形,钻缝样塑形生长。

2. 平扫信号 蛛网膜囊肿各序列信号均与脑脊液样信号相仿;表皮样囊肿 T_1WI 信号稍高于脑脊液,T_2WI 信号不均匀,FLAIR 呈不均匀高信号。

3. DWI 蛛网膜囊肿为自由水,无扩散受限;表皮样囊肿为黏稠液体,可见扩散受限。

第二章 脑脓肿与囊性脑转移瘤

病例1 男性，66岁。头痛伴恶心、呕吐1周。体检：神经系统体征阴性。MRI表现见图3-2-1。

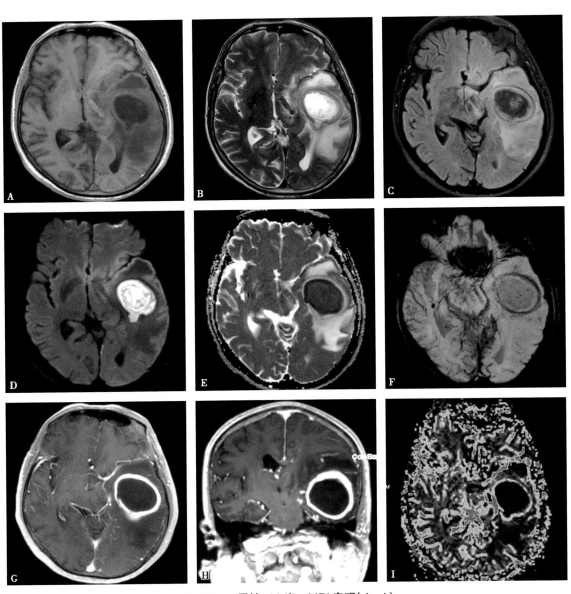

图3-2-1 男性，66岁。MRI表现（A～I）

病例 2 男性，77 岁。昏迷 1 小时，左下肢无力 12 小时余。体检：左下肢肌力 0 级，余神经系统体征阴性。MRI 表现见图 3-2-2。

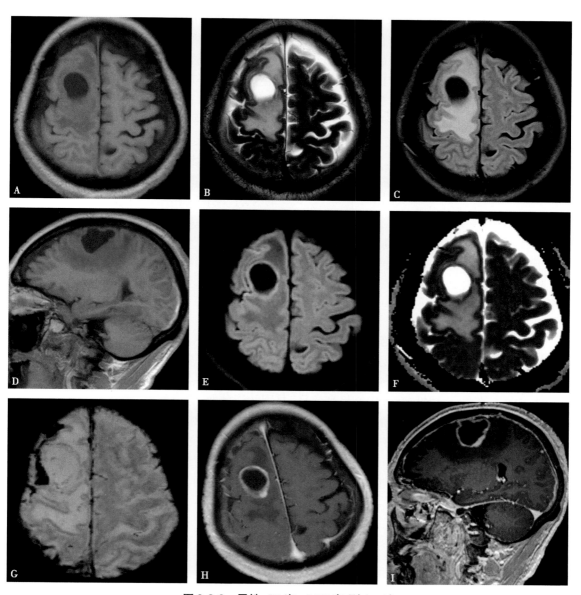

图 3-2-2 男性，77 岁。MRI 表现（A～I）

病例 1

【征象分析】

1．平扫 左侧颞叶见类圆形异常信号灶，中央呈 T_1WI 低信号、T_2WI 高信号、FLAIR 不均匀低信号，周边呈厚壁环形等信号，增强病灶壁呈明显环形强化，内、外壁尚光整，境界清楚。病灶周围见大片状 T_1WI 低信号、T_2WI 高信号水肿带，左侧侧脑室稍受压。

2．增强 病灶壁呈明显环形强化，内、外壁尚光整。

3．DWI 病灶中央呈高信号、ADC 图呈明显低信号，提示明显扩散受限；病灶周边未见扩散受限。

4．SWI 病灶呈环形低信号。

5．PWI 病灶周边部分呈稍高灌注。

【影像特征】 病灶中央明显扩散受限区增强未见强化。

【诊断】 左侧颞叶脑脓肿。

病例 2

【征象分析】

1．平扫 右侧额叶类圆形异常信号灶，中央呈 T_1WI 低信号、T_2WI 高信号、FLAIR 低信号，周边呈厚壁环形 T_1WI 低信号、T_2WI 稍高信号，增强病灶呈环形强化，内、外壁欠光整，境界清楚。病灶周围见大片状 T_1WI 低信号、T_2WI 高信号水肿带，境界不清。

2．增强 增强病灶呈环形强化，内、外壁欠光整。

3．DWI 病灶周边呈高信号、ADC 图呈低信号，提示扩散受限；中央未见扩散受限。

4．SWI 病灶周边部分见低信号。

【影像特征】 环形强化囊壁扩散受限，壁欠光整。

【诊断】 右侧额叶囊性脑转移瘤。

鉴别要点：脑脓肿与囊性脑转移瘤

1．增强脓肿壁 脑脓肿成熟期，脓肿有张力，脓肿壁厚度多较均匀，边缘光滑饱满；而囊性脑转移瘤，囊壁为肿瘤组织，病灶壁厚度可不均匀，内外缘多欠光整。

2．DWI 信号 脑脓肿病灶中心呈高信号，是因脓液黏稠，含有细菌、炎性细胞、细胞碎片、蛋白质复合物等限制了水分子的扩散运动，因此 DWI（b＝1 000s/mm²）呈明显高信号，ADC 图呈明显低信号。脑脓肿病灶中心明显扩散受限，受限程度远较转移瘤囊壁明显；病灶周边为炎性肉芽肿组织，无扩散受限。囊性脑转移瘤病灶中心为肿瘤细胞分泌的囊液，无扩散受限；病灶周边为肿瘤组织，细胞排列密集，细胞外水分减少，DWI 可见扩散受限，表现为 ADC 图低信号。

第三章 *IDH* 突变型与野生型星形细胞瘤

病例1 男性，32岁。2天前四肢抽搐1次。查体：神经系统体征阴性。MRI表现见图3-3-1。

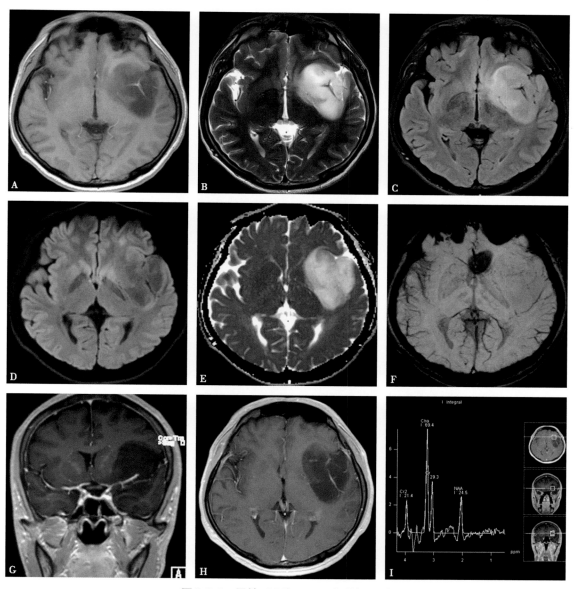

图 3-3-1　男性，32岁。MRI表现（A～I）

病例2 男性，31岁。发作性肢体抽搐2月余。查体：神经系统体征阴性。MRI表现见图3-3-2。

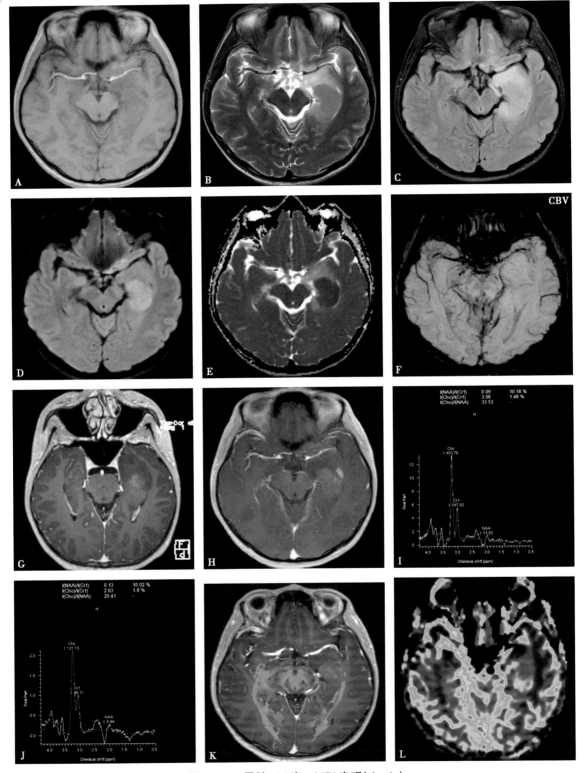

图 3-3-2 男性，31 岁。MRI 表现（A～L）

病例 1

【征象分析】

1. 平扫　左侧颞岛叶 - 基底节区见类椭圆形异常信号灶，T_1WI 呈低信号，T_2WI 呈高信号，FLAIR 主体呈相对低信号，边缘呈薄层高信号，即 T_2WI-FLAIR 不匹配征，边界尚清。周围未见水肿带。

2. 增强　无明显强化。

3. DWI　呈稍低信号，ADC 图呈高信号，提示未见扩散受限。

4. SWI　病灶内未见低信号出血灶。

5. MRS　单体素（TE = 135ms）提示 Hunter 角倒置，病灶 NAA 峰减低，Cho 峰增高，Cho/NAA = 2.83。

【影像特征】　T_2WI-FLAIR 不匹配征，即 T_2WI 呈较明显高信号，而 FLAIR 主体呈相对低信号，伴高信号的薄边缘。

【诊断】　左侧颞岛叶 - 基底节区 *IDH* 突变型星形细胞瘤。

病例 2

【征象分析】

1. 平扫　左侧颞叶内侧 - 海马 - 基底节区见不规则异常信号灶，T_1WI 呈稍低信号，T_2WI 呈稍高信号，FLAIR 呈高信号；周围见片状 T_1WI 低信号、T_2WI 高信号水肿带。

2. 增强　病灶呈片状轻度强化及结节状中度强化，境界欠清。

3. DWI　病灶呈高信号，ADC 图呈低信号，提示扩散受限。

4. DTI　左侧颞叶病灶区纤维束中断，周围区纤维束受压推移。

5. MRS　单体素 MRS（TE = 135ms）病灶 Cho/NAA = 33.53。多体素 MRS 病灶 Cho/NAA = 20.41。

【影像特征】　T_2WI 与 FLAIR 病灶信号改变相匹配；DWI 扩散受限；MRS 上 Cho/NAA 明显增高。

【诊断】　左侧颞叶内侧 - 海马 - 基底节区 *IDH* 野生型胶质母细胞瘤。

鉴别要点：*IDH* 突变型星形细胞瘤与 *IDH* 野生型星形细胞瘤

1. FLAIR　*IDH* 突变型星形细胞瘤，T_2WI 呈高信号，FLAIR 呈低信号，边缘可见环形高信号，与 T_2WI 的较高信号不匹配，称为 T_2WI-FLAIR 不匹配征，或称错配征；*IDH* 野生型星形细胞瘤，发生在成人即为胶质母细胞瘤，T_2WI 呈高信号，FLAIR 亦呈高信号，T_2WI 与 FLAIR 信号强度基本匹配。

2. DWI　*IDH* 突变型无明显扩散受限；*IDH*- 野生型扩散受限明显。

3. PWI　*IDH* 突变型灌注较低；*IDH*- 野生型灌注较高。

第四章 胶质母细胞瘤与淋巴瘤

病例 1 女性,47岁。左侧肢体麻木、无力4天。查体:左侧肢体肌力4$^+$级,右侧肢体肌力正常,双侧肌张力正常;余神经系统体征阴性。MRI表现见图3-4-1。

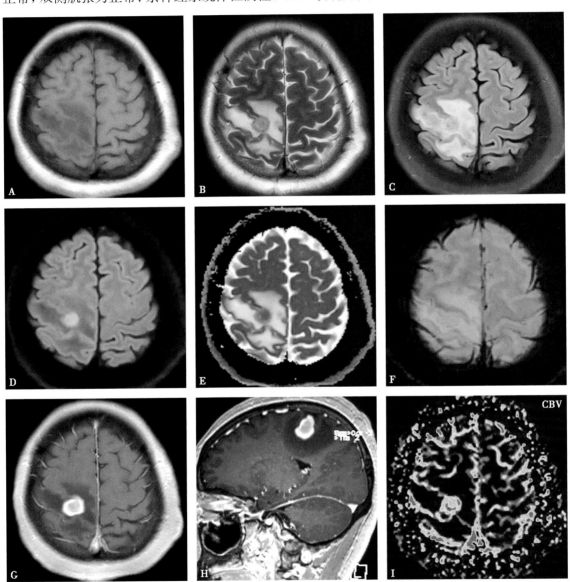

图 3-4-1　女性,47岁。MRI表现(A~I)

病例 2 男性,57岁。右侧肢体乏力1周余。查体:右上肢肢体肌力4$^+$级,右下肢肢体肌力4级,左侧肌力正常;双侧病理征阴性;余体征阴性。MRI表现见图3-4-2。

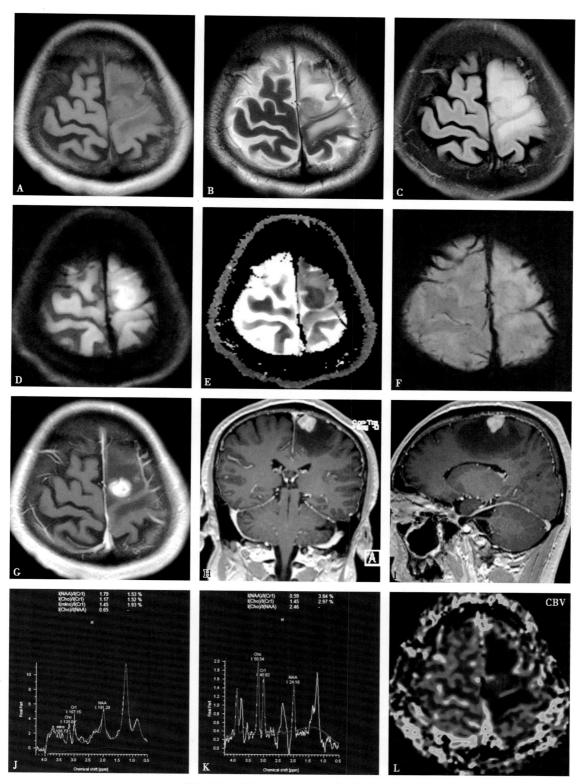

图 3-4-2 男性，57 岁。MRI 表现（A～L）

病例 1

【征象分析】

1. 平扫　右侧顶叶见团块状异常信号灶，T_1WI 呈低信号，T_2WI 及 FLAIR 呈稍高信号，信号不均匀，病灶周围见大片状 T_1WI 低信号、T_2WI 高信号水肿带，境界不清。

2. 增强　呈明显不均匀强化，边缘强化较中心明显，边界尚清。

3. DWI　病灶呈高信号，相应 ADC 图呈低信号，提示扩散受限。

4. SWI　病灶内未见低信号出血灶。

5. PWI　CBV 图呈高灌注。

【影像特征】　扩散受限，不均匀强化，高灌注。

【诊断】　右侧额叶胶质母细胞瘤。

病例 2

【征象分析】

1. 平扫　左侧额叶见结节状异常信号灶，T_1WI 呈稍低信号，T_2WI 及 FLAIR 呈稍高信号；周围见片状 T_1WI 低信号、T_2WI 高信号水肿带。

2. 增强　病灶呈结节状明显强化，强化尚均匀，境界清楚。

3. DWI　病灶呈高信号，ADC 图呈明显低信号，提示扩散受限。

4. SWI　未见低信号出血灶。

5. MRS　单体素（TE = 30ms）左侧额叶病灶区 Cho/NAA = 0.65，于 1.3ppm 处可见高耸单峰；单体素（TE = 135ms）ROI 置于左侧额叶病灶区，Hunter 角倒置，Cho/NAA = 2.46，于 1.3ppm 处仍见高耸单峰，为 Lip 峰。

6. PWI　CBV 图呈相对低信号，即低灌注改变。

7. DTI　左侧额叶病灶区大脑白质纤维束破坏中断，FA 值减低。

【影像特征】　T_2WI 仅呈稍高信号；均匀强化；MRS 见 Lip 峰；低灌注。

【诊断】　左侧额叶淋巴瘤。

鉴别要点：胶质母细胞瘤与淋巴瘤

1. 增强特征　两种肿瘤均呈明显强化，胶质母细胞瘤是因肿瘤微血管增生，多呈不均匀强化；淋巴瘤是因肿瘤破坏血脑屏障，多呈团块状均匀强化。

2. DWI　两种肿瘤均见扩散受限，是因肿瘤细胞排列密集，细胞外水分减少，且淋巴瘤细胞核大，核浆比例高，细胞内水分亦减少，因此淋巴瘤扩散受限程度较胶质母细胞瘤更明显，表现为 ADC 图信号较胶质母细胞瘤更低。淋巴瘤肿瘤实质区 ADC 值低于胶质母细胞瘤，淋巴瘤瘤周水肿区 ADC 值高于胶质母细胞瘤。

3. MRS　两种肿瘤均可出现胆碱（Cho）峰增高，反映肿瘤细胞的增殖，胶质母细胞瘤的 Cho 峰多高于淋巴瘤。胶质母细胞瘤实质区的 Cho/NAA 高于淋巴瘤、NAA/Cr 低于淋巴瘤。胶质母细胞瘤瘤周水肿区的 NAA/Cr 低于淋巴瘤。此外，胶质母细胞瘤常于 1.33ppm 处出现双峰，即乳酸（Lac）峰，于单体素（TE = 30ms）呈正向峰，于单体素（TE = 135ms）、多体素（TE = 135ms）Lac 峰倒置。而淋巴瘤常于 1.3ppm 处出现单峰，即脂质（Lip）峰，MRS 各扫描序列均未见倒置。Lip 峰是淋巴瘤的特征性表现。

4. PWI　PWI 反映了血管增生程度。胶质母细胞瘤肿瘤微血管增生明显，因此呈高灌注。淋巴瘤起源于脑血管周围间隙的单核吞噬系统，肿瘤细胞以血管间隙为中心紧密排列，缺乏新生血管，为乏血供肿瘤。因此淋巴瘤虽然因破坏血脑屏障而明显强化，但是由于缺乏血管增生而呈低灌注。

病例1 男性，52岁。反复头晕、头痛2周余。查体：跛行步态；四肢肌张力正常，肌力5级；小脑征阴性；颈软；双侧巴宾斯基征可疑阳性。MRI表现见图3-5-1。

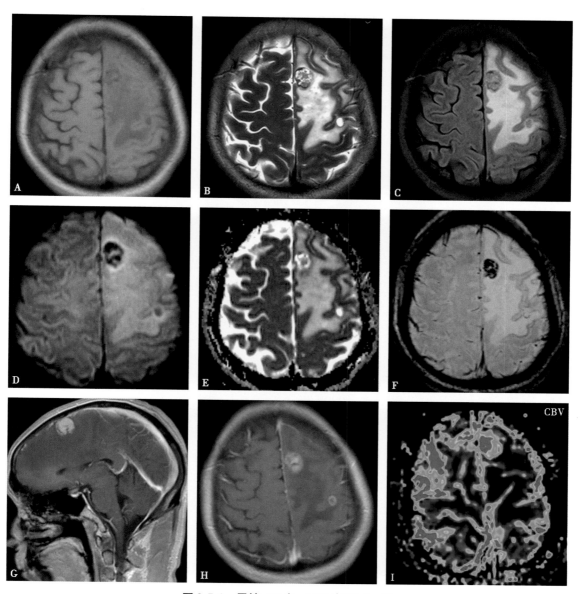

图3-5-1 男性，52岁。MRI表现（A～I）

病例2 男性，25 岁。言语不流利 10 天。查体：神经系统体征阴性。MRI 表现见图 3-5-2。

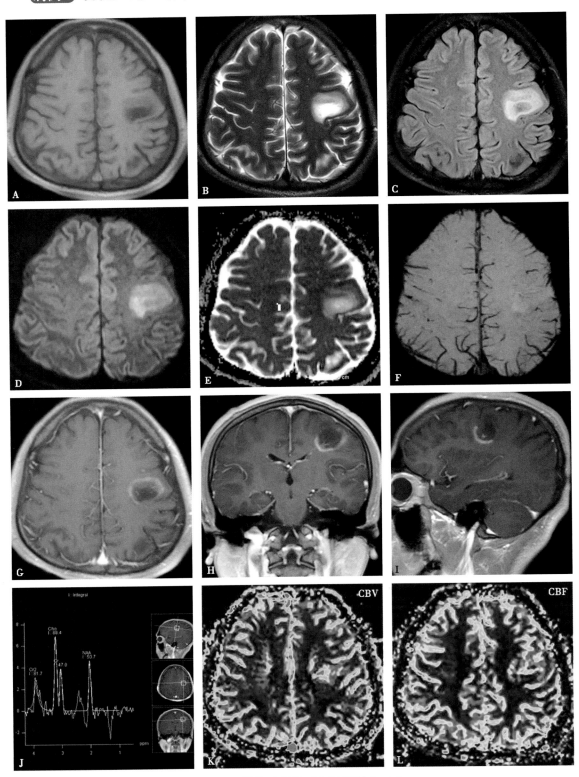

图 3-5-2　男性，25 岁。MRI 表现（A～L）

病例 1

【征象分析】

1. 平扫　左侧额叶见两个类圆形异常信号结节，T_1WI 呈低信号，T_2WI 及 FLAIR 呈高信号，较大结节信号不均匀；病灶周围见片状 T_1WI 低信号、T_2WI 高信号水肿带。

2. 增强　较大者呈结节状不均匀强化，较小者呈环形完整强化。

3. DWI　较大病灶周边呈高信号，ADC 图呈低信号。

4. SWI　较大病灶见低信号，提示病灶伴出血。

5. PWI　CBV 图呈明显高灌注。

【影像特征】 环形完整强化，周边扩散受限，病灶内出血。

【诊断】 左侧额叶转移瘤。

病例 2

【征象分析】

1. 平扫　左侧额叶见团块状异常信号灶，T_1WI 呈不均匀低信号，T_2WI 及 FLAIR 呈不均匀高信号；周围未见水肿带。

2. 增强　病灶呈不规则环形强化，环近皮质侧不完整。

3. DWI　病灶呈高信号，ADC 图呈高信号，提示未见扩散受限。

4. MRS　单体素 MRS（TE＝30ms）病灶区 NAA/Cr＝2.56，Cho/NAA＝0.56，见 Lac 峰。单体素（TE＝135ms）Hunter 角倒置，病灶区 NAA/Cr＝1.08，Cho/NAA＝1.74，见倒置 Lac 峰。

5. PWI　病灶 CBV、CBF 均稍增高。

【影像特征】 白质区病灶，开环状强化。

【诊断】 左侧额叶瘤样脱髓鞘病变。

鉴别要点：脑转移瘤与瘤样脱髓鞘病变

1. 水肿带　转移瘤病灶占位效应明显，周围常有水肿带，小病灶、大水肿为其特征；瘤样脱髓鞘病变多无水肿带。

2. 增强　转移瘤呈明显结节状强化；瘤样脱髓鞘病变呈开环状强化。

3. DWI　转移瘤可有扩散受限，也可无扩散受限；瘤样脱髓鞘病变无扩散受限。

4. SWI　转移瘤常见出血；瘤样脱髓鞘病变一般无出血。

5. PWI　转移瘤可呈明显高灌注；瘤样脱髓鞘病变灌注可轻度增高或无明显改变。

第六章 淋巴瘤与脑转移瘤

病例1 男性，61岁。步态不稳伴头痛5天。查体：双上肢肌力、肌张力正常，双下肢肌力5⁻级，肌张力正常；双侧病理征阴性；颈软，克尼格征及布鲁津斯基征阴性。MRI表现见图3-6-1。

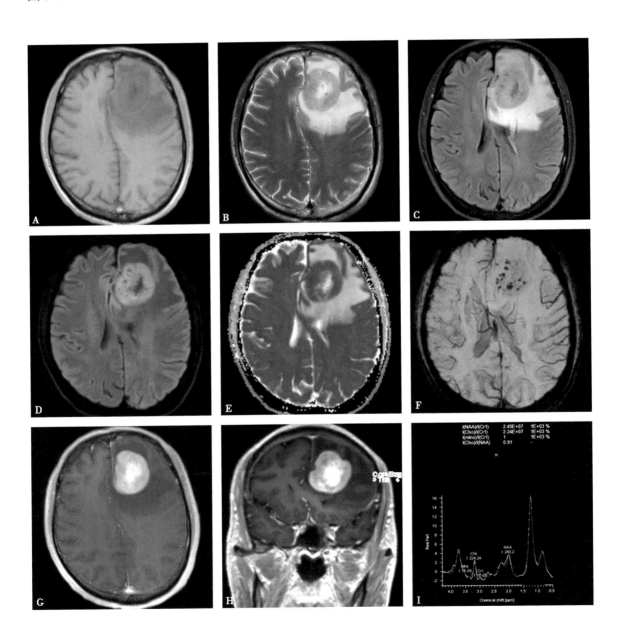

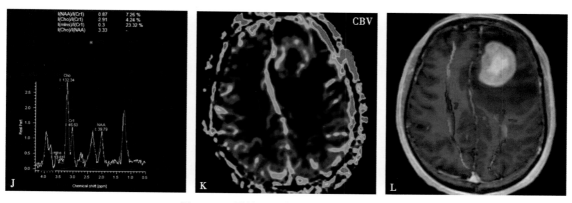

图 3-6-1 男性,61 岁。MRI 表现(A ~ L)

病例 2

临床资料 男性,51 岁。肺腺癌术后 3 年,头痛 1 月余。查体:神经系统体征阴性。MRI 表现见图 3-6-2。

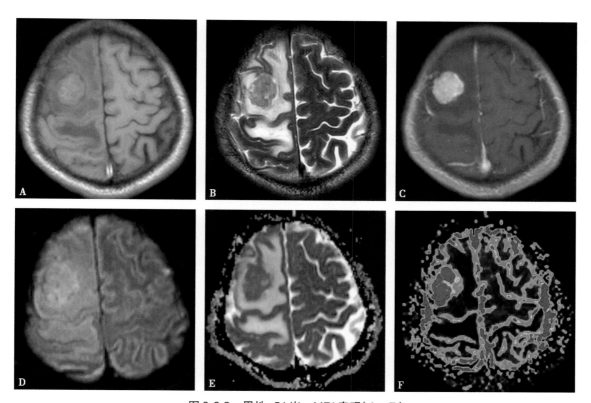

图 3-6-2 男性,51 岁。MRI 表现(A ~ F)

病例1

【征象分析】

1. 平扫 左侧额叶见团块状异常信号灶，T_1WI 呈稍低信号，T_2WI 及 FLAIR 呈稍高信号，其内信号不均匀；病灶周围见片状 T_1WI 低信号、T_2WI 高信号水肿带，中线结构受压右移。

2. 增强 病灶呈明显强化，境界清楚。

3. DWI 病灶呈高信号，ADC 图呈低信号，提示病灶扩散受限。

4. SWI 病灶内见多发结节状低信号灶，提示病灶内微出血。

5. MRS 单体素 MRS（TE＝30ms）谱线基线不稳，于 1.3ppm 处见高耸 Lip 峰；单体素 MRS（TE＝135ms）Hunter 角倒置，Cho/NAA＝3.33，Cho/Cr＝2.91，于 1.3ppm 处见高耸 Lip 峰。

6. PWI 病灶 CBV 图、CBF 图呈低灌注。

7. DTI 病灶区白质纤维束较对侧明显中断、稀少，FA 值减低。

【影像特征】 白质病灶明显扩散受限，明显均匀强化但呈低灌注。

【诊断】 左侧额叶淋巴瘤。

病例2

【征象分析】

1. 平扫 右侧额叶见类圆形异常信号灶，T_1WI 呈稍高信号，T_2WI 呈稍高信号，病灶周围见片状水肿带。

2. 增强 病灶呈结节状较明显强化，强化尚均匀，境界尚清。

3. DWI 病灶呈稍高信号，ADC 图呈稍低信号。

4. PWI CBV 图提示病灶呈高灌注。

【影像特征】 明显强化病灶呈高灌注。

【诊断】 脑转移瘤，符合肺腺癌脑转移。

鉴别要点：淋巴瘤与脑转移瘤

1. 增强 淋巴瘤增强可出现"尖角征""脐凹征"；转移瘤呈结节状强化，境界清楚。

2. DWI 两种疾病 DWI 均见扩散受限，但淋巴瘤扩散受限更明显，ADC 值更低。

3. PWI 反映肿瘤血管增生程度。淋巴瘤缺乏血管增生 PWI 呈低灌注；而转移瘤因血管增生 PWI 呈高灌注。

4. MRS 转移瘤 Cho 峰升高，NAA 和 Cr 峰出现部分或完全缺失；淋巴瘤患者 Cho 峰升高，Cr 降低，NAA 降低，Lip 峰高耸，Lip 峰对淋巴瘤有高度特异性。

第七章

血管母细胞瘤与毛细胞型星形细胞瘤

病例1 男性，23 岁。头晕伴步态不稳 7 个月，加重 1 个月。查体：右上肢无法屈曲，右肘关节屈曲及伸直肌力无法检查，余肢体肌力、肌张力正常；闭目难立征阳性，右手指鼻试验无法检查，右侧跟膝胫试验阳性，不能直线行走；余体征阴性。MRI 表现见图 3-7-1。

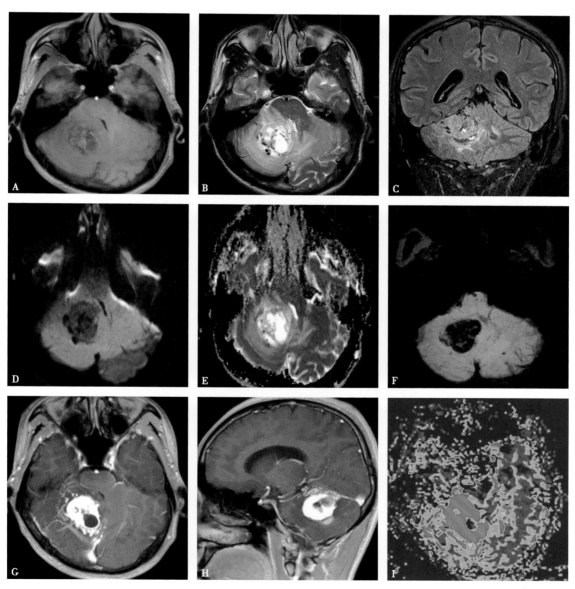

图 3-7-1　男性，23 岁。MRI 表现（A～I）

病例2　女性，8岁。反复头痛伴呕吐1周余。查体：神经系统体征阴性。MRI表现见图3-7-2。

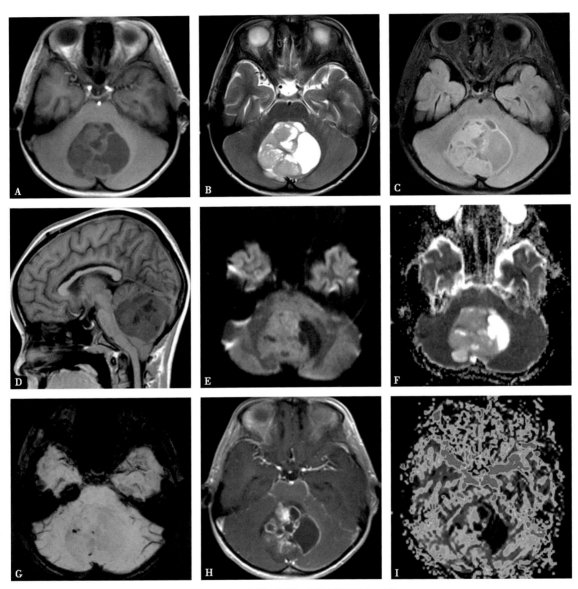

图3-7-2　女性，8岁。MRI表现（A～I）

病例 1

【征象分析】

1. 平扫 右侧小脑半球见团块状异常信号灶，T_1WI 呈以低信号为主的高 - 低信号，T_2WI 呈以高信号为主的混杂信号，T_2WI-FLAIR 呈高信号，病灶下缘见结节状 T_1WI 高信号、T_2WI 低信号出血带，病灶内及周围见多发迂曲血管影，周围见片状 T_1WI 低信号、T_2WI 高信号水肿，邻近第四脑室受压改变，幕上脑室扩张。

2. 增强 病灶呈明显不均匀强化并见多发强化迂曲血管影，境界清楚。

3. DWI 病灶呈不均匀低信号，ADC 图呈高信号，提示未见扩散受限。

4. SWI 病灶内见片状低信号，提示出血改变。

5. PWI 病灶 CBV 图呈明显高信号，提示明显高灌注。

【影像特征】 幕下富血供显著强化灶。

【诊断】 右侧小脑半球血管母细胞瘤。

病例 2

【征象分析】

1. 平扫 小脑蚓部见囊实性肿块，实性成分 T_1WI 呈稍低信号，T_2WI 及 FLAIR 呈稍高信号，囊性成分 T_1WI 呈低信号，T_2WI 呈高信号。第四脑室受压变窄，周围未见明显水肿，小脑扁桃体下移至枕骨大孔水平以下。

2. 增强 病灶实性成分明显强化，囊性成分呈环形强化，范围约 4.7cm × 5.2cm × 4.8cm，境界清楚。

3. DWI 呈不均匀低信号，ADC 图呈高信号，提示未见扩散受限。

4. SWI 病灶内见片状低信号，提示出血改变。

5. PWI 病灶 CBV 图呈稍高灌注。

【影像特征】 幕下囊实性占位，实性成分无扩散受限。

【诊断】 小脑蚓部毛细胞型星形细胞瘤，伴小脑扁桃体疝。

鉴别要点：血管母细胞瘤与毛细胞型星形细胞瘤

1. **增强** 血管母细胞瘤增强呈显著强化；毛细胞型星形细胞瘤多呈不均匀较明显强化。

2. **PWI** 血管母细胞瘤呈显著高灌注；毛细胞型星形细胞瘤呈稍高灌注。

3. **病灶周围情况** 血管母细胞瘤平扫病灶周围可见流空血管，增强呈明显强化迂曲血管；毛细胞型星形细胞瘤周围无流空血管。

第八章 室管膜瘤与淋巴瘤

病例1 女性，4岁。头痛1月余。查体：神经系统体征阴性。MRI表现见图3-8-1。

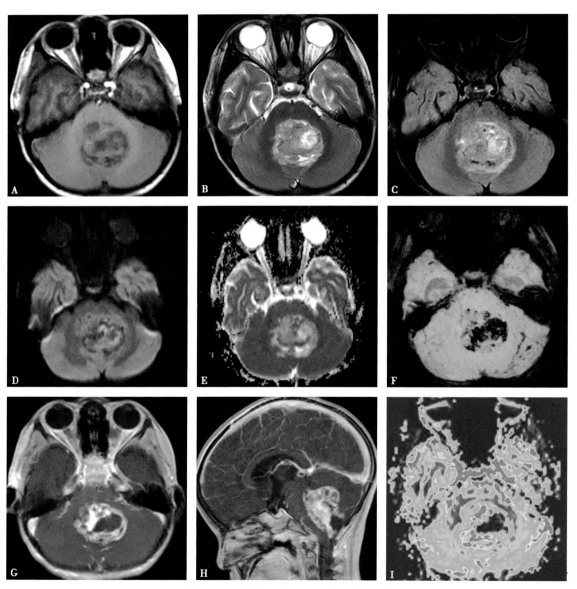

图 3-8-1　女性，4岁。MRI表现（A~I）

病例2 女性，56岁。头晕2周余。查体：神经系统体征阴性。MRI表现见图3-8-2。

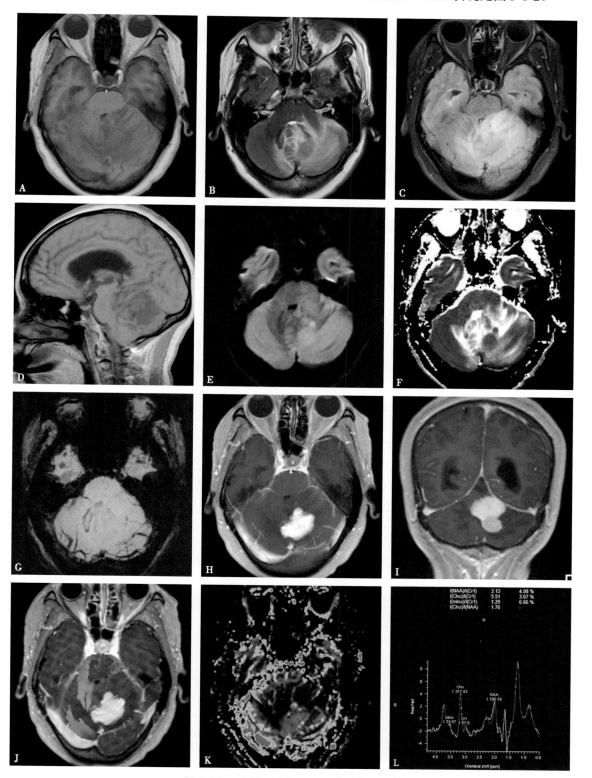

图3-8-2 女性，56岁。MRI表现（A～L）

病例 1

【征象分析】

1. 平扫 第四脑室内见团块状异常信号灶，T_1WI 呈等 - 低信号，T_2WI 及 FLAIR 呈不均匀高信号，境界清楚。

2. 增强 呈明显不均匀强化；病灶沿第四脑室正中孔向下延伸。

3. DWI 见不均匀高 - 低信号，对应 DWI 高信号区 ADC 图呈低信号，提示部分扩散受限。

4. SWI 病灶内见多发低信号，提示出血。

5. PWI CBV 图为高信号，提示高灌注。

【影像特征】 脑室内混杂信号灶，部分扩散受限，呈高灌注。

【诊断】 第四脑室间变性室管膜瘤。

病例 2

【征象分析】

1. 平扫 左侧小脑半球 - 蚓部见团块状异常信号灶，T_1WI 呈低信号，T_2WI 及 FLAIR 呈高信号，信号均匀，境界清楚，周围见大片状无强化水肿带，第四脑室及中脑导水管受压改变，幕上脑室扩张；小脑扁桃体下缘超过枕骨大孔连线。

2. 增强 病灶呈明显均匀强化，境界清楚。

3. DWI 呈稍高信号，ADC 呈低信号，提示扩散受限。

4. SWI 病灶内未见低信号出血灶。

5. PWI 病灶 CBV 图呈低灌注。

6. MRS 单体素 TE＝135ms，Hunter 角倒置，病灶 Cho/NAA＝1.76，并可见高耸的 Lip 峰。

7. DTI 病灶区白质纤维束破坏、中断，病灶周围部分白质纤维束受压推移。

【影像特征】 团块状明显均匀强化灶，呈低灌注，明显扩散受限。

【诊断】 左侧小脑半球 - 蚓部淋巴瘤。

鉴别要点：室管膜瘤与淋巴瘤

1. **平扫信号** 室管膜瘤内常出血、囊变，信号多不均匀；淋巴瘤多数信号均匀。

2. **增强** 室管膜瘤呈不均匀强化；免疫功能正常者淋巴瘤多呈团块状均匀强化。

3. **DWI** 间变性室管膜瘤可有扩散受限，但淋巴瘤扩散受限程度较前者更明显。

4. **SWI** 室管膜瘤常见出血，SWI 可见低信号；未曾治疗的淋巴瘤一般无出血。

5. **PWI** 室管膜瘤实性部分呈高灌注；淋巴瘤呈低灌注。

淋巴瘤与间变性星形细胞瘤

病例1 男性，54岁。反复头晕10天，呕吐6天。查体：神志清楚，对答切题，言语稍含糊；双眼可见水平及垂直眼震；左侧肌力4级，右侧肌力5级，右侧肌张力高，左侧肌张力正常；双侧腱反射对称活跃，双侧病理征阴性，浅、深感觉正常；双侧指鼻欠准、跟膝胫试验欠稳；余体征阴性。MRI表现见图3-9-1。

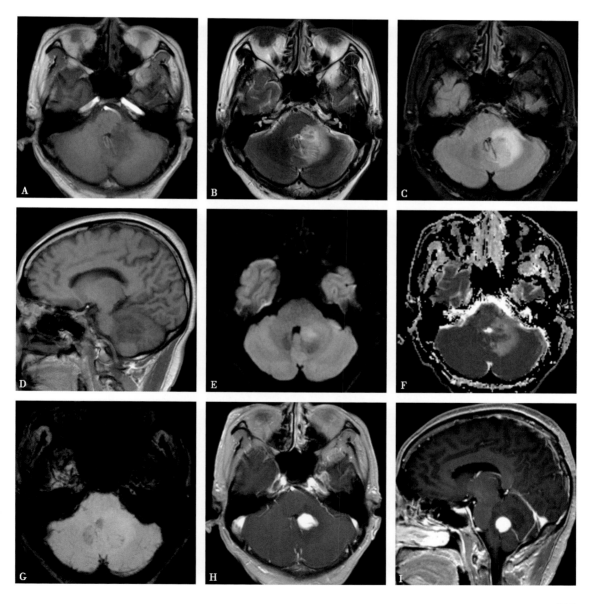

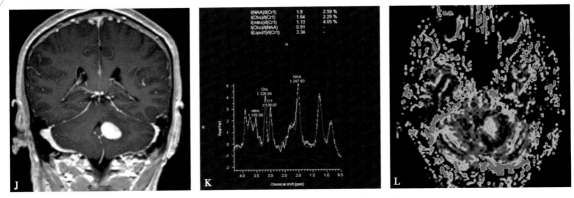

图 3-9-1 男性，54 岁。MRI 表现（A～L）

病例2 男性，67 岁。右眼视物模糊 20 余天。查体：右眼视物模糊，左眼视物正常，双侧瞳孔等大等圆，直径 3.0mm，对光反射灵敏；右耳听力弱于左耳；余体征阴性。MRI 表现见图 3-9-2。

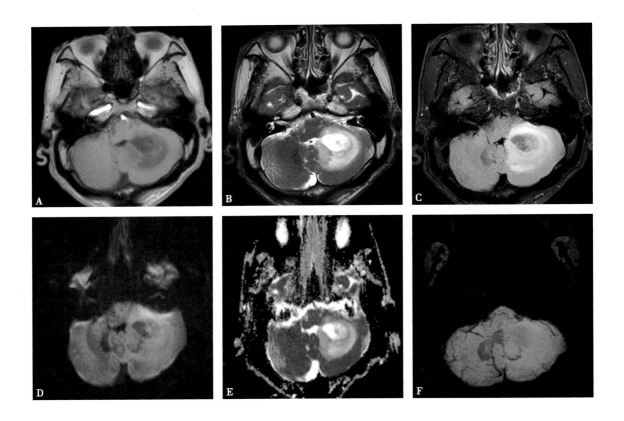

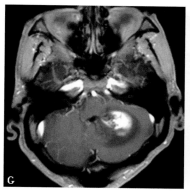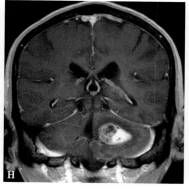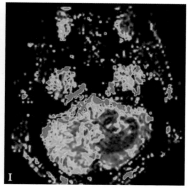

图 3-9-2　男性，67 岁。MRI 表现（A～I）

病例 1

【征象分析】

1. 平扫　左侧小脑半球见结节状异常信号灶，T_1WI 呈稍低信号，T_2WI 及 FLAIR 呈稍高信号，境界清楚；周围见片状 T_1WI 低信号、T_2WI 高信号水肿带，境界不清；第四脑室受压变窄。

2. 增强　呈明显团块状强化，强化均匀。

3. DWI　呈稍高信号，ADC 呈低信号，提示扩散受限。

4. SWI　病灶内未见低信号出血灶。

5. MRS　单体素（TE＝30ms）ROI 置于左侧小脑半球病灶处，所得谱线基线尚平稳，信噪比尚可，NAA/Cr＝1.8，Cho/Cr＝1.64，Cho/NAA＝0.91。于 1.3ppm 处见 Lip 峰。

6. PWI　病灶呈略高灌注。

【影像特征】　团块状明显均匀强化，MRS 见 Lip 峰。

【诊断】　左侧小脑半球淋巴瘤。

病例 2

【征象分析】

1. 平扫　左侧小脑半球见团块状异常信号灶，T_1WI 呈稍低信号，T_2WI 呈稍高信号，中央见 T_1WI 更低信号、T_2WI 更高信号，脑桥稍受压，第四脑室受压向右移位。

2. 增强　不均匀明显强化，边界尚清。

3. DWI　病灶呈稍高信号，ADC 图未见明显低信号。

4. SWI　病灶内未见低信号出血灶。

5. PWI　病灶 CBV 图呈低灌注。

【影像特征】　不均匀强化，低灌注。

【诊断】　左小脑半球间变性星形细胞瘤。

鉴别要点：淋巴瘤与间变性星形细胞瘤

1. DWI　淋巴瘤多明显扩散受限；间变性星形细胞瘤扩散受限程度不如淋巴瘤。

2. 增强　淋巴瘤呈明显均匀强化；间变性星形细胞瘤呈不均匀强化。

病例1 女性，47 岁。反复眩晕、呕吐 18 天。查体：神经系统体征阴性。MRI 表现见图 3-10-1。

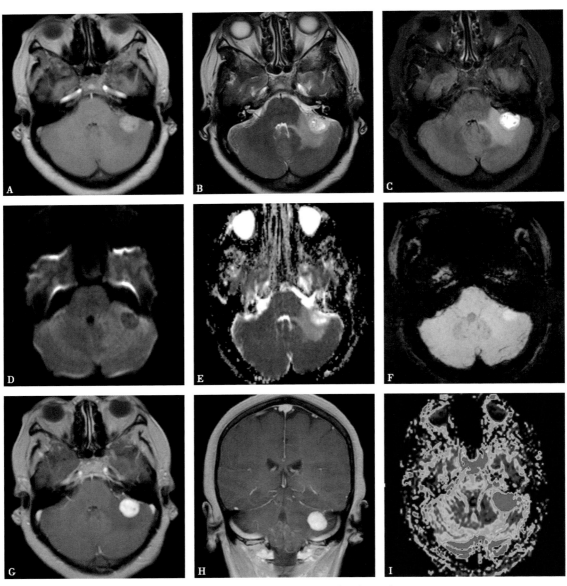

图 3-10-1　女性，47 岁。MRI 表现（A～I）

病例2　女性，39 岁。头晕 1 个月，头痛、呕吐 4 天余。查体：神经系统体征阴性。MRI 表现见图 3-10-2。

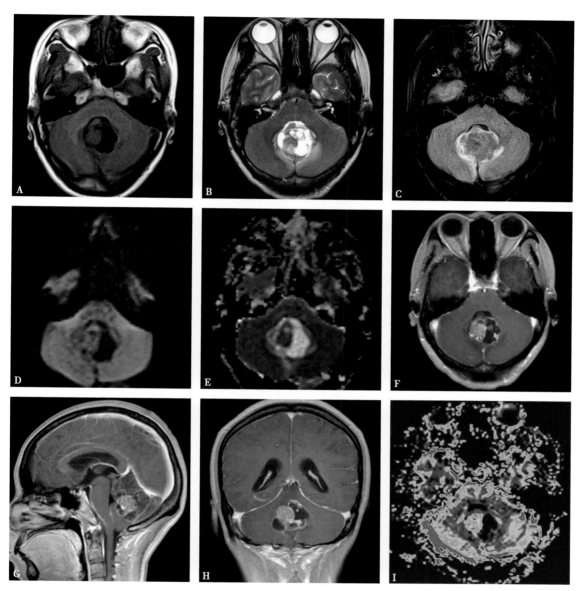

图 3-10-2　女性，39 岁。MRI 表现（A～I）

病例1

【征象分析】

1．平扫 左侧小脑半球见结节状异常信号灶，T_1WI 呈稍高信号，T_2WI 呈高信号，其内信号不均匀，病灶周围见多发细小血管影；周围见片状水肿带。

2．增强 呈明显强化，强化尚均匀，境界尚清。

3．DWI 呈低信号，ADC 图呈高信号，提示病灶未见扩散受限。

4．SWI 病灶区呈稍高信号。

5．PWI 病灶 CBV 图呈明显高灌注。

【影像特征】 明显强化灶，无扩散受限，高灌注。

【诊断】 左侧小脑半球血管母细胞瘤。

病例2

【征象分析】

1．平扫 小脑蚓部见囊实性软组织肿块，实性部分 T_1WI 呈等信号，T_2WI 呈稍低 - 明显高信号，T_2WI-FLAIR 呈稍低 - 高信号，边缘尚清楚；小脑扁桃体向下移，超过枕骨大孔连线0.9cm；第四脑室受压变窄，幕上脑室扩大。

2．增强 呈不均匀强化。

3．DWI 呈等低信号，ADC 图呈高 - 低信号，提示部分扩散受限。

4．PWI 病灶 CBV 图灌注增高。

【影像特征】 成人幕下单发占位性病变，不均匀强化。

【诊断】 小脑蚓部脑转移瘤（直肠腺癌脑转移）。

鉴别要点：血管母细胞瘤与转移瘤

1．**DWI** 血管母细胞瘤无扩散受限；转移瘤可有扩散受限。

2．**PWI** 血管母细胞瘤呈明显高灌注；转移瘤灌注可增高，程度不及血管母细胞瘤。

第十一章　术后放射性坏死与胶质瘤复发

病例 1　女性，25 岁。左侧颞岛叶间变性星形细胞瘤切除术后 3 个月余，入院化疗。查体：头部见弧形陈旧性手术瘢痕；神经系统体征阴性。MRI 表现见图 3-11-1。

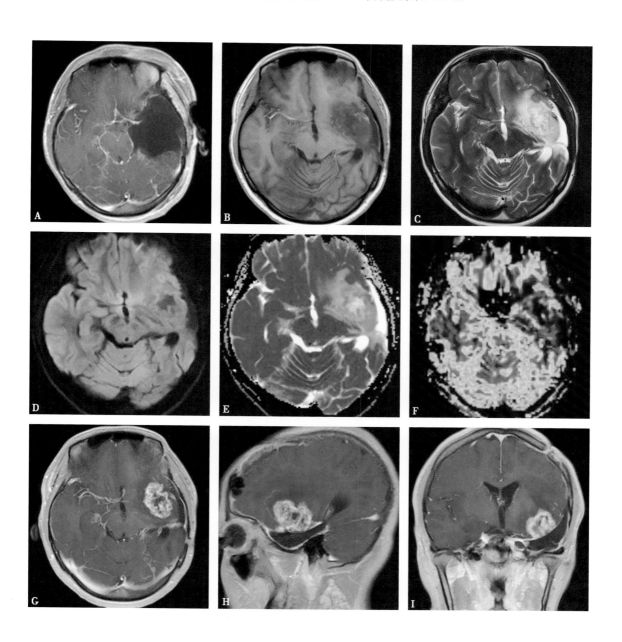

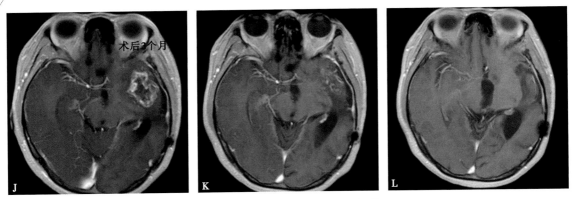

图 3-11-1　女性，25 岁。MRI 表现

A. 术后第 2 天；B～I. 术后 3 个月；J. 术后 12 个月；K. 术后 16 个月；L. 术后 22 个月。

病例 2　女性，65 岁。胶质母细胞瘤术后放化疗后 2 年复查。查体：头部见弧形陈旧性手术瘢痕；神经系统体征阴性。MRI 表现见图 3-11-2。

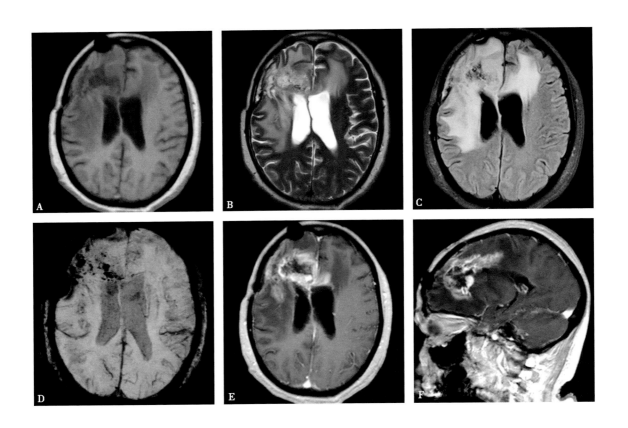

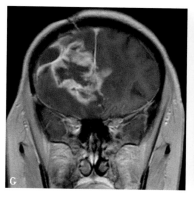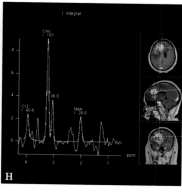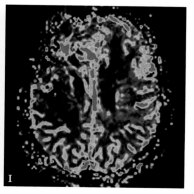

图 3-11-2 女性,65 岁。MRI 表现(A~I)

病例 1

【征象分析】

1. 平扫 左侧颞叶胶质瘤术后,局部颅板结构不清;术后 3 个月左侧颞叶手术区见团块状异常信号灶,T_1WI 呈不均匀低信号,T_2WI 呈不均匀高信号,周围见片状水肿带。

2. 增强 术后第 2 天左侧颞叶手术腔内见液性信号,边缘少许高信号灶。术后 3 个月术区呈不均匀"花环状"强化;术后 12、16 个月左侧颞叶强化灶逐渐缩小,术后 22 个月复查未见强化。

3. DWI 术后 3 个月病灶呈低信号,ADC 图呈高信号,提示未见扩散受限。

4. MRS 术后 3 个月单体素,谱线 Hunter 角倒置,左侧颞叶病灶区 Cho/NAA=1.55(TE=30ms)、2.88(TE=135ms),可见倒置 Lac 峰;多体素(TE=135ms)Hunter 角倒置,左侧颞叶病灶区 Cho/NAA=2.01~19.71,可见倒置 Lac 峰。

5. PWI 术后 3 个月病灶区 CBV 图呈低灌注改变。

【影像特征】 术后放疗区不均匀强化灶,MRS 见 Lac 峰。

【诊断】 左侧颞叶放射性坏死。

病例 2

【征象分析】

1. 平扫 右侧额叶胶质母细胞瘤术后,右额部颅板结构不清,右侧额叶、胼胝体膝部见不规则大片状异常信号灶,T_1WI 呈不均匀低信号,T_2WI 呈不均匀高信号,周围见大片状水肿带。

2. 增强 呈不均匀"花环状"强化。

3. DWI 呈不均匀高信号,ADC 图呈低信号,提示扩散受限。

4. MRS 单体素(TE=135ms)时 Cho 峰明显增高,NAA 降低,Cho/NAA=3.9,可见倒置 Lac 峰。

5. PWI 病灶 CBV 图呈高灌注。

6. SWI 病灶区见点状低信号出血灶。

【影像特征】 术区不均匀明显强化灶,高灌注,扩散受限。

【诊断】 右侧额叶胶质瘤术后复发。

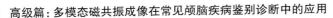

鉴别要点：放射性坏死与胶质瘤复发

1. DWI 放射性坏死病灶DWI无扩散受限；胶质瘤复发病灶DWI扩散受限。

2. MRS 放射性坏死病灶MRS上Cho/NAA无明显增高；胶质瘤复发病灶存在肿瘤细胞增殖，Cho/NAA增高。

3. PWI 放射性坏死病灶呈低灌注；胶质瘤复发病灶呈高灌注。

（陈晓丹　李　坚　曹代荣）

索　引

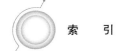